全国中医药行业高等教育"十三五"规划教材配套用书

中药药剂学实验

主　编　杨志欣（黑龙江中医药大学）

王　锐（黑龙江中医药大学）

副主编　杨　柳（黑龙江中医药大学）

李振宇（黑龙江中医药大学）

刘　艳（黑龙江中医药大学）

编　委　李英鹏（天津中医药大学）

张文君（哈尔滨商业大学）

徐　缓（辽宁师范大学）

主　审　李永吉（黑龙江中医药大学）

吕邵娃（黑龙江中医药大学）

U0273131

中国中医药出版社

·北　京·

图书在版编目（CIP）数据

中药药剂学实验 / 杨志欣，王锐主编 . —北京：中国中医药出版社，
2016.9（2021.8 重印）

全国中医药行业高等教育"十三五"规划教材配套用书

ISBN 978 – 7 – 5132 – 3595 – 2

Ⅰ. ①中…　Ⅱ. ①杨…　②王…　Ⅲ. ①中药制剂学—实验—高等

学校—教材　Ⅳ. ① R283 – 33

中国版本图书馆 CIP 数据核字（2016）第 204665 号

中国中医药出版社出版

北京经济技术开发区科创十三街 31 号院二区 8 号楼

邮政编码　100176

传真　010 64405721

廊坊市晶艺印务有限公司印刷

各地新华书店经销

开本 787×1092　1/16　印张 19.5　字数 437 千字

2016 年 9 月第 1 版　2021 年 8 月第 4 次印刷

书号　ISBN 978 – 7 – 5132 – 3595 –2

定价　49.00 元

网址　www.cptcm.com

如有印装质量问题请与本社出版部调换　（010–64405510）

社长热线　010 64405720

购书热线　010 64065415　010 64065413

微信服务号　zgzyycbs

书店网址　csln.net/qksd/

官方微博　http：//e.weibo.com/cptcm

淘宝天猫网址　http：//zgzyycbs.tmall.com

内容提要

　　中药药剂学是中药学、中药资源与开发学、中药制药学专业学生的必修专业课，实践性很强，与其相应的实验教学又是该门课程的重要组成部分。本书作为4院校共同编写的教材，在编写过程中考虑到各个院校、各个专业对该门实验的学时与教学计划各有不同，因此在内容上力求完整细致，以供各院校根据自己的特色选择实验项目。我们共编写了38个实验，涵盖了中药药剂学的基本内容和常做的实验。

编写说明

　　为为适应我国高等中医药发展的需要，全面推进素质教育，配合好中药药剂学理论课的教学，根据全国中医药行业高等教育"十三五"规划教材《中药药剂学》的内容，由黑龙江中医药大学、天津中医药大学、哈尔滨商业大学、辽宁师范大学共同组织编写了这本《中药药剂学实验》。本书不仅可以作为中药学、中药资源与开发、中药制药学专业本、专科教材使用，也可作为中药学、药学专业研究生实验研究参考书。

　　本教材编写过程中本着实用性、科学性、重现性、时代性的原则，并注重与2015年版《中国药典》紧密结合，突出中药特色，同时引入现代实验技术与手段。通过实验教学使学生巩固并加深对理论知识的理解，掌握中药药剂学实验的基本技能及各种剂型的制备方法，熟悉药物开发中的基本步骤、技能，基本研究方法，以及新技术、新工艺在药物制剂中的应用。

　　本教材分为上篇、下篇和附录。其中上篇为中药药剂学实验基本知识及基本单元操作；下篇为实验内容与指导，共列出八章实验内容：中药浸出制剂的制备、液体制剂的制备、固体制剂的制备、半固体制剂的制备、灭菌制剂的制备、药物制剂处方设计前工作、药物制剂稳定性研究及药物新制剂与新技术。由于物态相同其制备特点上有相似之处，因此本教材体例编排上将一种（或类似）物态的剂型放在一章内。本书为了更好地培养学生的科研能力，将药物制剂的设计、稳定性研究及药物新制剂与新技术等有机地融入实验中，同时更多地将综合性、设计性、实验性试验充实到本书中，丰富了教学方法，更利于学生实践能力的培养。

　　全书共收载对基本技能训练效果较好，又切合课程基本要求的实验38个。具体内容包括实验目的、实验指导、主要仪器和材料、实验内容、实验结果与讨论、思考题等部分，在实验内容上一般收载了两个或两个以上代表品种，其意义在于既要适应教学计划的需要，又要利于各校根据自己的特点和条件取舍选用，同时又对学生学习本课程有一定的参考价值。实验后的思考题注重结合药剂生产的实际问题，采取案例式的方式，既可引起学生浓厚的兴趣，又实现对学生的积极引导，使学生对所学的理论与实践知识有更好地把握和运用，锻炼解决实际问题的能力。

为了提高本书质量，诚请广大读者对书中疏漏、错误之处提出宝贵意见，以便再版时修订提高。

编者

2016 年 5 月

目 录

上篇 中药药剂学实验基本知识及基本单元操作

第一章 《中药药剂学实验》要求 ▷▷▷▷

为保证所开展的实验达到教学目标，培养实验者踏实的实验态度、探索求是的科研精神，请实验者遵守以下实验要求：

1. 做好预习。预习的目的是明确实验目的、原理、操作步骤及注意事项等，做到心中有数不盲目、不慌乱；了解实验所涉及仪器的使用、保养等，以利于实验顺利进行。

2. 药剂卫生意识强。要求每位同学必须穿整洁的白工作服、戴白帽，方能进入实验室。

3. 养成良好的实验习惯。实验时，仪器安装应稳固，操作应规范；废液应倒入废液桶，不应随意倒入下水道；药渣要清理干净，倒入垃圾桶，不得乱扔、乱倒；工作台面要保持整洁、干净；实验结束时，应将用过的玻璃仪器等清洗干净，放回原处，摆放好仪器；实验数据应请实验老师检查，以利于实验结果分析。

4. 遵守实验室纪律。不得在实验室内喧哗、打闹及吃东西等；使用水、电、火或有毒性药品时，须小心谨慎。

5. 正确使用仪器、注意安全。使用仪器时要按使用方法正确操作；各种仪器、容器使用时要注意轻拿、轻放，用毕要清洁后放回规定位置。

6. 细心操作、勤于思考。做到准确称（测）量、爱护实验室的仪器和设备，如有各类仪器损坏应立即报告老师。实验中遇到问题应先独立思考，再请教他人。在实验中逐步形成整洁、细致、严谨、冷静、善于观察、善于思考、勤于动手的实验风格。

7. 养成实事求是的科学作风，仔细观察实验现象和变化，做好实验记录。

8. 写好实验报告。实验报告是考查学生分析总结实验资料能力和写作能力的重要方面，亦是评定实验成绩的重要依据。

【处方与分析】按《中华人民共和国药典》（以下简称《中国药典》）的格式写出实验药剂的处方，并指出各组分在处方中的作用。

【制备工艺与操作】写出工艺流程，并详细标明各操作步骤及控制条件。

【实验结果】记录实验中观察到的现象，各中间产品及成品的特征，填写图、表等。注明成品的性状、规格、功能与主治、用法与用量等。

【讨论】针对实验中的现象、结论等进行思考、分析与讨论。

【思考题】回答实验教材中的思考题。

每一实验均按以上内容顺序书写实验报告。

（杨志欣）

第二章 学习《中药药剂学实验》的思路 ▷▷▷▷

中药药剂学是一门应用性很强的学科，其实验课程与理论课程同等重要。中药药剂涉及繁多的药物形式，仅常见的固体剂型就有片剂、丸剂、散剂、胶囊剂、颗粒剂等，每一种剂型所涵盖的知识点既广且深。如何学习才能做到繁杂而有序、有章有法呢？这首先需要厘清知识脉络，突出重点。

中药药剂学研究的核心内容即是各种不同的剂型，首先，要重点掌握各种常见剂型的制备工艺，尤其是工艺流程中的关键步骤及其判断标准，如果出现了质量问题应能分析原因并找到解决办法；其次，剂型的成功制备取决于合理的处方，因此尚需熟悉不同剂型处方是如何设计的；最后，制备好的成品在应用时要想充分发挥疗效，应进行产品的质量控制。以上三个环节可以说是环环相扣、密不可分的，这也正是学习每一个剂型需要关注的三个方面。

（杨志欣）

第三章 中药药剂学制剂制备的基本单元操作 ▷▷▷▷

中药原料药一般需经粉碎、过筛、混合、提取、分离、精制等前处理工艺，其目的是除去大部分杂质，并制成中间体。此外，颗粒剂、片剂、胶囊剂等往往涉及制粒技术，片剂、丸剂、颗粒剂、胶囊剂甚至粉末剂等又会涉及包衣技术。上述操作均为中药药剂制备的基本操作，应加以掌握。

（一）粉碎、筛析与混合

1. 粉碎

（1）概述

粉碎是指借机械力或其他方式将大块物料破碎成适宜程度的颗粒或细粉的操作。它是中药生产中的基本单元操作之一，也是药剂制备的基础。粉碎后随着表面积的增加，可促进药物的溶解与吸收，提高药物的生物利用度；还可加速药材中有效成分的浸出或溶出；便于调剂和服用；有利于各种剂型的成型处理与加工，如混悬液、散剂、片剂、丸剂及胶囊剂等。

影响粉碎的重要因素是物料的性质，性质不同，粉碎难易程度不同。物料的性质可用脆性、弹性、塑性及硬度来描述。一般脆性是指物料受外力冲击易于碎裂成细小微粒。固体在弹性限度内所受之应力与其应变呈正比，且有恢复之性能，称为弹性体。受外力变形，但除去外力时不能恢复成原形，而致永久性变形者称为塑性体。硬度即固体物料的坚硬程度，通常以莫氏指数（Mohs index）分三类：硬质物料 7~10，中等硬质物料 4~6，软质物料 1~3。中药材多属软质。

一般来讲，①极性晶体药物如石膏、硼砂等，脆性好，可沿晶体的结合面碎裂，易粉碎。②非极性晶体药物如樟脑、冰片等，其脆性差，且在外力的作用下易产生弹性变形阻碍粉碎。粉碎时可加少量乙醇，药物受力后形成分子间裂隙，液体易于渗入从而降低了分子内聚力，可提高粉碎效率。③非晶体药物如树脂、树胶等药物，受力后部分机械能消耗于弹性变形，变为热能，可以通过降低温度来增加脆性，使粉碎得以顺利进行。④骨甲类中药材如穿山甲等，硬度大难以粉碎，宜砂烫或炒制加工增加脆性。⑤含纤维多或角质类药物如大腹皮、灵芝等，由于韧性强，受外力可变形但不易折断，一般采取提取有效成分的方法弃去药渣。

此外，粉碎难易还应考虑物料的含水量。含水量高，物料具韧性，难以粉碎。一般含水量控制在 4.0%~5.0%。生产中多采用混合粉碎，该法节约机械能。同时还要注意，已达要求细度的粉末应及时过筛除去，以避免消耗大量机械能，并得到大量细粉，即使物料处于自由粉碎状态。

（2）粉碎方法

药物粉碎的方法可以从不同的角度分类，如粉碎时是否加液体，分为干法粉碎和湿法粉碎；是否混合在一起粉碎，有单独粉碎与混合粉碎；此外还有一些特殊的粉碎方法，如低温粉碎、超微粉碎。应根据药料的性质及要求采用适当的粉碎方法。一般来讲，大多数中药材均采用干法粉碎，并尽量采用混合粉碎，这样可以节约机械能。对于一些特殊物料可以采用特殊的方法粉碎。

中药矿物类、动物的贝壳类，如朱砂、滑石、珍珠、炉甘石等常用水飞法。如樟脑、冰片、薄荷或水杨酸等，采用加液研磨的方法。如桃仁、黑芝麻、胡桃仁等药材，采用串油的方法。如鹿肉、乌鸡等动物类药材，直接粉碎难度很大，可采用蒸罐法等。低温粉碎多用于具有热塑性、强韧性、热敏性、挥发性及熔点低的药材，如树脂、树胶、干浸膏等。低温粉碎时，应尽量避免在潮湿环境中进行，粉碎后的产品也应及时置于防潮容器内，否则会导致含水量增大。

超细粉碎技术的系统研究国外始于 20 世纪 60 年代，我国始于 80 年代后期。中药超细粉碎主要是指中药材的细胞级微粉碎，即直接将中药材的细胞打碎。由于植物药、动物药的药效成分主要分布于细胞内与细胞间质，以细胞内为主，因此将打破中药材细胞为目的的粉碎称为中药的"细胞级微粉碎"。破碎后一般可获得中位粒径 $5 \sim 10 \mu m$ 以下的超细粉末，细胞破壁率达到 95% 以上；可将 3mm 以上的物料颗粒粉碎至超细粉末。灵芝孢子体形极小（每个孢子直径为 $5 \sim 8 \mu m$），具有由几丁聚糖组成的双层细胞壁，其营养及功效成分不易被人体吸收利用，只有将灵芝孢子破壁，这些功效及营养成分才能得以充分释放，被人体吸收利用。

生产中，对于一些特殊的药料也可采用单独粉碎的方法，如：①氧化性药物与还原性药物；②贵重药物如犀角、牛黄；③刺激性药物如蟾酥；④毒性药物如红粉、轻粉；⑤黏软性差异较大，如乳香、没药；⑥需要特殊处理的药物，如矿物类药物滑石、芳香性药物冰片、樟脑等；⑦处方中细小种子类药物如车前子、葶苈子等。

2. 筛析

筛析是对不同粒度分布的粉体进行分离的单元操作。筛与析是目的相同，方法原理不同的两种操作。过筛同时可将不同粉末混合均匀；将达细度的粉末及时筛出，可提高粉碎的效率。药筛的规格一般是根据每英寸（2.54cm）长度上的孔数来表示，2015 年版《中国药典》选用国家标准的 R40/3 系列分等，具体规格见表 3-1。

表 3-1　国家标准药筛规格

筛号	筛孔内径（平均值）	目号
一号筛	$2000 \mu m \pm 70 \mu m$	10 目
二号筛	$850 \mu m \pm 29 \mu m$	24 目

筛号	筛孔内径（平均值）	目号
三号筛	355μm±13μm	50目
四号筛	250μm±9.9μm	65目
五号筛	180μm±7.6μm	80目
六号筛	150μm±6.6μm	100目
七号筛	125μm±5.8μm	120目
八号筛	90μm±4.6μm	150目
九号筛	75μm±4.1μm	200目

2015年版《中国药典》对粉末分为六等，分别为最粗粉、粗粉、中粉、细粉、最细粉及极细粉。最粗粉是指能全部通过一号筛，但混有能通过三号筛不超过20%的粉末；粗粉是指能全部通过二号筛，但混有能通过四号筛不超过40%的粉末；中粉是指能全部通过四号筛，但混有能通过五号筛不超过60%的粉末；细粉是指能全部通过五号筛，并含能通过六号筛不少于95%的粉末；最细粉是指能全部通过六号筛，并含能通过七号筛不少于95%的粉末；极细粉是指能全部通过八号筛，并含能通过九号筛不少于95%的粉末。

3. 混合

混合是指将两种或多种药物相互分散达到均匀状态的操作。混合操作以含量的均匀一致为目的，防止制剂表面出现色斑、崩解时限不合格，以达到含量均匀、疗效一致。然而由于固体混合是以粒子作为分散单元，因此实际中完全混匀几乎不能实现。影响混合的因素主要有组分的比例量、组分的密度与粒度、组分的带电性、器械的黏附性等。

中药粉末混匀要注意两种方法的应用，即等量递增法和打底套色法。等量递增法是源于等比混合原则，打底套色法注意到了中药散剂的色泽。

（二）中药浸提

浸提系指用适当的溶剂和方法，从原料药中将可溶性有效成分浸出的过程。浸提时应尽量减少杂质的提取，增加有效成分的提取量，做到这一点，首先要明确有效、无效成分的性质，其次要注意溶剂的选择。浸提时最常用的溶媒是水和不同浓度的乙醇。目前的研究表明，不同浓度的乙醇在提取时选择性更好，有效成分提取率更高，杂质提取率低。然而，不容忽视的一点是，自古临床应用有效的方药均是用水提取的汤药。一个问题被提出：采用乙醇提取药材成分是否能够替代水提取的药效，因而要对提取物的药效进行验证，这是研究中一个很重要的问题。

不同性质的药材其浸提过程是有差异的，矿物药无细胞结构，其有效成分可直接溶解或分散悬浮于溶剂之中。而植物性、动物性药材的有效成分，必须待溶剂进入细胞组织，才能溶解至浸出液中。浸提过程包括下列相互联系的几个阶段：浸润与渗透阶段、解析与溶解阶段及扩散与置换阶段。

药材的粉碎度、浸提温度、浸提时间、浓度差以及溶剂的 pH 等都会影响浸提的效率，其中浓度差是最重要的影响因素。因此，在选择提取方法时，要注意采取动态提取或更换新鲜溶媒等措施。

常用的提取方法有煎煮法、浸渍法、渗滤法、回流法、水蒸气蒸馏法等。

1. 煎煮法

煎煮法是最能体现传统中医药理论的提取方法，至今仍为最广泛应用的基本浸提方法，其药效是最值得肯定的。然而，由于水作为溶媒选择性差，因此大量的杂质被提取出来，成分极其复杂，体系包含多种分散体系，如真溶液、乳浊液、胶体溶液、混悬液，给精制带来很大困难，且煎出液易霉败变质；成分若对湿、热不稳定应考虑选择其他提取方法。此外，要注意打碎先煎、后下、包煎等传统方法在现代提取工艺中的科学运用。

小量生产常用敞口倾斜或夹层锅，也有用搪玻璃或不锈钢罐等。大批量生产用多功能提取罐等。

2. 浸渍法

浸渍法系指用定量的溶剂，在一定温度下，将药材浸泡一定的时间，以浸提药材成分的一种方法，该法常用于药酒的生产。适用于黏性药材、无组织结构的药材、新鲜及易于膨胀（如鲜橙皮、大蒜）和价格低廉的芳香性药材；不适用于贵重药材、毒性药材。浸渍过程中要注意密闭，防止溶剂的挥发损失。

按提取温度和浸渍次数可分为冷浸渍法、热浸渍法和重浸渍法三种。

冷浸渍法是在室温下进行的操作，故又称为常温浸渍法，一般在室温下浸渍 3～5 日或至规定时间，经常振摇或搅拌，滤过，压榨液与滤液合并，静置 24h 后，滤过即得浸渍液。

热浸渍法是将药材饮片置特别的罐中，加定量的溶剂（白酒或稀醇），水浴或蒸汽加热，使在 40℃～60℃进行浸渍，以缩短浸渍时间，另外同冷浸渍法操作。由于浸渍温度高于室温，故浸出液冷却后常有沉淀析出，一般用于酒剂的制备。

重浸渍法即多次浸渍法。将全部浸提溶剂分为几份，用其中一份浸渍药材后，药渣再用第二份溶剂浸渍，如此重复 2～3 次，最后将浸渍液合并，即得。重浸渍法可将有效成分尽量浸出，较一次浸渍为佳，但仍不能将有效成分浸提完全，而且操作繁琐。

常用设备有不锈钢罐、搪瓷罐、陶瓷罐等。

3. 渗滤法

渗滤法系指在经过加工处理的药材粗粉的上面不断添加浸提溶剂，使其渗过药材粗粉而自下部流出浸提液的操作方法。浸提溶剂渗入药材的细胞中溶解大量的可溶性物质之后，浓度增高，向外扩散，浸提液相对密度增加，向下移动。上层的浸提溶剂或稀浸提液置换其位置，造成良好的浓度差，使扩散自然地进行，故浸提的效果优于浸渍法，它不仅提取较完全，而且省去了分离浸渍液的时间和操作。除新鲜及非组织药材（如乳香、芦荟等）外，其他药材都可用此法浸提。

渗滤的主要设备为渗滤筒，一般为圆柱或圆锥形。

4. 回流法

回流法一般用乙醇等易挥发的有机溶剂浸提药材，在加热的条件下，可给予被提取成分以动能，并加速高浓度溶液向周边扩散，因而浸提效率很高。本法可分为回流热浸法和循环回流冷浸法。

5. 水蒸气蒸馏法

水蒸气蒸馏法系指将含有挥发性成分的药材加水或通水蒸气共蒸馏，使挥发性成分随水蒸气一并馏出的一种浸提方法。其原理遵循道尔顿（Dalton）定律：即互不相溶，也不起化学作用的液体混合物的蒸气总压等于该温度下各组分饱和蒸气压（即分压）之和。因此，可以实现在较低温度下对挥发油的提取。

挥发油有重油、轻油之分，不同类型的挥发油其收集原理不同。

6. 超临界萃取法

超临界流体萃取技术（Supercritical Fluid Extraction）较早地应用于食品工业和化妆品工业中，如从玫瑰花、米兰花中提取天然香料剂；从胡椒、肉桂中提取香辛成分等。近年来才应用于中药有效成分提取分离，是一种集提取和分离于一体的新技术。

（三）分离与精制

分离与精制是目前中药药剂生产中必有的工艺过程，其主要原因是中药浸提液一般含有多种成分（有效的、无效的）及混有药渣、沉淀物、泥沙和固体杂质。杂质的存在严重影响制剂稳定性及疗效，服用量也大，为保证药剂质量，必须对浸提液采取分离和精制的处理方法。

1. 分离

目前，分离方法主要有沉降分离法（沉降法）、滤过分离法及离心分离法等。

沉降法是指固体粉粒因本身的重力在液体介质中自然下沉而使之与液体分离的方法。此法简单易行，无需特殊设备，适用于固体物量大、易下沉且不易霉败变质的悬浮液的分离。悬浮粉粒过细，沉降速度很慢，分离效果差时，不宜采用此法。

滤过通常是指悬浮液通过一种多孔滤过介质（滤材）时，固体粒子被截留在滤过介质上，液体经介质孔道流出，使固体与液体分离的一种操作方法，该法在药剂中应用也很广泛。

离心分离法是以离心力为推动力，借助于离心机的高速旋转，使药液中的固体和液体，或两种不相混溶的液体，产生大小不同的离心力，而达到分离的操作过程。由于离心力比重力大数千倍，离心力的作用远比重力沉降作用大，因而离心分离效率高，净化度也高。在制药过程中常用于从混悬性药液中分离除去固体沉淀物；从母液中分离出结晶体；含不溶性微粒，粒径细小或黏度很大，用一般的滤过或沉降方法不易奏效或难以进行分离的物料。

2. 精制

精制的方法主要有水提醇沉法、醇提水沉法等。

水提醇沉法是以水为溶剂提取药材有效成分，再用不同浓度的乙醇沉淀除去提取液中杂质的方法。根据药材中各种成分在水和乙醇中的溶解性，通过水和不同浓度的乙醇交替处理，可保留生物碱盐类、苷类、氨基酸、有机酸盐等有效成分；去除蛋白质、糊化淀粉、黏液质、油脂、脂溶性色素、树脂、树胶、部分糖类等杂质。操作中要注意，边加乙醇边搅拌，以避免局部浓度过高导致成分大量损失；药液一般浓缩到1:1或1:0.5（g:mL）。

醇提水沉淀法系指先以适宜浓度的乙醇提取药材成分，再用水除去提取液中杂质的方法，其原理与操作大致与水提醇沉法相同。适用于蛋白质、黏液质、多糖等杂质较多的药材的提取和精制，使它们不易被醇提出。

此外，精制方法还可视具体情况采用酸碱法、盐析法、透析法、聚酰胺吸附法、离子交换法和结晶法等。

（四）浓缩与干燥

1. 浓缩

浓缩是中药制剂原料成型前处理的重要单元操作。中药提取液经浓缩可制成一定规格的半成品，或进一步制成成品，也可浓缩成过饱和溶液使结晶析出。

在实际生产中，除以水为溶剂提取药材成分外，经常是以乙醇或其他有机溶剂提取精制的药液，浓缩时必须回收溶剂蒸气，以免污染环境和溶剂浪费，甚至造成安全隐患。因此，浓缩设备与蒸馏设备常常是通用的。

浓缩与蒸馏皆是在沸腾状态下，经传热过程，将挥发性不同的物质进行分离的一种工艺操作。但是，浓缩是把不挥发或难挥发性的物质与该温度下具挥发性的溶剂（如乙醇或水）分离至某种程度，得到具一定相对密度的浓缩液，并不以收集挥散的蒸气为目的；而蒸馏是把挥发性不同的物质尽可能彻底分离，并以蒸气再凝结成液体为目的，因此，必须收集挥散的蒸气。

常用的浓缩方法有以下三种：

常压蒸发浓缩是在一个大气压下进行的浓缩。若待浓缩液体中的有效成分是耐热的，溶剂又无燃烧性、无毒害、无经济价值，可用此法进行浓缩。常用设备为敞口倾倒式夹层锅。

减压蒸发又称减压浓缩，是在密闭容器内抽真空降低容器内部压力，使液体沸腾温度降低的蒸发操作。能防止或减少热敏性物质的分解。

薄膜蒸发是使液体在蒸发时形成薄膜，增加气化表面而进行蒸发的方法。具有蒸发速度快，浸提液受热温度低，受热时间短，成分不易破坏及可连续操作，并能回收溶剂，重复使用等优点。薄膜蒸发有两种方式：①使液膜快速通过加热面进行蒸发；②使药液剧烈地沸腾，产生大量泡沫，以泡沫的内外表面为蒸发面进行蒸发。

2. 干燥

通过受热气化，自固—液混合物或膏状物中除去存在的水分或其他液体，得到固体干燥物的操作过程叫作干燥。干燥步骤在制剂工艺中无处不在，如原药材的干燥、颗粒干燥、水丸成品或半成品干燥、糖衣干燥等。干燥可提高制剂稳定性，使成品或半成品有一定的规格标准，便于进一步的处理。

干燥与浓缩实质上都是需要通过加热，使溶剂气化并从物料中除去溶剂的过程，只是达到的程度不同。经浓缩后仍为液体，只是稠度增加，最浓能达稠膏状；经干燥后必为固体，液体也基本除尽。

在制剂中所指的干燥是一种相对的干燥。空气中含有水分，干燥后的物体放入空气中就会吸收空气中的水分达到平衡。若要绝对干燥，应将干燥后的物料立即放入密封不含水的容器中。

被干燥物料的性质对干燥的效率影响很大，包括干燥物料的形状（如颗粒状、粉末状或结晶状）、物料的厚薄、颗粒的大小等因素。一般而言，颗粒状物料比粉末状物料干燥快，因它对水的吸附能力比粉末物料为弱。结晶性物料比粉末状物料干燥快，而且结晶越大，干燥越快。干燥时物料铺得越薄干燥越快，因铺得薄的物料干燥暴露面积比较大。大的颗粒或物料块因暴露面积较小而干燥较慢，反之，小的颗粒或物块干燥较快。

此外，干燥的效率还与物料中水分存在的形式、干燥介质的温度、湿度和流速及干燥的方法等因素有关。

利用热空气达到干燥的设备主要有烘箱、烘房、隧道式烘箱等。

烘箱又叫干燥箱，为实验室常用设备。适用于少量药物、玻璃仪器和工具的干燥及灭菌。烘房干燥原理与烘箱基本相同，不同之处是加热装置为过热空气，干燥室体积较大，适用于大量物料的干燥。隧道式烘箱由传送带、干燥室、加热装置组成，将被干燥物料置传送带上，开动传送带并根据物料性质调整速度。制剂生产中多用该设备来干燥原药材的饮片。

此外，还可采用减压干燥。即用真空泵抽去干燥器内的空气，降低干燥器内压力，使物料内水分蒸发速度加快而进行的干燥过程，也叫真空干燥。

沸腾干燥（流化床干燥），利用热风气流将湿颗粒由下向上吹起，使物料颗粒在热空气中跳动翻滚如"沸腾状"。其干燥表面大，颗粒在运动中，被热空气带走水分。如果进行减压，则干燥所需的温度更低，干燥更快。干燥后细颗粒所占比例较大。

喷雾干燥是首先把浸提液浓缩，至一定浓度后（如相对密度 1.1～1.2），经喷嘴喷成细小的雾滴，使总暴露面积极大地增加，雾滴与热空气接触后，在数秒钟内完成干燥，成为粉末的操作过程。其优点是干燥速度快，产品质量高，干燥后直接为粉末不需粉碎，干燥后粉末溶解性能好，尤其适用于热敏性药液的干燥。缺点是设备复杂，不易清洗，因此更适用于单一品种的大生产使用。

冷冻干燥是将湿物料冷冻至冰点以下，然后放到低温、高真空度的冷冻干燥器内干燥。目前广泛用于各种提取液的干燥，粉针的制备也是采用这种方法。

（五）制粒技术

以制备片剂为例，用粉末直接压片将存在很多问题。如粉末物料流动性差，不能保证每次填充药量一致带来片重差异；生产中一般通过振动加料斗来改善物料的流动性，然而这样做的直接后果又将导致粉末分层；且粉末直接压片，粉末表层覆盖气体膜在压片时来不及溢出，易造成松片；同时，粉末直接压片也将带来粉尘飞扬，易黏冲等一系列问题。因此，制粒技术就显得尤为重要。

制粒方法有两种，干法制粒和湿法制粒，生产中以后者多见。湿法制粒又分为挤出制粒、滚动制粒、高速搅拌制粒、流化床制粒以及喷雾制粒等，其中挤出制粒技术较多见，滚动制粒多用于丸剂（水丸、微丸）的制备。挤出制粒的关键在于软材的制备，要注意不可过软、过黏或者过干，以符合"握之成团、轻压即散"为标准。

（六）包衣技术

1. 传统包衣技术

包衣的历史十分悠久。包衣技术首次记载于唐代医籍中。《仙授理伤续断秘方》（又名《理伤续断方》《蔺道人仙授理伤续断方》），是唐代骨伤学家蔺道人所著，约成书于 841 ~ 846 年（唐会昌年间），是我国现存最早的骨伤科专著。本书首次出现有关丸衣的记载，书中第一次见到包衣丸，即指在丸剂的表面上包裹一层物质，使之与外界隔绝的操作称为包衣。这种丸剂在以往的文献中未出现过。如小红丸载"信朱为衣"，另大活血丹中细述了丸衣的制作过程："干则以漆抹在手上，取两三丸，挪漆为衣。"书中大活血丹、小红丸、大红丸、活血丹均为包衣丸。

金元时代创造了丸剂的包衣。宋代对丸剂贮藏方面有用"蜡金贵封护"的记载。蜡封是一种传统的密封方法，为了在携带过程中防水，当然还有防污染、防挥发等作用。

明代有了"朱砂"为衣的新包衣工艺，并发展了应用雄黄、黄丹、青黛、百草霜、胭脂等包衣。

到了清朝，郭佩兰发明了肠溶衣丸剂，并已具备近代肠溶衣丸剂的理论观点。

2. 现代包衣技术

现代包衣技术在继承基础上又有了较大的发展。包衣已经不仅仅局限于原有的掩盖不良气味、防潮避光增加药物的稳定性、改善外观、增强疗效等目的，往往还通过包衣实现控制药物在胃肠道的释放部位；控制药物在胃肠道的释放速度。目前常用的包衣类型主要有糖衣和薄膜衣，薄膜衣又分为胃溶型、肠溶型和水不溶型。包衣技术主要有：滚转包衣，又称锅包衣；悬浮包衣，又称流化或沸腾包衣；压制包衣。主要用于丸剂、片剂、颗粒剂、胶囊剂等剂型的包衣。

参考文献

1. 张兆旺. 中药药剂学. 北京：中国中医药出版社，2015
2. 李永吉. 中药药剂学. 北京：高等教育出版社，2009

（杨志欣）

下篇　实验内容与指导

第四章　中药浸出制剂的制备 ▷▷▷▷

实验一　煎膏剂的制备

一、实验目的

1. 掌握煎膏剂的制备方法。
2. 熟悉煎膏剂的质量标准及检查方法。

二、实验指导

煎膏剂（jian gao agent）又称膏滋、膏方，是将中药材煎煮后，去渣取汁浓缩，加糖或蜂蜜制成的半流体状制剂。早在东汉末年即出现"煎"，如张仲景的《金匮要略》中记载"大乌头煎"，以水煎药物，去渣取汁浓缩，再加入蜜。从其制药工艺来看，即为早期的"煎膏剂"。后来提取溶媒进一步改进，除水外，还采用酒、醋等提取药材中的有效成分。现代"煎膏剂"亦有不加入辅料者，根据是否加入辅料，煎膏又分为清膏和蜜膏（或糖膏）。原料煎煮浓缩后直接收膏者为清膏，其成分比较单纯；蜜膏（或糖膏）则是在清膏的基础上加入了蜂蜜（或糖）。由于蜂蜜（或糖）不仅能调味，还有滋润和补益的作用，所以又有"膏滋"之称，尤其适合年老体弱、有慢性病者服用。如益母草膏多用于妇女活血调经；养阴清肺膏多用于阴虚肺燥，干咳少痰等症。应注意，受热易变质及以挥发性成分为主的中药宜粉碎成细粉于煎膏剂制好后加入。2015年版《中国药典》一部收载 16 个煎膏剂品种，如二冬膏、川贝雪梨膏、龟鹿二仙膏、阿胶三宝膏、阿胶补血膏、夏枯草膏、益母草膏、益肺清化膏、消炎止疼膏、黄芪健胃膏、养心定悸膏、复方滇鸡血藤、胃肠复原膏、养阴清肺膏、银屑灵膏、添精补肾膏等。

煎膏剂经浓缩处理，体积小，药物浓度高，便于携带；服用方便，既可直接食用，又可用温水冲化饮服；作用比较稳定持久。

煎膏剂的制备工艺流程一般为：煎煮→浓缩→收膏→分装。

煎膏剂所用的辅料无论是糖还是蜜均需要炼制，这样可以减少水分、杀死微生物、使蔗糖熔融、除去杂质，尤其可避免"返砂"现象。避免"返砂"现象，一定要注意蔗糖的转化率，过高与过低均可能导致质量问题，宜控制在 40% ~ 50%。如果煎膏剂已出现大量结晶，可将下层析出的糖分离出来，经重新溶解后再与煎膏相混匀；如析出结晶少，则可连容器置水浴上加热，使析出的糖溶解。

煎膏剂在生产与贮藏期应符合下列有关规定：

1. 药材按各品种项下规定的方法煎煮、滤过，滤液浓缩至规定的相对密度，即得清膏。

2. 如需加入药粉，除另有规定外，一般应加入细粉。

3. 清膏按规定量加入炼蜜或糖（或转化糖）收膏；若需加药材细粉，待冷却后加入，搅拌混匀。

4. 除另有规定外，加炼蜜或糖（或转化糖）的量一般不超过清膏量的 3 倍。煎膏剂应无焦臭、异味，无糖的结晶析出。

5. 除另有规定外，煎膏剂应密封，置阴凉处贮存。

三、主要仪器与材料

不锈钢锅，比重瓶，滤纸，水浴锅，烧杯，托盘天平。

益母草等药材，红糖，炼蜜等。

四、实验内容

验证性实验

（一）益母草膏的制备

【处方】

益母草 100g　红糖适量

【制备操作】

1. 煎煮

取处方量益母草，适当碎断，投入煎煮容器内，加水煎煮 2 次，每次保持微沸 2h。用纱布过滤，挤压残渣，合并滤液。

2. 浓缩至清膏状

上述滤液浓缩至比重 1.21 ~ 1.25（80℃ ~ 85℃）的清膏，通常浓缩至 1:1（mL:g）。

3. 炼糖

将红糖置小烧杯中，所加辅料按所得清膏量的 2 倍计算。加入 1/2 量的开水，加热至全溶，用纱布滤过，置蒸发皿中，继续用文火炼至糖成深红色时，停止加热，备用。

4. 收膏

将清膏慢慢加入炼糖中，搅拌均匀，继续用文火加热收膏，收膏时应不断搅拌，防止焦煳，浓缩至规定的相对密度。

5. 分装

大口容器冷却后装入。

【质量检查】

1. 外观性状

外观性状为棕黑色稠厚的半流体，气微、味苦、甜。质地细腻，稠度适宜，无浮沫，无返砂，用手捻之无粗粒感，无异臭、酸败。

2. 异物检查

取益母草煎膏 5g，加水稀释至 100mL。应无焦块、药渣等异物。

3. 菌检

每克不得检出大肠杆菌；每毫升含杂菌总数不得超过 100 个。

4. 相对密度

取本品 10g；加水 20mL 稀释后，按 2015 年版《中国药典》四部通则 0600 物理常数测定法项下的 0601 相对密度测定法项下有关规定测定。本品相对密度应不低于 1.36（通则 0183）。

相对密度是指在相同的温度、压力条件下，某物质的密度与水的密度之比。除另有规定外，测定温度为 20℃。液体药品的相对密度，一般用比重瓶进行测定；测定易挥发液体的相对密度时，可用韦氏比重秤进行测定。

比重瓶法测定 取洁净、干燥并精密称定重量的比重瓶（见图 4-1），装满供试品后装上温度计（瓶中应无气泡），置 20℃（或各品种项下规定的温度）的水浴中放置若干分钟，使内容物的温度达到 20℃（或各品种项下规定的温度），用滤纸除去溢出侧管的液体，立即盖上罩。然后将比重瓶自水浴中取出，再用滤纸将比重瓶的外面擦净，精密称定，减去比重瓶的重量，求得供试品的重量后，将供试品倾去，洗净比重瓶，装满新沸过的冷水，再照上法测得同一温度时水的重量，按下式计算，即得。

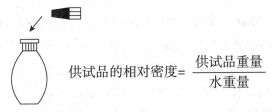

$$供试品的相对密度 = \frac{供试品重量}{水重量}$$

图 4-1 比重瓶

用比重瓶测定时的环境（指比重瓶和天平的放置环境）温度应略低于 20℃ 或各品种项下规定的温度。

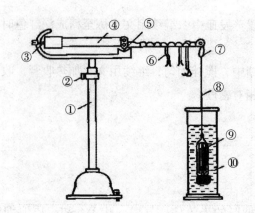

①支架　②调节器　③指针　④横梁　⑤刀口　⑥游码　⑦小钩　⑧细铂丝　⑨玻璃锤　⑩玻璃圆筒

图4-2　韦氏比重秤

韦氏比重秤法

取20℃时相对密度为1的韦氏比重秤（见图4-2）。用新沸过的冷水将所附玻璃圆筒装至八分满，置20℃（或各品种项下规定的温度）的水浴中，搅动玻璃圆筒内的水，调节温度至20℃（或各品种项下规定的温度），将悬于秤端的玻璃锤浸入圆筒内的水中，秤臂右端悬挂游码于1.0000处，调节秤臂左端平衡用的螺旋使平衡，然后将玻璃圆筒内的水倾去，拭干，装入供试液至相同的高度，并用同法调节温度后，再把拭干的玻璃锤浸入供试液中，调节秤臂上游码的数量与位置使之平衡，读取数值，即得供试品的相对密度。

如该比重秤系在4℃时相对密度为1，则用水校准时游码应悬挂于0.9982处，并应将在20℃测得的供试品相对密度除以0.9982。

5. 装量差异

取煎膏10瓶，分别称定每瓶重量，倾出药膏，用水将瓶内残留的药量冲洗干净，将瓶烘干再分别称定空瓶重量，以每瓶总重量减去空瓶重量，即得煎膏装量，每瓶装量与标示量比较，装量差异限度为±20%，超出装量差异限度的不得多于2瓶，不允许有1瓶超出装量差异限度一倍。

6. 鉴别

取本品10g，加水20mL，搅匀，加稀盐酸调节pH值至1~2，离心，取上清液，通过732型Na-型强酸性阳离子交换树脂柱（内径0.9cm，柱高12cm）上，以水洗至流出液近无色，弃去水液，再以2mol·L^{-1}氨溶液40mL洗脱，收集洗脱液，水浴蒸干，残渣加甲醇2mL使溶解，作为供试品溶液。另取盐酸水苏碱对照品，加甲醇制成每1mL含1mg的溶液，作为对照品溶液，照薄层色谱法（通则0502）试验，吸取上述两种溶液各4μL，分别点于同一硅胶G薄层板上，以正丁醇-乙酸乙酯-盐酸（8:1:3）为展开剂，展开，取出，晾干，喷稀碘化铋钾试液。供试品色谱中，在与对照品色谱相应的位置上，显相同颜色的斑点。

7. 含量测定

取本品 3g，置烧杯中，精密称定，加水 10mL 使溶解，加稀盐酸调节 pH 值至 1～2，通过 732 钠－型强酸性阳离子交换树脂柱（内径 2cm，柱高 15cm）上，用水洗至洗脱液近无色，弃去洗脱液，再用 2mol·L^{-1} 氨溶液 150mL 洗脱，收集洗脱液，蒸干，残渣用甲醇溶解并转移至 10mL 量瓶中，加甲醇至刻度，摇匀，静置，取上清液作为供试品溶液。另取盐酸水苏碱对照品适量，精密称定，加甲醇制成每 1mL 含 2mg 的溶液，作为对照品溶液。照薄层色谱法（通则 0502）试验，精密吸取供试品溶液 8μL、对照品溶液 3μL 与 8μL，分别交叉于同一硅胶 G 薄层板上，以正丁醇－乙酸乙酯－盐酸（8:1:3）为展开剂，展开，取出，晾干，在 105℃加热 15min，放冷，喷以 1% 三氯化铁乙醇溶液－稀碘化铋钾试液（1:10）混合溶液至斑点显色清晰，晾干，在薄层板上覆盖同样大小的玻璃板，周围用胶布固定，照薄层色谱法（通则 0502 薄层色谱扫描法）进行扫描，波长 λ_s = 510nm，测量供试品吸光度积分值与对照品吸光度积分值，计算，即得。

本品每 1g 含盐酸水苏碱（$C_7H_{13}NO_2·HCl$）不得少于 3.6mg。

【注意事项与说明】

1. 清膏的经验判断。用玻璃棒挑起，夏天挂旗，冬天挂丝，滴在纸上不现水迹，手捻现丝。

2. 煎膏一般应在 24h 内灌装完毕，否则应对灌装管道及设备进行清洁消毒，剩余药液保存于原调配罐中，7 日内灌装完毕，否则应重新检验。

【功能主治】

活血调经。用于血瘀所致的月经不调、产后恶露不绝，症见月经量少、淋沥不净、产后出血时间过长；产后子宫复旧不全见上述症候者，瘀血腹痛。

【用法用量】

口服。一次 10g，一日 1～2 次。

（二）二冬膏

【处方】

天冬 50g　麦冬 50g

【制备操作】

以上 2 味，加水煎煮三次，第一次 3h，第二、三次各 2h，合并煎液，滤过，滤液浓缩成相对密度为 1.21～1.25（80℃）的清膏。每 100g 清膏加炼蜜 50g，混匀，即得。

【质量检查】

1. 外观性状

本品为黄棕色稠厚的半流体；味甜、微苦。

2. 检查

应符合煎膏剂项下有关的各项规定（通则 0183）。

【功能主治】

养阴润肺。用于肺阴不足引起的燥咳痰少，痰中带血，鼻干咽痛。

【用法用量】

口服。一次 9～15g，一日 2 次。

五、思考题

1. 实例分析：

某药厂生产车间主要生产线是煎膏剂，一次煎膏半成品检验合格后，趁热 24h 内及时灌装，但存放过程中却发现膏层表面出现了霉败现象，试分析原因，并提出解决办法。

2. 煎膏剂存放过程中，瓶底部出现白色结晶，试分析该现象，并提出解决方案。

参考文献

1. 张兆旺. 中药药剂学. 北京：中国中医药出版社，2015
2. 李永吉. 中药药剂学. 北京：高等教育出版社，2009

（王锐）

实验二　糖浆剂的制备

一、实验目的

1. 掌握糖浆剂的制备方法。
2. 熟悉糖浆剂的质量要求及检查方法。

二、实验指导

糖浆剂（syrup）系指含有药物、中药提取物或芳香物质的浓蔗糖水溶液。中药糖浆剂口味好，携带和服用方便，疗效确切，是慢性病及小儿用药的常选剂型，临床上应用广泛。2015 年版《中国药典》收载 34 个品种，如儿康宁糖浆、川贝止咳露（川贝枇杷露）、小儿止咳糖浆、小儿腹泻宁糖浆、升气养元糖浆、百咳静糖浆、杏仁止咳糖浆、肠炎宁糖浆、肾宝糖浆、夜宁糖浆等。

糖浆剂一般可分为：单糖浆（simple syrup）、药用糖浆和芳香糖浆。单糖浆为蔗糖的近饱和水溶液，其浓度为 85.0%（g·mL^{-1}）或 64.71%（g·g^{-1}）。不含任何药物，除供制备含药糖浆外，一般供矫味及作为不溶性成分的助悬剂，片剂、丸剂等的黏合剂应用。药用糖浆为含药物或中药提取物的浓蔗糖水溶液，具有相应的治疗作用，如复方百部止咳糖浆可清肺止咳。芳香糖浆为含芳香性物质或果汁的浓蔗糖水溶液，主要用作液体药剂的矫味剂，如橙皮糖浆等。

中药糖浆剂的制备工艺流程为：浸提→净化→浓缩→配制→滤过→分装→成品。

糖浆剂中所用的糖为蔗糖，具润肺生津、健脾之功效，但蔗糖为甘甜制品，"令人中满"，且多食伤脾。中医认为"脾胃虚寒者慎服""甘能助人生痰""痰湿者则不宜服"，特别是糖尿病患者更不宜服。2015 年版《中国药典》四部通则项下糖浆剂的制剂通则 0116 指出，"糖浆剂含蔗糖量应不低于 45% （g·mL^{-1}）"。而 2015 年版《中国药典》一部中收载的"消咳喘糖浆"含醇糖浆的含糖量为 35%，相对密度应不低于 1.08（通则 0601）；"川贝枇杷糖浆"的含糖浓度为 40%，相对密度应不低于 1.13（通则 0601）。如此，从法律依据上讲，糖浆剂含糖浓度是可以降下来的。

药材应按各品种项下规定的方法提取、纯化、浓缩至一定体积，或将药物用新煮沸的水溶解，加入单糖浆（即混合法）；直接加入蔗糖配制，则需煮沸，必要时滤过，并自滤器上添加适量新煮沸的水至处方规定量（即溶解法）。

可加入适宜的附加剂。如需加入防腐剂，山梨酸和苯甲酸的用量不得超过 0.3%（其钾盐、钠盐的用量分别按酸计），对羟基苯甲酸酯类的用量不得超过 0.05%；如需加入其他附加剂，其品种与用量应符合国家标准的有关规定，不影响成品的稳定性，并应避免对检查产生干扰。必要时可加入适量的乙醇、甘油或其他多元醇。

除另有规定外，糖浆剂应澄清。在贮存期间不得有发霉、酸败、产生气体或其他变质现象，然而中药糖浆剂在存放过程中易出现沉淀。该沉淀一般可以分为两类：第一类为净化处理不够而留下的杂质及药材的细小颗粒。对之应改进净化处理方法，如采用乙醇沉淀、热处理、冷藏过滤、超滤、离心分离等。第二类则为提取液中含高分子物质，热时溶解、冷时析出，或随 pH 值的变化而使某些物质沉淀，这类沉淀不能视为"杂质"，这也是 2015 年版《中国药典》四部规定"允许有少量摇之易散的沉淀"（通则0116）的原因。

为保证质量，《药品生产质量管理规范》中规定：非最终灭菌口服液体药品的暴露工序生产环境空气洁净度级别的最低要求是 10 万级。除另有规定外，糖浆剂应密封，置阴凉处贮存。

三、主要仪器与材料

药用乙醇，渗滤筒，蔗糖，圆底烧瓶，冷凝器，量筒，烧杯，玻璃漏斗，电炉子，水浴锅，不锈钢锅，手持糖量计。

川贝母流浸膏，枇杷叶，桔梗，薄荷油，蔗糖，蒸馏水，橙皮酊，蔗糖，枸橼酸，远志流浸膏，浓氨溶液，苯甲酸钠，单糖浆，苍耳子，辛夷，野菊花，金银花，茜草等。

四、实验内容

验证性实验

（一）川贝枇杷糖浆的制备

【处方】

川贝母流浸膏45mL　枇杷叶300g　桔梗45g　薄荷油0.34g　蔗糖400g　蒸馏水共制成1000mL。

【制备操作】

以上4味，川贝母流浸膏系取川贝母45g，粉碎成粗粉，用70%乙醇作溶剂，浸渍5天后，缓缓渗滤，收集初滤液38mL，另器保存，继续渗滤，使可溶性成分完全滤出，续渗滤液浓缩至适量，加入初滤液，混合，继续浓缩至45mL，滤过；桔梗和枇杷叶加水煎煮两次，第一次2.5h，第二次2h，合并煎液，滤过，滤液浓缩至适量，加入蔗糖400g及防腐剂适量，煮沸使溶解，滤过，滤液与川贝母流浸膏混合，放冷，加入薄荷脑和含适量杏仁香精的乙醇溶液，随加随搅拌，加水至1000mL，搅匀，即得。

【质量检查】

1. 外观性状

本品为棕红色的黏稠液体，气香，味甜、微苦、凉。

2. 鉴别

取本品20mL，加水饱和的正丁醇振摇提取3次，每次15mL。合并正丁醇液，蒸干，残渣加水3~5mL使溶解，放冷，通过D101型大孔吸附树脂柱（内径1.5cm，长8cm）以水50mL洗脱，弃去水洗脱液，再用稀乙醇洗脱至无色，收集洗脱液，蒸干，残渣加甲醇1mL使溶解，作为供试品溶液。另取枇杷叶对照药材2g，加水100mL，煎煮1h，滤过，滤液同法制成对照药材溶液，照薄层色谱法（通则0502），吸取上述两种溶液各10~20μL，分别点于同一硅胶G薄层板上，使呈条状，以环己烷－乙酸乙酯－冰醋酸（8:4:0.1）为展开剂，展开，取出，晾干，喷以5%香草醛硫酸溶液，在105℃加热至斑点显色清晰。供试品色谱中，在与对照药材色谱相应的位置上，显相同颜色的主斑点。

3. 装量检查

单剂量灌装糖浆剂：取供试品5支，将内容物分别倒入经标化量入式量筒内，尽量倾净。在室温下检视，每支装量与标示装量相比较，少于标示装量的应不得多于1支，并不得少于标示装量的95%。

多剂量灌装的糖浆剂，照最低装量检查法（通则0942）检查，应符合规定。

4. 相对密度

应不低于1.13（通则0601）。

5. 含糖量的测定

测定仪器：手持糖量计，根据不同浓度的含糖溶液具有不同的折射率这一原理设计而成。其结构如图 4 - 3 所示。

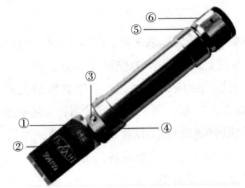

①照明棱镜盖板　②折光棱镜　③微调止紧螺钉　④微调手轮　⑤目镜调焦手轮　⑥眼罩

图 4 - 3　手持糖量计

测定操作：

（1）当被测制剂含糖量低于 50% 时，将旋钮转动，使目镜半圆视野中的分划尺拨为 0~50；若含糖浓度高于 50% 时，则应转动旋钮，使镜半圆视野中的分划尺拨为 50~80。

（2）掀开照明棱镜盖板，用绒布或擦镜纸将折光棱镜拭净。注意勿划伤镜面，取待测含糖制剂 1~2 滴，置于折光棱镜面上，合上盖板，使含糖制剂均匀地分布于棱镜表面，将仪器的进光窗对向光源或光亮处，调节目镜视度圈，使视野内分划线清晰可见。于视野中所见明暗分界线相应之读数，即为该制剂中含糖量百分数。

【功能主治】

清热宣肺，化痰止咳。用于风热犯肺、痰热内阻所致的咳嗽痰黄或咳痰不爽、咽喉肿痛、胸闷胀痛；感冒、支气管炎见上述证候者。

【用法用量】

口服。一次 10mL，一日 3 次。

（二）五味子糖浆

【处方】

五味子 100g

【制备操作】

取五味子粉碎成粗粉，取粗粉 100g，用 30% 乙醇作溶剂，浸渍 72h 后，缓缓渗漉，收集渗漉液至相当于原药材的二倍，滤过；另取蔗糖 600g，制成糖浆，加入上述滤液中，再加入苯甲酸钠及橘子香精适量，混匀，加水调整至 1000mL，即得。

【质量检查】

1. 外观性状

本品为黄棕色至红棕色的黏稠液体；味甜、微酸。

2. 鉴别

取本品 20mL，用三氯甲烷振摇提取 3 次，每次 20mL，合并提取液，滤过，滤液蒸干，残渣加三氯甲烷 1mL 使之溶解，作为供试品溶液。另取五味子对照药材 1g，加 30% 乙醇 25mL，置水浴上加热回流 3h，滤过，滤液置水浴上蒸至无醇味，加水 15mL，自 "用三氯甲烷振摇提取 3 次"起，同供试品溶液制备方法制成对照药材溶液。再取五味子醇甲对照品，加三氯甲烷制成每 1mL 含 1mg 的溶液，作为对照品溶液。照薄层色谱法（通则 0502）试验，吸取上述三种溶液各 2μL，分别点于同一硅胶 GF$_{254}$ 薄层板上，以环己烷 – 乙酸乙酯（5:5）为展开剂，展开，取出，晾干，置紫外光灯（254nm）下检视。供试品色谱中，在与对照药材色谱和对照品色谱相应的位置上，分别显相同颜色的斑点。

3. 相对密度

应为 1.21 ~ 1.25（通则 0601）。

4. 其他

应符合糖浆剂项下有关的各项规定（通则 0116）。

【功能主治】

益气生津，补肾宁心。用于心肾不足所致的失眠、多梦、头晕；神经衰弱症见上述证候者。

【用法与用量】

口服。一次 5 ~ 10mL，一日 3 次。

（三）鼻渊糖浆

【处方】

苍耳子 166.4g　辛夷 31.2g　野菊花 10.4g　金银花 10.4g　茜草 10.4g　加水至 100mL。

【制备操作】

以上 5 味，取辛夷和野菊花提取挥发油，蒸馏后的水溶液另器收集；苍耳子加水煎煮两次，每次 0.5h，合并煎液，滤过，滤液静置；金银花加水于 80℃ 温浸两次，每次 1h，合并浸液，滤过，滤液静置；合并上述两种澄清药液和辛夷、野菊花的水溶液，浓缩至适量；另取茜草粉碎成粗粉，按渗漉法制备，用 70% 乙醇作溶剂，浸渍 48h 后，缓缓渗漉，待有效成分完全渗出，收集渗漉液 100mL，回收乙醇，浓缩至适量，静置，取上清液与上述浓缩液合并，静置，滤过，滤液浓缩至适量，加入蔗糖 60g 和山梨酸 0.2g，煮沸溶解，滤过，待冷，加入上述辛夷和野菊花挥发油，加水至 100mL，搅匀，即得。

【功能主治】

祛风宣肺，清热解毒，通窍止痛。用于鼻塞鼻渊，通气不畅，流涕黄浊，嗅觉不灵，头痛，眉棱骨痛。

【质量检查】

1. 本品为深棕色的黏稠液体；具芳香气，味甜而苦。相对密度应不少于1.30。

2. 其他项目符合糖浆剂要求。

【用法用量】

口服。一次15mL，一日3次；小儿酌减。

（四）橙皮糖浆

【处方】

橙皮酊 12.5mL　　蔗糖 205g　　枸橼酸 1.25g

【制备操作】

取橙皮酊、枸橼酸与滑石粉4g，置研钵内，缓缓加蒸馏水100mL，研匀后，反复滤过，至滤液澄清为止。将研钵与滤纸用蒸馏水洗净，洗液与滤液合并，约达120mL，加蔗糖于滤液中，搅拌溶解后（不能加热）用脱脂棉滤过，自滤过器上添加蒸馏水适量，使成为250mL，摇匀，分装即得。

【注意事项与说明】

1. 本品为浅褐色的黏稠液体；味甜、气香；相对密度应不低于1.15；pH值应为4.0～6.0。

2. 橙皮酊中的挥发油加水后易发生混浊。加滑石粉作分散剂，以促进挥发油的溶解，同时滑石粉亦为助滤剂，利于加水后析出的细微沉淀过滤除去。

3. 枸橼酸除用作矫味剂外，又能防止果胶质在贮存期析出沉淀。因橙皮中含有大量的果胶质，大部分为原生果胶质，在冷水或弱碱性溶液中不溶解，在弱酸中溶解，故加枸橼酸以避免沉淀产生。

4. 本品因含有醇2%～5%（mL·mL^{-1}），故蔗糖的浓度最高只能到82%（g·mL^{-1}）。

5. 本品如出现松节油臭气时不宜再用，因挥发油中的二烯萜容易氧化成松节油臭的双戊烯物。

【功能主治】

芳香矫味药，亦有健胃、祛痰作用。

【用法用量】

口服。一次2～5mL，一日3次。

五、思考题

1. 实例分析：

某药厂生产某种糖浆剂，贮存期间发生包装（玻璃瓶）爆裂问题，试分析原因。

2. 糖浆剂中主要辅料是炼糖或炼蜜，谈谈你对糖浆剂中含糖量的理解。

3. 糖浆剂的制法有哪些？各自优缺点如何？

参考文献

1. 张兆旺. 中药药剂学. 北京：中国中医药出版社，2015

2. 人教司主编. 药事法规汇编. 北京：中国医药科技出版社，2000：68

3. 李永吉. 中药药剂学. 北京：高等教育出版社，2009

（杨志欣）

实验三　口服液的制备

一、实验目的

1. 掌握口服液的制备方法。

2. 熟悉口服液的质量标准及检查方法。

二、实验指导

口服液（oral liquid）系指中药材用水或其他溶剂，采用适宜方法提取制成的内服液体剂型，是在汤剂、合剂和糖浆剂基础上发展起来的一种新型制剂，同时吸收了中药注射剂的工艺特点。2015 年版《中国药典》收载 79 种，如小儿消积止咳口服液、元胡止痛口服液、丹红化瘀口服液、双黄连口服液、玉屏风口服液、古汉养生精口服液、百合固金口服液、当归补血口服液、血府逐瘀口服液、阿胶补血口服液、冠心生脉口服液、鼻渊舒口服液、藿香正气口服液。收载合剂 28 种，如八正合剂、小青龙合剂、小建中合剂、杏仁止咳合剂、刺五加脑灵合剂、复方大青叶合剂、清喉咽合剂、维血宁合剂、橘红痰咳液等。

口服液最早是以保健品的形式出现于市场，如人参蜂王浆等。目前，许多治疗性的口服液已在制剂中大量涌现。口服液绝大部分为溶液剂，但近几年出现了脂质体、乳浊液等口服液。

口服液服用剂量小、吸收较快、质量稳定、携带服用方便、易保存，尤其适合大工业生产，有些品种适于中医急症用药，如四逆汤口服液。口服液在工业生产中对所需的生产设备、工艺条件要求高，根据我国 GMP 要求，口服液应在一定的洁净环境中生产。

口服液的制备工艺流程为：中药材→浸提→净化→浓缩→分装→灭菌→成品。

口服液在制备时，应根据药物的性质，选择适宜的方法提取，尽最大限度提取出有效成分；精制方法常用水提醇沉、热处理冷藏、高速离心、加入澄清剂（如 101 果汁澄清剂）或絮凝剂（如明胶丹宁、甲壳素）等方法去除杂质，提高产品的澄明度。为保证口服液的质量，常需加防腐剂、矫味剂，且成品需灭菌。

中药口服液是合剂单剂量灌装者。如需加入防腐剂，山梨酸和苯甲酸的用量不得超过0.3%（其钾盐、钠盐的用量分别按酸计），对羟基苯甲酸酯类的用量不得超过0.05%，如需加入其他附加剂，其品种与用量应符合国家标准的有关规定，不影响成品的稳定性，并应避免对检验产生干扰。必要时可加入适量的乙醇。若加蔗糖作为附加剂，除另有规定外，含蔗糖量应不高于20%（g·mL^{-1}）。

贮存期间不得有发霉、酸败、异物、变色、产生气体或其他变质现象，允许有少量轻摇易散的沉淀，这样可避免因片面追求澄清度而使有效成分流失。口服液中杂质、金属离子、有效成分的不稳定性以及处方的组成、制备工艺等均可影响制剂澄清度。另外由于药材中的细小颗粒，或杂质净化不够，或在贮存过程中，杂质颗粒或某些成分在受热时溶解性强，冷却后又逐渐析出，或因溶剂种类、温度、氧化、pH 值等情况，均使口服液澄清度的影响因素变得极为复杂。

三、主要仪器与材料

挥发油提取器，煎药锅，渗滤筒，量筒。
黄芪、白术等药材，乙醇，蔗糖，对羟基苯甲酸乙酯等。

四、实验内容

验证性实验

（一）玉屏风口服液

【处方】
黄芪60g　白术（炒）20g　防风20g　蒸馏水共制成100mL。

【制备操作】
以上3味，将防风碎断，提取挥发油，蒸馏后的水溶液另器收集；药渣及其余2味加水煎煮2次，第一次1.5h，第二次1h，合并煎液，滤过，滤液浓缩至适量，放冷，加乙醇适量使沉淀，取上清液减压回收乙醇，加水搅匀，静置，取上清液滤过，滤液浓缩至适量。取蔗糖40g制成单糖浆，与上述药液合并，再加入挥发油及蒸馏后的水溶液，调整总量至100mL，搅匀，滤过，灌装，灭菌，即得。

【质量要求】

1. 性状

本品为棕红色至棕褐色的液体；味甜，微苦、涩。

2. 定性鉴别

（1）取本品10mL，用水饱和的正丁醇振摇提取3次，每次20mL，合并正丁醇液，用氨试液洗涤3次，每次20mL，弃去氨液，将正丁醇液蒸干，残渣加甲醇1mL使溶解，作为供试品溶液。另取黄芪甲苷对照品，加甲醇制成每1mL含1mg的溶液，作为对照品溶液。照薄层色谱法（通则0502）试验，吸取上述2种溶液2～4μL，分别点于同一硅胶G薄层板上，以三氯甲烷－甲醇－水（13:7:2）10℃以下放置的下层溶液为展开剂，展开，取出，晾干，喷以10%硫酸乙醇溶液，在105℃加热至斑点显色清晰。供试品色谱中，在与对照品色谱相应的位置上显相同颜色的斑点；紫外光灯（365nm）下显相同颜色的荧光斑点。

（2）取本品20mL，用石油醚（30℃～60℃）振摇提取2次，每次25mL，合并提取液，蒸干，残渣加甲醇1mL使溶解，作为供试品溶液。另取白术对照药材2g，加水50mL，煎煮30min，放冷，滤过，滤液同法制成对照药材溶液。照薄层色谱法（通则0502）试验，吸取上述2种溶液各5μL，分别点于同一硅胶G薄层板上，以环己烷－乙酸乙酯（7:3）为展开剂，展开，取出，晾干，喷以5%对二甲氨基苯甲醛的10%硫酸乙醇溶液，在105℃加热至斑点显色清晰。供试品色谱中，在与对照药材色谱相应的位置上，显相同颜色的斑点；置紫外光灯（365nm）下检视，显相同颜色的荧光斑点。

（3）取本品1mL，加甲醇至10mL，摇匀，离心，取上清液作为供试品溶液。另取5－O－甲基维斯阿米醇苷对照品，加甲醇制成每1mL含60μg的溶液，作为对照品溶液。照高效液相色谱法（通则0512）试验，以十八烷基硅烷键合硅胶为填充剂；以甲醇－水（35:65）为流动相；检测波长为254nm。分别吸取对照品溶液和供试品溶液各10μL，注入液相色谱仪。供试品色谱中，应呈现与对照品色谱峰保留时间相同的色谱峰。

3. 检查

（1）相对密度

依照2015年版《中国药典》四部通则0601相对密度测定法测定，应不低于1.16。

（2）pH

照2015年版《中国药典》四部通则0631测定法测定，应为4.0～5.5。

（3）其他

应符合合剂项下有关的各项规定（通则0181）。

【功能主治】

益气，固表，止汗。用于表虚不固，自汗恶风，面色㿠白，或体虚易感风邪者。

【用法用量】

口服。一次10mL，一日3次。

（二）黄芪精口服液

【处方】

黄芪200g

【制备操作】

取黄芪粗粉200g，照流浸膏剂与浸膏剂项下的渗漉法，以30%乙醇为溶剂，浸渍24h后进行渗漉，收集渗漉液，浓缩至适量，加入蜂蜜30g、对羟基苯甲酸乙酯0.07g、香精适量，加水稀释至 300mL，搅匀，静置，滤过，灌封，每支 10mL，即得。

【质量检查】

1. 外观性状

应为棕黄色的澄清液体；味甜、微苦。

2. 定性鉴别

采用薄层色谱法，鉴别本品中黄芪甲苷。

3. 检查

（1）相对密度

照 2015 年版《中国药典》四部通则 0601 相对密度测定法测定，应为 1.02～1.10。

（2）pH

照 2015 年版《中国药典》四部通则 0631 测定法测定，应为 5.0～6.5。

（3）其他

应符合合剂项下有关的各项规定（通则 0181）。

【功能主治】

补血养气，固本止汗。用于气虚血亏，表虚自汗，四肢乏力，精神不足或久病衰弱，脾胃不壮。

【用法用量】

口服。一次 10mL，一日 2 次，早晚服用。

五、思考题

1. 实例分析：

某药厂生产的口服液在贮存期间出现沉淀，且随着贮存时间的延长沉淀量加大，摇之不散，试分析原因。

2. 中药合剂、口服液、糖浆剂三者有何异同点？

参考文献

张兆旺 . 中药药剂学 . 北京：中国中医药出版社，2003

（杨志欣）

实验四　酒剂与酊剂的制备

一、实验目的

1. 掌握酒剂、酊剂的制备方法及操作要点。

2. 熟悉含醇制剂的含醇量测定方法。

二、实验指导

酒剂（vinum）系指药材用蒸馏酒提取制成的澄清液体制剂。远古时代，人们就发现了谷类并栽植成功。人们食之有余，就存于陶罐中，有时雨水落于罐中，久贮发酵就成了酒。《江纯·酒诰》中就有此描述："有饭不尽，委于空桑。郁积成味，久蓄气芳，本出于此，不由奇方。"随着对酒认识的深化，人们掌握了丰富的酿酒技术，创造了用曲酿酒术。《尚书·说命篇》记载："若作酒醴，尔维作曲。"渐渐地，人们发现酒有通血脉、养脾气、厚肠胃、润皮肤、祛寒湿等功效。于是，将其用于治病和防腐，《周礼》就有"以酒浴尸"的记载。随着医药知识的不断丰富，人们认识到中药材浸泡到酒中可以治疗很多疾病，于是单纯以酒治病发展为酒、药同用，新的剂型——药酒诞生了。而这也正是有文字记载的最早的剂型。据文字记载：药酒产生于夏禹时代（公元前2140年），当然酿酒同时发现的曲（酵母），又使人们认识到曲剂具有健脾胃、助消化、消积导滞的功效，是一种早期应用的复合酶制剂，至今仍在应用。

目前，随着自动恒温渗滤系统及全自动灌装系统的应用，使药酒生产工艺得到了飞速发展。近代对药酒也加强了质量检测管理，大量先进的检测设备，如紫外、红外分光光度仪，气相、液相色谱仪进入生产厂家，对药酒的中间体和终端产品进行质量检测。目前，2015年版《中国药典》一部收载药酒达到5种，分别为三两半药酒、冯了性风湿跌打药酒、国公酒、胡蜂酒、寄生追风酒。

酒剂在生产与贮藏期间应符合有关规定：生产内服酒剂应以谷类酒为原料；可用浸渍法、渗滤法或其他适宜方法制备。蒸馏酒的浓度及用量、浸渍温度和时间、渗滤速度，均应符合各品种制法项下的要求；可加入适量的糖或蜂蜜调味；配制后的酒剂须静置澄清，滤过后分装于洁净的容器中。在贮存期间允许有少量摇之易散的沉淀。

酊剂（tincture）系指药材用规定浓度的乙醇提取或溶解而制成的澄清液体制剂，也可用流浸膏稀释制成，供口服或外用。内服的酊剂如十滴水，用于中暑；外用的酊剂如土槿皮酊，用于手足癣。其特点是剂量准确、吸收迅速，且制法简单，无需加热，适宜制备含有挥发性成分或不耐热成分的制剂。目前，2015年版《中国药典》一部收载酊剂达到12种，分别为十滴水、云香祛风止痛酊、正骨水、远志酊、骨痛灵酊、姜酊、祛伤消肿酊、烧伤灵酊、消肿止痛酊、筋痛消酊、颠茄酊、藿香止气水。

酊剂在生产与贮藏期间应符合下列有关规定。除另有规定外，含有毒性药的酊剂，每100mL应相当于原药材10g，其有效成分明确者，应根据其半成品的含量加以调整，使符合各酊剂项下的规定。其他酊剂，每100mL相当于原药材20g。

酊剂可用溶解法、稀释法、浸渍法及渗滤法制备。酊剂久置产生沉淀时，在乙醇量和有效成分含量符合各品种项下规定的情况下，可滤过除去沉淀。

酒剂与酊剂中均含有一定量的乙醇，因此对酒精过敏的患者及小儿、高血压患者、孕妇等病人不宜服用。药酒和酊剂的特点是含有效成分浓度较高，用量小，作用快，又有防腐作用。

三、主要仪器与材料

回流提取装置，渗滤筒。

乙醇，五加皮、制川乌等药材。

四、实验内容

验证性实验

（一）抗风湿酒

【处方】

当归 10g　炙黄芪 10g　牛膝 10g　防风 5g

【制备操作】

以上 4 味，粉碎成粗颗粒，用白酒 240mL 与黄酒 800mL 的混合液作溶剂，浸渍 48h 后缓缓渗漉，收集渗漉液，加入蔗糖 840g，搅拌使溶解后静置，滤过，即得。

【质量检查】

1. 外观性状

本品为黄棕色的澄清液体；气香，味微甜，微辛。

2. 鉴别

（1）取本品 50mL，加盐酸 2mL，加热回流 1h，用石油醚（60℃～90℃）振摇提取 2 次，每次 20mL，合并提取液，蒸干，残渣加乙醇 1mL 使溶解，作为供试品溶液。另取齐墩果酸对照品，加乙醇制成每 1mL 含 1mg 的溶液，作为对照品溶液。照薄层色谱法（通则 0502）试验，吸取供试品溶液 4μL、对照品溶液 2μL，分别点于同一硅胶 G 薄层板上，以三氯甲烷－甲醇（40:3）为展开剂，展开，取出，晾干，喷以磷钼酸试液，加热至斑点显色清晰。供试品色谱中，在与对照品色谱相应的位置上，显相同颜色的斑点。

（2）取本品 50mL，置水浴上蒸至约 30mL，放冷，用乙醚 20mL 振摇提取，分取乙醚液，挥干，残渣加无水乙醇 1mL 使溶解，作为供试品溶液。另取当归对照药材 0.2g，加乙醚 3mL，浸泡 1h，取上清液作为对照药材溶液。照薄层色谱法（通则 0502）试验，吸取供试品溶液 6μL、对照药材溶液 1～2μL，分别点于同一硅胶 G 薄层板上，以正己烷－乙酸乙酯（9:1）为展开剂，展开，取出，晾干，置紫外光灯（365nm）下检视。供试品色谱中，在与对照药材色谱相应的位置上，显相同颜色的荧光斑点。

（3）取本品 100mL，置水浴上蒸至约 50mL，滤过，滤液加 10% 氢氧化钠溶液 1.5mL，混匀，滤过，滤液用稀盐酸调节 pH 值至 5～6，用乙酸乙酯 25mL 振摇提取，分取乙酸乙酯液，用铺有适量无水硫酸钠的滤纸滤过，滤液蒸干，残渣加乙酸乙酯 1mL 使溶解，作为供试品溶液。另取黄芪对照药材 1g，加乙醇 20mL，加热回流 20min，滤过，滤液蒸干，残渣用 0.3% 氢氧化钠溶液 15mL 溶解，滤过，取滤液，自"滤液用稀盐酸调节 pH 值至 5~6"起，同法制成对照药材溶液。照薄层色谱法（通则 0502）试验，吸取上述两种溶液各 5μL，分别点于同一硅胶 G 薄层板上使成条状，以三氯甲烷 – 甲醇（10:1）为展开剂，展开，取出，晾干，用氨蒸气熏后置紫外光灯（254nm）下检视。供试品色谱中，在与对照药材色谱相应的位置上，显相同颜色的荧光条斑。

3. 检查

（1）乙醇量

按照 2015 年版《中国药典》四部通则 0711 乙醇量测定法测定乙醇含量。用气相色谱法（2015 年版《中国药典》四部通则 0521）测定制剂在 20℃时含有乙醇（C_2H_5OH）的含量（%）（$mL \cdot mL^{-1}$）。除另有规定外，按下列条件与方法测定［第二法（填充柱法）］。

色谱条件与系统适用性试验　以直径为 0.18~0.25mm 的二乙烯苯 – 乙基乙烯苯型高分子多孔小球作为载体，柱温为 120℃~150℃。另精密量取无水乙醇 4mL、5mL、6mL，分别精密加入正丙醇（作为内标物质）5mL，加水稀释成 100mL，混匀（必要时可进一步稀释），照气相色谱法（通则 0521）测定，应符合下列要求：用正丙醇计算的理论板数应不低于 700；乙醇和正丙醇两峰的分离度应大于 2.0；上述 3 份溶液各注样 5 次，所得 15 个校正因子的变异系数不得大于 2.0%。

标准溶液的制备　精密量取恒温至 20℃的无水乙醇和正丙醇各 5mL，加水稀释成 100mL，混匀，即得。

供试溶液的制备　精密量取恒温至 20℃的供试品 10mL（相当于乙醇约 5mL）和正丙醇 5mL，加水稀释成 100mL，混匀，即得。

上述 2 溶液必要时可进一步稀释。

测定法　取标准溶液和供试溶液适量，分别连续注样 3 次，并计算出校正因子和供试品的乙醇含量，取 3 次计算的平均值作为结果。

计算公式如下：

$$\text{计算法 } C\% = \frac{(h_i/h_s)_{样} \times 稀释倍数（10 倍）}{(h_i/h_s)_{标}} \times C_0\%$$

式中，h_i 为乙醇峰值；h_s 为正丙醇峰值；$C_0\%$ 为内标物与混合样的容量百分比；$C\%$ 为混合样中乙醇的百分含量。

（2）总固体含量测定

总固体含量不得少于 1.0%（通则 0185 第一法）。

精密量取澄清的药酒 50mL，置蒸发皿中，水浴上蒸干，除另有规定外，加无水乙醇搅拌提取 4 次，每次 10mL，滤过，合并滤液，置称定重量的蒸发皿中，水浴上蒸干，105℃干燥 3h，置干燥器中，冷却 30min，迅速精密称定重量，遗留残渣应符合规定。

（3）其他

应符合酒剂项下有关的各项规定（通则 0185）。

【功能主治】

益气活血，祛风通络。用于气血不和、感受风湿所致的痹病，症见四肢疼痛、筋脉拘挛。

【用法用量】

口服。一日 3 次，一次 30 ~ 60mL。

【注意】

高血压患者慎服，孕妇忌服。

（二）复方五味子酊

【处方】

五味子 69g　麦冬 15.6g　党参 23.4g　枸杞 15.6g　共制成 1000mL。

【制备操作】

以上 4 味，粉碎成粗粉，照流浸膏剂与浸膏剂项下的渗滤法，用 56% 乙醇作溶剂，浸渍 48h，以每分钟 3 ~ 5mL 的速度渗滤，收集渗滤液 900mL，用氨试液调 pH 至 5.0 ~ 7.0，静置，澄清，滤过，滤液加 56% 乙醇至 1000mL，混匀，即得。

【质量检查】

1. 外观性状

应为棕红色的液体；气香，味酸、涩。

2. 定性鉴别

采用显色反应鉴别五味子素。

3. 检查

（1）乙醇量

根据 2015 年版《中国药典》四部通则 0711 乙醇量测定法测定，应为 40% ~ 55% 符合规定。

（2）甲醇量检查法

根据 2015 年版《中国药典》四部通则 0871 甲醇量检查法，采用气相色谱法测定，每升供试液含甲醇量不得超过 0.4g。

（3）微生物限度检查

照非无菌产品微生物限度检查：微生物计数法（2015 年版《中国药典》四部通则 1105）和控制菌检查（2015 年版《中国药典》四部通则 1106）及非无菌药品微生物限度标准（2015 年版《中国药典》四部通则 1107）检查，除需氧菌总数每 1mL 不得过 500cfu，霉菌和酵母菌总数每 1mL 不得过 100cfu 外，其他应符合规定。

【功能主治】

养阴，补血，安神。用于过度疲劳，神经衰弱，健忘，失眠等症。

【用法用量】

口服。一次 5mL，一日 2 ~ 3 次。

五、思考题

1. 实例分析:

研制某种酒剂,处方含有蕲蛇等动物类药材,其中 10 味药材采用白酒浸泡 20 天,取浸渍液。另 2 味药材(动物类)用水煎煮 2 次,浓缩后与浸渍液混匀后,过滤灌装。结果在贮存期间发现:随着静置时间延长,即有大量絮状物质出现,试分析该现象,并提出解决办法。

2. 酒剂与酊剂的异同点。

3. 渗漉法操作的流程及要点。

参考文献

张兆旺. 中药药剂学. 北京:中国中医药出版社,2003

(杨志欣)

实验五　流浸膏与浸膏剂的制备

一、实验目的

1. 掌握用渗漉法制备流浸膏的方法。

2. 了解流浸膏剂的质量要求及质量控制方法。

二、实验指导

流浸膏剂(fluid extracts)系指药材用适宜的溶剂提取,蒸去部分溶剂,调整浓度至规定标准而制成的液体制剂。除另有规定外,每毫升相当于原药材 1g。一般以不同浓度的乙醇为溶剂,多用渗漉法制备,亦可用浸渍法、煎煮法制备。流浸膏成品至少含 20% 以上的乙醇,若以水为溶剂的流浸膏,其成品中亦需加 20% ~ 25% 的乙醇作防腐剂,以利于贮存。

浸膏剂(extracts)系指药材用适宜溶剂提取,蒸去全部溶剂,调整至规定标准所制成的膏状或粉状的固体制剂。除另有规定外,浸膏剂每 1g 相当于原药材 2 ~ 5g。浸膏剂可用煎煮法和渗漉法制备,全部煎煮液或滤液应低温浓缩至稠膏状,加稀释剂或继续浓缩至规定的量。浸膏剂应密闭于阴凉处保存。

三、主要仪器与材料

渗滤筒。

远志,甘草浸膏,刺五加浸膏,60% 乙醇,浓氨试液等。

四、实验内容

验证性实验

（一）远志流浸膏

【处方】

远志 40g　60%乙醇适量　浓氨试液适量　全量 40mL。

【制备操作】

取远志粉碎为中粉，按渗漉法，用 60%乙醇作溶剂，浸渍 24h 后，以每分钟 1～3mL 的速度缓缓渗漉，收集初漉液 35mL，另器保存，继续收集续渗漉液 120mL，在 60℃以下浓缩至稠膏状，加入初漉液，混匀后滴加浓氨试液适量使微显碱性，并有氨臭，用 60%乙醇调整体积使成 40mL，静置，待澄清，滤过，即得。

【质量检查】

1. 含醇量

乙醇量应为 38%～48%。

2. 其他

应符合流浸膏剂与浸膏剂项下有关的各项规定。

【功能主治】

祛痰药。用于咳痰不爽。

【用法用量】

口服。一次 0.5～2mL，一日 1.5～6mL。

（二）甘草流浸膏

【处方】

甘草浸膏

【制备操作】

取甘草浸膏 300～400g，加水适量，不断搅拌，并加热使溶化，滤过，在滤液中缓缓加入 85%乙醇，随加随搅拌，直至溶液中含乙醇量达 65%左右，静置过夜，小心取上清液，遗留沉淀再加 65%的乙醇，充分搅拌，静置过夜，取上清液，再用 65%乙醇提取一次沉淀，合并 3 次提取液，滤过，回收乙醇，测定甘草酸含量后，加水与乙醇适量，使甘草酸和乙醇量均符合规定，加浓氨溶液适量调 pH 值，静置，使澄清，取上清液，滤过，即得。

【质量检查】

1. 外观性状

本品为棕色或红褐色的液体；味甜、略苦、涩。

2. 鉴别

取本品 1mL，加水 40mL，用正丁醇振摇提取 3 次，每次 20mL（必要时离心），合并正丁醇液，用水洗涤 3 次，每次 20mL，将正丁醇液置水浴上蒸干，残渣加甲醇 5mL 使溶解，作为供试品溶液。另取甘草酸单铵盐对照品，加甲醇制成每 1mL 含 2mg 的溶液，作为对照品溶液。照薄层色谱法（通则 0502）试验，吸取上述 2 种溶液各 5μL，分别点于同一用 1% 氢氧化钠溶液制备的硅胶 G 薄层板上，以乙酸乙酯－甲酸－冰醋酸－水（15:1:1:2）为展开剂，展开，取出，晾干，喷以 10% 硫酸乙醇溶液，在 105℃加热至斑点显色清晰，置紫外光灯（365nm）下检视。供试品色谱中，在与对照品色谱相应的位置上，显相同的橙黄色荧光斑点。

3. pH 值检查

应为 7.5～8.5（通则 0631）。乙醇量应为 20%～25%（通则 0711）。其他应符合流浸膏剂与浸膏剂项下有关的各项规定（通则 0189）。

4. 含量测定

照高效液相色谱法（通则 0512）测定。

色谱条件与系统适用性试验　以十八烷基硅烷键合硅胶为填充剂，以甲醇－0.2 mol·L^{-1}醋酸铵溶液－冰醋酸（67:33:1）为流动相；检测波长为 250nm。理论板数按甘草酸峰计算应不低于 2000。

对照品溶液的制备　精密称取甘草酸单铵盐对照品 10mg，置 50mL 量瓶中，加流动相 45mL，超声处理使溶解，取出，放冷，加流动相稀释至刻度，摇匀，即得（每 1mL 含甘草酸单铵盐 0.2mg，折合甘草酸为 0.1959mg）。

供试品溶液的制备　精密量取本品 1mL，置 50mL 量瓶中，加流动相约 20mL，超声处理（功率 200W，频率 50kHz）30min，取出，放冷，加流动相稀释至刻度，摇匀，滤过。精密量取续滤液 10mL，置 25mL 量瓶中，加流动相稀释至刻度，摇匀，即得。

测定法　分别精密吸取对照品溶液与供试品溶液各 10μL，注入液相色谱仪，测定，即得。

本品含甘草酸（$C_{42}H_{62}O_{16}$）不得少于 1.8%（g·mL^{-1}）。

【功能主治】

缓和药，常与化痰止咳药配伍应用，能减轻对咽部黏膜的刺激，并有缓解胃肠平滑肌痉挛与去氧皮质酮样作用。用于支气管炎，咽喉炎，支气管哮喘，慢性肾上腺皮质功能减退症。

【用法用量】

口服。一次 2～5mL，一日 6～15mL。

（三）刺五加浸膏

【处方】

刺五加经加工制成的浸膏。

【制备操作】

取刺五加 100g，粉碎成粗粉，加水煎煮 2 次，每次 3h，合并煎液，滤过，滤液浓缩成浸膏 5g；或加 7 倍量的 75% 乙醇，连续回流提取 12h，滤过，滤液回收乙醇，浓缩成浸膏 4g，即得。

【质量检查】

1. 外观性状

本品为黑褐色的稠膏状物；气香，味微苦、涩。

2. 鉴别

取本品 1g，加甲醇 20mL 使溶解，滤过，滤液蒸干，残渣加甲醇 1mL 使溶解，作为供试品溶液。另取刺五加对照药材 5g，加甲醇 20mL，超声处理 30min，滤过，滤液蒸干，残渣加甲醇 1mL 使溶解，作为对照药材溶液。另取异秦皮啶对照品，加甲醇制成每 1mL 含 1mg 的溶液，作为对照品溶液。照薄层色谱法（通则 0502），吸取供试品溶液与对照药材溶液各 5μL，对照品溶液 1μL，分别点于同一硅胶 G 薄层板上，以三氯甲烷－甲醇－水（8:1:0.1）为展开剂，展开，取出，晾干，置紫外光（365nm）下检视。供试品色谱中，在与对照药材色谱相应的位置上，显相同颜色的荧光主斑点。

3. 检查

水分 照水分测定法（通则 0832 水分测定法）测定，水浸膏不得超过 30.0%，醇浸膏不得超过 20.0%。

总灰分 不得过 6.0（通则 2302 灰分测定法）。其他应符合流浸膏剂与浸膏剂项下有关的各项规定（通则 0189）。

4. 浸出物

照水溶性浸出物测定法项下的热浸法（通则 2201 浸出物测定法）测定，水浸膏不得少于 45.0%；照醇溶性浸出物测定法项下的热浸法（通则 2201 浸出物测定法）测定，用甲醇作溶剂，醇浸膏不得少于 60.0%。

5. 含量测定

照高效液相色谱法（通则 0512）测定。

色谱条件与系统适用性试验 以十八烷基硅烷键合硅胶为填充剂；以甲醇－水（20:80）为流动相，检测波长为 265nm。理论板数按紫丁香苷峰计算应不低于 2000。

对照品溶液的制备 精密称取紫丁香苷对照品适量，加甲醇制成每 1mL 含 80μg 的溶液，即得。

供试品溶液的制备 取本品约 0.2g，精密称定，置 25mL 量瓶中，加甲醇溶解并稀释至刻度，摇匀，滤过，取续滤液，即得。

测定法 分别精密吸取对照品溶液与供试品溶液各 10μL，注入液相色谱仪，测定，即得。本品按干燥品计算，含紫丁香苷（$C_{17}H_{24}O_9$）不得少于 0.50%。

【功能主治】

益气健脾，补肾安神。用于脾肾阳虚，体虚乏力，食欲不振，腰膝酸痛，失眠多梦。

【用法用量】

口服。一次 0.3 ~ 0.45g，一日 3 次。

五、思考题

1. 实例分析：

某药厂生产甘草流浸膏，以甘草浸膏为原料，采用水加热溶解，醇沉的方法制备中间体，中间体静置 1 周后，发现出现较多沉降物，且 pH 下降，致使收率很低，请据此现象做出分析，并提出解决方案。

2. 试述流浸膏剂与浸膏剂的应用。

参考文献

1. 张兆旺. 中药药剂学. 北京：中国中医药出版社，2003
2. 区门秀. 甘草流浸膏工艺的改进. 中国中医药杂志，2005，3（11）：990 - 991

（杨志欣）

第五章 液体制剂的制备 ▷▷▷▷

实验六 混悬型液体药剂的制备

一、实验目的

1. 掌握混悬剂的一般制备方法，以及各类稳定剂（润湿剂、助悬剂、絮凝剂与反絮凝剂等）的选用原则和方法。

2. 熟悉混悬剂的质量评定方法。

二、实验指导

混悬型液体药剂又称混悬剂（suspensions），系指难溶性固体药物以较胶粒大的微粒分散在液体介质中形成的分散体系。它属于粗分散系，分散相有时可达总重量的50%，包括干混悬剂或混悬液。干混悬剂系指将混悬剂制成干粉的形式，临用时加水或其他液体分散介质，制成高含量混悬剂。干混悬剂曾叫作"干糖浆剂"，由于到体内存在着一个溶解、吸收、分布的过程，因此有人建议对其增加溶出度检查项。此外，用滴管以小体积计量或以滴计量的口服混悬剂（或口服溶液剂、口服乳浊液）也称为滴剂。

一般遇到药物溶解度小或希望产生长效作用可考虑制成混悬液。混悬液有以下优越性：

1. 便于口服，适于对吞咽固体制剂有困难的病人，可改善患者顺应性。

2. 流动性好，易于分剂量。

3. 胃肠道分布面积大，吸收快，生物利用度高，且由于混悬微粒的均匀分散，对胃肠道局部刺激性小。

4. 混悬微粒小，很少受胃排空速率影响，个体间差异小。

5. 一次性需服用剂量很大的药物，制成片剂、胶囊剂可能导致体积较大，难以吞服，制成混悬液可以克服。

6. 加入矫味剂等，可掩盖一些药物的不良口味。

目前有40%以上的在研药物存在水溶性差的问题，这使潜在的优良品种不能上市或者不能充分发挥疗效，因此有人提出采用纳米混悬剂来解决难溶性药物生物利用度低的问题。纳米混悬剂（nanosuspensions）是利用表面活性剂的稳定作用，将药物颗粒分散在水中，通过粉碎或者控制析晶技术形成稳定的纳米胶态分散体。此外，亦有许多新技术应用于混悬液分散体系，使混悬剂的研究更具特色。如利用微球、脂质体等制得的混悬液可获得靶向释药的作用特点；借助离子交换树脂为载体制成控释微粒混悬于水介质可以得到控释混悬剂等，目前均已有品种上市。如主要以 Pennwalt 公司的"Pennki-netic R"系统为代表的美沙芬、苯丙醇胺、可待因－扑尔敏等，即为已经上市的离子交换树脂控释混悬剂。

普通混悬剂制备方法有分散法和凝聚法。分散法制备混悬液时，亲水性药物，一般先研至一定细度，再加液研磨和稀释；疏水性药物，应先将药物与润湿剂研匀，再加液研磨、稀释。凝聚法包括化学反应法和微粒结晶法，制备时应选用稀溶液在较低温度下反应，以获得细腻、均匀的沉淀。

混悬液制备的关键问题在于如何提高体系热力学、动力学稳定性。微粒在周围液体分子的碰撞下而产生的一种涨落不定的净作用力导致布朗运动的产生，由于布朗运动，粒子将不产生沉降。然而，如果粒子较大以致于无法克服重力，将产生聚集或结块；混悬液中粒子的表面积大，导致体系表面能增加，处于高能状态，有重新聚结的倾向。提高稳定性可加入助悬剂、润湿剂、絮凝剂与反絮凝剂等稳定剂。

口服混悬剂在生产与贮藏期间均应符合下列有关规定：口服混悬剂的分散介质常用纯化水；根据需要可加入适宜的附加剂，如防腐剂、分散剂、助悬剂、增稠剂、助溶剂、润湿剂、缓冲剂、乳化剂、稳定剂、矫味剂以及色素等，其品种与用量应符合国家标准的有关规定，不影响产品的稳定性，并避免对检验产生干扰；不得有发霉、酸败、变色、异物、产生气体或其他变质现象；口服混悬剂的混悬物应分散均匀，如有沉降物经振摇应易再分散；口服混悬剂的含量均匀度等应符合规定；口服混悬剂在标签上应注明"用前摇匀"。

三、主要仪器与材料

乳钵，具塞量筒（50mL），烧杯（100mL、200mL），量筒（10mL、100mL），滴管，棕色试剂瓶（100mL），托盘天平等。

炉甘石，氧化锌，羧甲基纤维素钠，沉降硫磺，磺胺嘧啶，三氯化铝，甘油，枸橼酸，枸橼酸钠等（均系药用规格）；蒸馏水，氢氧化钠，苯甲酸钠等。

四、实验内容

验证性实验

（一）复方硫黄洗剂

【处方】

沉降硫黄 1.2g　硫酸锌 1.2g　樟脑醑 10mL　甘油 4mL　吐温－80 0.1mL　水适量全量 40mL。

【制备操作】

取沉降硫黄，置乳钵中，研磨，加甘油及吐温 – 80 研匀，缓缓加入硫酸锌溶液研磨，加入适量水，研磨均匀，然后缓缓加入樟脑醑，边加边研，最后加入适量水使成全量，搅匀，即得。

【质量检查】

1. 沉降体积比

要求混悬剂（包括干混悬剂）沉降体积比应不低于 0.90。

检查法：除另有规定外，用具塞量筒量取供试品 50mL，密塞，用力振摇 1min，记下混悬物的开始高度 H_0，静置 3h，记下混悬物的最终高度 H，按 5 – 1 式计算。

$$沉降体积比 = H/H_0 \qquad\qquad (5-1)$$

2. 干燥失重

除另有规定外，干混悬剂照干燥失重测定法（通则 0831）检查，减失重量不得超过 2.0%。

3. 装量

照最低装量检查法（通则 0942）检查，应符合规定。

4. 微生物限度

照微生物限度检查法（通则 1105、1106、1107）检查，应符合规定。

【注意事项与说明】

1. 硫黄有升华硫、精制硫和沉降硫三种，以沉降硫的颗粒最细，故本处方选用沉降硫。硫黄为典型的疏水性药物，不被水润湿但能被甘油所润湿，故应先加入甘油与吐温 – 80 与之充分研磨，使其充分润湿后，再与其他液体研和，有利于硫黄的分散。

2. 本处方中因含有硫酸锌而不能加入软肥皂作润湿剂，二者有可能产生不溶性的二价锌肥皂。加入樟脑醑时，应以细流慢慢加入水中并急速搅拌，防止樟脑醑因骤然改变溶媒而析出大颗粒。

【用途】

保护皮肤与抑制皮脂分泌，适用于皮脂溢出、痤疮及酒渣鼻等。

（二）磺胺嘧啶合剂

【处方】

磺胺嘧啶 10.0g　氢氧化钠 1.6g　枸橼酸 2.9g　枸橼酸钠 6.5g　苯甲酸钠 0.2g
1% 糖精钠溶液适量　单糖浆适量　香精适量　蒸馏水加至 100mL。

【制备操作】（微粒结晶法）

1. 取氢氧化钠分次加入约 25mL 经煮沸放冷的蒸馏水中，搅拌溶解，趁热加入磺胺嘧啶并不断搅拌使溶解，放冷，得淡黄色甲液。

2. 取枸橼酸加蒸馏水至 10mL，搅拌使溶解，得乙液。

3. 取枸橼酸钠、苯甲酸钠及糖精钠依次加入约 30mL 蒸馏水中，搅拌溶解后将单糖浆及香精加入，混匀，得丙液。

4. 将甲液与乙液按 3:1 的比例分次交替加入丙液中，边加边搅，直至加完为止，并继续搅拌片刻，此时磺胺嘧啶即以微晶状态混悬于水中，最后添加适量蒸馏水至 100mL，搅拌均匀即得。

【质量检查】

同"复方硫黄洗剂"。

【注意事项与说明】

1. 磺胺类药物不溶于水，可溶于碱液形成盐。但钠盐水溶液不稳定，极易吸收空气中的 CO_2，而析出沉淀，同时也易受光线和重金属离子的催化而氧化变色，所以一般不用其钠盐制成溶液剂供内服。然而用酸调节磺胺钠盐溶液（呈碱性）时，即转变成磺胺类微晶析出，利用此微晶可直接配制成分散均匀的混悬液，混悬粒子的直径在 $10\mu m$ 以下（比原粉减小 4~5 倍），沉降缓慢，克服了用一般分散法制备磺胺类混悬液时易出现的分层、粘瓶、不易分散且吸收差等缺点。

2. 磺胺嘧啶遇光易变色，故应盛于遮光容器中保存。口服磺胺嘧啶后，排泄较慢，生物半衰期为 17h，在体内乙酰化后产生乙酰磺胺，在酸性尿液中易析出结晶，故在处方中加入适量枸橼酸钠起碱化尿液的作用。

【用途】

磺胺类药。用于治疗脑膜炎球菌、肺炎球菌、溶血性链球菌及淋球菌等所致的疾病。

（三）炉甘石洗剂　（亲水性药物的混悬液）

【处方】

按照表 5-1 进行炉甘石洗剂的配制。

表 5-1　炉甘石洗剂处方

处方组成	1	2	3	4	5
炉甘石（120 目），g	4	4	4	4	4
氧化锌（120 目），g	4	4	4	4	4
甘油，mL	5	5	5	5	5
羧甲基纤维素钠，g				0.25	
三氯化铝，g			0.1		
5% 新洁尔灭溶液，mL		0.1			
枸橼酸钠，g	0.25				
蒸馏水加至，mL	50	50	50	50	50

【制备操作】

表 5-1 中的 5 个处方均采用加液研磨法制备。

先将炉甘石、氧化锌置乳钵中，加甘油研磨至糊状，再按处方量加入枸橼酸钠等其他成分。羧甲基纤维素钠应先用少量水溶胀后加热溶解方可加入，最后加水至全量。测定沉降高度，并考察沉降物的再分散性及絮凝度，从而综合确定最佳处方。

【质量检查】

1. 外观性状

本品为淡红色混悬液，久置后分层。

2. 鉴别

碳酸盐：摇匀后取本品 2mL，加稀盐酸 1mL 即泡沸，放出二氧化碳气体，此气通入氢氧化钙试液中，即生成白色沉淀。

锌盐：取本品 2mL，加稀盐酸 1mL 待泡沸停止，加入亚铁氰化钾试液，即生成白色沉淀，加稀盐酸不溶解。

铁盐：取本品 2mL，加稀盐酸 1mL 待泡沸停止后，加硫氰酸铵试液，即显血红色。

甘油：取本品 1mL，加硫酸氢钾 0.5g，加热，即发出丙烯醛的刺激性臭气，并使湿润的奈氏试液显黑色。

3. 检查

按 2015 年版《中国药典》洗剂（通则 0127）项下检查。

照最低装量检查法（通则 0942）检查，应符合规定；照微生物限度检查法（通则 1105、1106、1107）检查，应符合规定。

4. 含量测定

氧化锌：取本品，摇匀，精密量取 5mL，置 100mL 量瓶中，用水洗涤吸管内壁 3 次，洗液并入量瓶中，加稀硫酸至恰溶解，加水至刻度，摇匀；精密量取稀释液 5mL，加水 5mL 与甲基红的乙醇溶液（0.025→100）1 滴，滴加氨试液至溶液显微黄色，加氨-氯化铵缓冲液（pH 为 10.0）10mL 与铬黑 T 指示剂少许，用乙二胺四醋酸二钠液（0.05mol·L^{-1}）滴定，至溶液由紫红色转变为纯蓝色，即得。每 11mL 的乙二胺四醋酸二钠液（0.05mol·L^{-1}）相当于 4.069mg 的 ZnO。

【注意事项与说明】

1. 炉甘石是氧化锌与少量氧化铁的混合物，根据规定，按干燥品计算含氧化锌不得少于 40%。

2. 氧化锌与炉甘石为典型的亲水性药物，可以被水湿润，故先加入适量分散媒研成细腻的糊状，使粉末为水分散，阻止颗粒凝聚。

3. 加液研磨时，主药与分散媒的比例为 1:(0.4～0.6)。

【功能主治】

保护皮肤、收敛、消炎。用于皮肤炎症，如丘疹、亚急性皮炎、湿疹、荨麻疹等。

【用法用量】

用前摇匀，外用、局部涂抹。有效期 3 个月。

（四）25%硫酸钡混悬液的处方筛选

【处方】

分别选择甲基纤维素、羧甲基纤维素钠、吐温－80、六偏磷酸钠及枸橼酸钠等为稳定剂进行硫酸钡混悬液处方筛选，处方比例见表5－2。

表5－2   不同稳定剂的硫酸钡混悬液处方

处方组成	1	2	3	4	5	6
硫酸钡（$BaSO_4$），g	2.5	2.5	2.5	2.5	2.5	2.5
甲基纤维素（MC），%		0.5				
羧甲基纤维素钠（CMC－Na），%			0.5			
吐温－80（Tween－80），%				0.5		
六偏磷酸钠，%					0.1	
枸橼酸钠，%						0.8
蒸馏水加至，mL	10	10	10	10	10	10

值得注意的是，各种稳定剂均应配成溶液，其浓度与取量如下：

MC	浓度为5%	取1mL
CMC－Na	浓度为10%	取5mL
Tween－80	浓度为5%	取1mL
六偏磷酸钠	浓度为1.0%	取1mL
枸橼酸钠	浓度为8%	取1mL

【制备操作及稳定性考察】

取过100目筛的硫酸钡2.5g置乳钵中研细，加入各种稳定剂继续研磨至糊状，转移至刻度管中，用蒸馏水加至10mL。将配好的混悬液密封管口，同时振摇放置，分别记下5min、10min、15min、30min、1h、2h、3h、24h后的沉降容积比 H_a/H_0 值。1周后将试管倒置翻转，记录各试管底部沉降物分散完全的振摇次数（以振摇30次以上才能分散者为难以分散，始终不能分散者为结块），记录结果，并以 $H_a/H_0 - t$ 作图。

五、实验结果与讨论

（一）沉降体积比检查结果

请将沉降体积比测定结果列于表5－3，并对结果的合格性加以判断，如不符合《中国药典》规定的要求，试分析原因，列于实验报告中。

表5－3   沉降体积比测定结果

制剂名称	复方硫洗剂	磺胺嘧啶合剂
沉降体积比		
结果	符合（不符合）要求	符合（不符合）要求

（二）炉甘石洗剂最佳处方选择

记录 5 个处方所测得的沉降体积比及分散、絮凝情况，并对结果综合分析，将最佳处方列于实验报告中，并写出原因。

（1）测定沉降体积比 F（H/H_0）将配制好的各洗剂置 50mL 具塞量筒中，密塞，用力振摇 1min，记录混悬物的初高度 H_0，再分别将放置 10min、20min、30min 和 1h、2h、3h 后的沉降物高度 H 记录于表 5 – 4 中，然后以沉降容积比 F（H/H_0）为纵坐标，时间 t 为横坐标，绘制沉降曲线图。

表 5 – 4　炉甘石洗剂的沉降容积

时间（min）	沉降高度（cm）				
	处方 1	处方 2	处方 3	处方 4	处方 5
0（H_0）					
10					
20					
30					
60					
120					
180					

（2）絮凝度计算与沉降物的再分散性

絮凝度	$\beta = H_u/H_a$	（5 – 2）
或	$\beta = F/F_a$	（5 – 3）
其中：	$F = H_u/H_0$	（5 – 4）
	$F_a = H_a/H_0$	（5 – 5）

式中：H_0 为沉降前初高度；H_u 为混悬液沉降物高度；H_a 为反絮凝混悬液（以处方 1 代表）沉降物高度。

取上述已测定沉降容积比的各洗剂，密塞后倒置，再翻转（一反一正算一次，翻动时用力应均匀），分别记录沉降物均匀分散时的翻转次数，将结果记录在表 5 – 5 中。

表 5 – 5　炉甘石洗剂的再分散性及絮凝度

处方	翻转次数	H_u，cm（H_a，cm）	β
1			
2			
3			
4			
5			

(三) 25%硫酸钡混悬液的处方筛选

将 6 个处方不同比例稳定剂稳定性考察结果记录于表 5 - 6 中，对结果综合分析，将最佳处方列于实验报告中，并写出原因。

表 5 - 6　25%硫酸钡混悬液稳定性比较的实验结果

时间	Ha/H_0	处方号					
		1	2	3	4	5	6
5min							
10min							
15min							
30min							
1h							
2h							
3h							
24h							
一周后分散次数							

六、思考题

1. 实例分析：

某药厂生产的合剂其分散体系属于混悬液型液体，放置一周后瓶底出现明显沉淀，振摇后未能很好分散，试用斯托克斯定律加以分析。

2. 制备混悬剂的方法有哪些？配制时应掌握什么原则？

参考文献

1. 张兆旺. 中药药剂学. 北京：中国中医药出版社，2003

2. 谢沐风，沈林妹. 关于拟定水难溶性药物颗粒剂（口服干混悬剂）溶出度检查的建议. 中国药品标准，2006，7（6）：13 - 14

3. 傅崇东，蒋雪涛. 离子交换树脂控释混悬剂的研究进展. 中国医药工业杂志，1995，26（2）：90

4. Rao GC, Kumar MS, mathivanan N, et al. Nanosuspensions as the most promising approach in nanoparticulate drug delivery systems Pharmazie, 2004, 59 (1): 5 - 9

5. Patravale VB, Date AA, Kulkarni RM. nanosuspensions: a promising drug delivery strategy. J Pharm Pharmcol, 2004, 56 (7): 827 - 840

6. 许真玉，李三鸣. 离子交换树脂控释混悬剂的研究进展. 沈阳药科大学学报，2000，17（6）：461

7. 崔福德. 药剂学实验. 北京：人民卫生出版社，2004

（杨志欣）

实验七　乳浊液型液体药剂的制备

一、实验目的

1. 掌握乳浊液的一般制备方法。
2. 掌握常用乳浊液类型的鉴别方法。
3. 了解用乳化法测定鱼肝油被乳化所需的 *HLB* 值。

二、实验指导

乳浊液（emulsions）中的两种互不相溶或微溶的物质，是性质相反的物质，即一种是水或水溶液，而另一种是油或油类物料。在乳浊液中以小液珠形式存在的液体称为内相，亦称分散相和不连续相，另一种液体则称为外相，亦称为分散介质或连续相。

根据分散相的不同可分为以下几类：

1. 水包油型乳浊液（O/W），乳液能够润湿亲水性表面，其导电性与水相接近。乳浊液外观乳白色，加水稀释后不分层，并可加水溶性染料亚甲蓝着色，乳液滴在滤纸上，液体能迅速展开，仅中间留有一小油滴。

2. 油包水型乳浊液（W/O），其中分散相是水，分散媒是油，水包裹在油中，乳液能够润湿疏水性表面，其导电性与油相接近。外观多为淡黄色半透明蜡状，可用油稀释，但不能用水稀释，加水则分层，但能被油溶性染料苏丹着色，乳液滴在滤纸上，可留下较大油渍。

3. 多重型乳浊液，即水/油/水（W/O/W）和油/水/油（O/W/O）。1925 年由德国化学家塞弗里茨（Seifriz）在研究乳浊液的相转变时发现，即分散相的内部存在分散粒子。多重乳浊液几乎没有纯粹的，也就是说，多重乳浊液都是简单乳液与多重乳液的混合物。

4. 微乳，是指液体粒径在 10～100nm，体系透明或半透明。制造微乳除了需要满足三要素，一般还需加入相当量的极性有机物作辅助表面活性剂，一般为醇类。类似溶液，但与溶液不同，微乳浊液稳定性高，有导电性，与油和水都可相混，比普通乳浊液黏度低，用离心机离心不分层。

乳浊液既可以口服，亦可外用或注射。

药液制成乳浊液后，可以改善药物对皮肤、黏膜的渗透性和促进药物的吸收，提高生物利用度；掩盖某些药物的不良气味等。

乳浊液的制备关键也在于提高稳定性。随着分散相表面积的增加，表面能加大，体系极不稳定，液滴有聚结致乳浊液分层的趋势。乳化剂对稳定性有重要意义，因此对其的选择十分重要。

一般根据混合乳化剂的 *HLB* 值和油乳化所需 *HLB* 值来选择乳化剂，当选用的乳化

剂 *HLB* 值符合油乳化所需 *HLB* 值时，制得的乳浊液比较稳定。由于用一种乳化剂时往往难以达到这种要求，故通常将两种以上的乳化剂混合使用。混合乳化剂的 *HLB* 值可按下式计算：

$$HLB_{混合} = \frac{HLB_1 \cdot W_1 + HLB_2 \cdot W_2 + \cdots + HLB_n \cdot W_n}{W_1 + W_2 + \cdots + W_n} \qquad (5-6)$$

式中：HLB_1、$HLB_2 \cdots HLB_n$ 为各个乳化剂的 *HLB* 值；W_1、$W_2 \cdots W_n$ 为乳化剂的重量。

测定油乳化所需 *HLB* 值的方法，是将两种以上已知 *HLB* 值的乳化剂，按式（5-6）以不同重量比例配成具有不同 *HLB* 值的混合乳化剂，然后与油制备成一系列乳浊液，在室温条件或采用加速试验的方法（如离心法）观察乳浊液的乳析速度。稳定性最佳的乳浊液所用混合乳化剂的 *HLB* 值，即为该油乳化所需的 *HLB* 值。

乳浊液的制法宜根据制备量的多少及原料的性质、乳化剂的种类来确定。制备小量乳浊液时，如果乳化剂为高分子化合物，可采用干胶法或湿胶法。干胶法适用于本身为干燥粉末或遇水能迅速膨胀和分散的乳化剂；湿胶法适用于不能制成细粉而且遇水不能很快分散和膨胀，或其本身含有水分的乳化剂。乳浊液中药物的添加方法，需根据药物的溶解性采用不同的方法加入。若乳化剂为非胶类，可采用振摇法。工业生产中一般采用机械法。

口服乳浊液在生产与贮藏期间均应符合下列有关规定：根据需要可加入适宜的附加剂，如防腐剂、分散剂、助悬剂、增稠剂、助溶剂、润湿剂、缓冲剂、乳化剂、稳定剂、矫味剂以及色素等，其品种与用量应符合国家标准的有关规定，不影响产品的稳定性，并避免对检验产生干扰；不得有发霉、酸败、变色、异物、产生气体或其他变质现象；应呈均匀的乳白色，以半径为 10cm 的离心机 4000r·min⁻¹的转速离心 15min，不应有分层现象；口服滴剂包装内一般应附有滴管和吸球或其他量具；含量均匀度等应符合规定；除另有规定外，应密封，置阴凉处遮光贮存。

三、主要仪器与材料

乳钵，具塞量筒（50mL），刻度离心管（10mL），标准滴管，玻璃棒，量筒（50mL），离心机，显微镜，载玻片，托盘通天平等。

鱼肝油，阿拉伯胶，西黄蓍胶，吐温-80，司盘-80 等（均系药用规格）；氢氧化钙，蒸馏水，麻油等。

四、实验内容

验证性实验

（一）鱼肝油所需 *HLB* 值测定

【处方】

鱼肝油 5mL　混合乳化剂（吐温-80、司盘-80）0.5g　蒸馏水加至 10mL。

【制备操作】

1. 不同 *HLB* 值乳化剂的配制

根据 *HLB* 值计算公式，用吐温 - 80（*HLB* 值为 15.0）和司盘 - 80（*HLB* 值为 4.3）配成 6 种不同 *HLB* 值的混合乳化剂各 0.5g，将计算出的两种表面活性剂（乳化剂）的用量。

2. 乳浊液的制备

取 6 支具塞试管，各加入鱼肝油 5mL，再分别加入上述不同 *HLB* 值的混合乳化剂 0.5g，然后加蒸馏水至 10mL，加塞，在手中振摇 1min，即成乳浊液。按照不同的条件放置，分别观察并记录分层后上层的毫升数，记录结果，并判断哪一处方较稳定。

（二）鱼肝油乳浊液的制备

【处方】

鱼肝油乳浊液两个处方组成列于表 5 - 7 内。

表 5 - 7　鱼肝油乳浊液两种处方

组　分	I	II
鱼肝油，mL	12.5	10
阿拉伯胶，g	3.1	2.5
西黄蓍胶，g	0.17	0.14
杏仁油，g		0.02
糖精钠，g		0.002
氯仿，g		0.04
5%尼泊金乙酯醇溶液（95%），mL	0.1	
蒸馏水	适量	适量
制成，mL	50	20

【制备操作】

1. 处方 I 的制备操作

（1）制备初乳

在干燥的乳钵中加入鱼肝油溶液，将阿拉伯胶撒在鱼肝油的表面，待其浸润后，加入 6.3mL 蒸馏水（油、水、胶的比例约为 4:2:1）迅速向一个方向研磨，直至产生特别的"劈裂"声，即得稠厚的初乳。

（2）制备乳浊液

将 0.17g 西黄蓍胶置于干燥试管中，加入 0.5~1mL 的乙醇，摇匀后一次加入蒸馏水 5mL，强力振摇得胶体溶液，并加入（1）所制得的初乳中，加防腐剂并加蒸馏水至 25mL，搅拌均匀即得乳白色的鱼肝油乳浊液。

2. 处方 II 的制备操作

取糖精钠加入处方量的蒸馏水少许使其溶解备用。用时注意用少量蒸馏水滴加洗净容器，尽量减少残留。取西黄蓍胶置洁净具塞试管中，加乙醇 0.2mL 摇匀后，一次加入蒸馏水 4mL，强力振摇即得所需胶浆备用。取水 2 份（5mL）加于乳钵中的 1 份（2.5g）阿拉伯胶粉中，仔细研磨使之成为均匀胶浆，边加边研磨直至乳化成初乳。然后再在动态中加入糖精钠水溶液、挥发杏仁油、氯仿，并缓缓加入西黄蓍胶浆，与适量蒸馏水研磨混合均匀至全量。

【注意事项与说明】

1. 鱼肝油乳系用天然高分子乳化剂阿拉伯胶、西黄蓍胶制成的 O/W 型乳浊液。制备过程中，初乳的形成是关键之一。在初乳制备过程中应注意以下几点：

（1）量取油的容器不得沾有水分，量取水的容器不得带有油腻，所用乳钵必须洁净、干燥。

（2）初乳制备时应严格控制所用油、水、胶的比例（约为 4:2:1）。

（3）在制备初乳时，添加的水量不足或加水过慢，易形成 W/O 型初乳，此时再研磨稀释也难以转变成 O/W 型，形成后亦极易破裂；若在初乳中添加水量过多，因外相水液的黏度较低，不能把油很好地分散成油滴，制成的乳浊液也不稳定，容易破裂。

（4）研磨时要朝着一个方向均匀快速用力，在 1~2min 内使油相迅速破裂成液滴，并在液滴可能发生聚结前将其乳化分散于外相中，从而得到好的 O/W 型初乳。

2. 阿拉伯胶作为天然高分子乳化剂，是阿拉伯酸的钙、镁、钾盐的混合物，可形成 O/W 型乳浊液，适于乳化植物油和挥发油，在内服乳浊液中常用。其在 pH 4~10 的范围内形成的乳浊液都是比较稳定的，但使用时一般要注意以下两点：

（1）阿拉伯胶含有氧化酶，易使易氧化的药物失效，故其使用前宜 100℃ 干燥加热 30min（加热使酶灭活），放冷后使用以保证药效。

（2）单独使用阿拉伯胶往往会造成乳浊液分层，所以常与西黄蓍胶等合用，虽然西黄蓍胶的乳化能力较弱，但可以增加乳浊液的黏度，有利于乳浊液的稳定。

【用途】

维生素类药，为营养药，用于维生素 A、维生素 D 缺乏症。

【用法用量】

口服。一日 2~3 次，一次 5~10mL。

（三）石灰搽剂的制备

【处方】

氢氧化钙溶液 5mL　麻油 5mL

【制备操作】（新生皂法）

取氢氧化钙溶液与花生油置容量瓶中，加盖振摇至乳浊液生成。

【注意事项与说明】

1. 本处方系 W/O 型乳浊液，乳化剂为氢氧化钙与花生油中所含的少量游离脂肪酸经皂化反应生成的钙皂。其他常见的植物油如菜油、棉籽油等均可代替花生油，因为这些油中也含有少量的游离脂肪酸。

麻油作为一种原料，对制剂质量影响很大，一般规定：

（1）为淡（棕）黄色澄明的液体，不得有沉淀物，味淡，有熟芝麻的香气。

（2）物理常数：相对密度为 0.917 ~ 0.923；折光率为 1.471 ~ 1.475；酸值 ≤ 2.5；皂化值为 108 ~ 195。

（3）加热检测：取本品 5mL 置烧杯中，在沙浴上加热，使温度每分钟上升 10℃，至 280℃，观察不得有沉淀析出。

2. 氢氧化钙溶液的制备

称取氢氧化钙 0.3g，置锥形瓶内，加蒸馏水 100mL，密塞，剧烈振摇，静置，上清液即为氢氧化钙的饱和溶液。

3. 本品的治疗作用主要是，钙能使毛细血管收缩，抑制烧伤后的体液外渗，钙皂还可中和酸性渗出液，减少刺激；脂肪油对创伤也有滋润和保护的作用。

【用途】

用于轻度烫伤。具有收敛、保护、润滑、止痛等作用。

（四）乳浊液的类型鉴别及质量检查

1. 类型鉴别

（1）稀释法：取试管 2 只，分别将鱼肝油乳和石灰搽剂 1mL 加入具塞刻度试管中，再分别加入蒸馏水 1mL，振摇或翻转数次，观察是否能均匀混合，并判断乳浊液所属类型（处于均一状态的为 O/W 型乳浊液，反之则为 W/O 型乳浊液）。

（2）染色镜检法：将鱼肝油乳和石灰搽剂少许分别涂在载玻片上，用苏丹Ⅲ溶液（油溶性染料）和亚甲蓝溶液（水溶性染料）各染色一次，在显微镜下观察并判断乳浊液所属类型。

此外，也可以采用导电法、滤纸扩散法等方法鉴别。

2. 外观性状

取试管 2 只，分别将鱼肝油乳和石灰搽剂装入试管中观察颜色。口服乳浊液不得有发霉、酸败、变色、异臭、异物、产生气体和其他变质现象；搽剂应无酸败、变色等现象。

3. 分层试验

将乳浊液置离心管中，以 $4000r \cdot min^{-1}$ 离心 15min，不应观察到分层现象。

4. 装量

按照 2015 年版《中国药典》四部（通则 0942）中最低装量检查法检查，应符合规定。

5. 微生物限度

按照 2015 年版《中国药典》四部（通则 1105、1106、1107）中微生物限度检查法检查，应符合规定。

五、实验结果与讨论

将不同 HLB 值的配制比例及不同 HLB 值乳化剂对鱼肝油稳定性的影响列于表 5 - 8、5 - 9 内，综合分析，判断最优的 HLB 值，并写在实验报告中。

表 5 - 8　混合乳化剂组成表

	混合乳化剂的 HLB 值					
	4.3	5.5	7.5	9.5	12.0	14.0
吐温 - 80						
司盘 - 80						

表 5 - 9　不同 HLB 值乳化剂对鱼肝油乳稳定性的影响

处方号	HLB 值	时间（min）			
		5	10	30	60
1					
2					
3					
4					
5					
6					

六、思考题

1. 实例分析：

某药厂生产的乳浊液在放置过程中出现分层现象，试分析其最可能的原因。

2. 乳浊液的制备方法有哪些？

3. 在乳浊液的质量评定中，乳浊液粒径大小的测定方法有哪些？

参考文献

1. 张兆旺. 中药药剂学. 北京：中国中医药出版社，2003

2. 崔福德. 药剂学实验. 北京：人民卫生出版社，2004

3. 杨志欣. 中药药剂学实验教程. 哈尔滨：东北林业大学出版社，2009

4. 陆彬. 纳米乳与亚微乳给药系统（续）. 中国药师，2004，7（10）：762 - 764

（杨志欣）

实验八　真溶液型液体药剂的制备

一、实验目的

1. 掌握真溶液型液体药剂的制备方法及关键操作。
2. 熟悉质量控制项目及其检查方法。
3. 了解增加药物溶解度的方法。

二、实验指导

真溶液型液体药剂（molecular dispersion）系指小分子药物以分子或离子状态分散在溶剂中制成的均匀分散的液体制剂，既可内服又可外用。常用溶媒为水、乙醇、丙二醇、甘油及脂肪油等。包括溶液剂、芳香水剂与露剂、甘油剂、醑剂等。

一般可采用溶解法、稀释法和化学反应法等制备方法。

溶解法多先取处方量 3/4 的溶剂将附加剂（助溶剂、增溶剂、pH 调节剂、稳定剂、防腐剂及抗氧剂等）溶解，再向其中加入药物，搅拌使溶解、滤过，在自滤器上添加溶剂至全量，最后搅匀即得。若药物不易溶解但对热稳定，可加热促进溶解；挥发性或不耐热的药物则应在40℃以下加入，以免挥发或破坏药物成分。

制备芳香水剂时，用分散剂（一种惰性不溶性物质的细粉）分散或剧烈振摇，使油水充分接触加速溶解。稀释法适用于制备高浓度溶液或易溶性药物的浓贮备液。

化学反应法系指将两种或两种以上的药物，通过化学反应而制成新的药物溶液的制备方法，待化学反应完成后，滤过，自滤器上添加蒸馏水至全量即得。适用于原料药物缺乏标准或质量不符合要求的情况。

分散过程中药物的溶解和溶解度极为关键。有些药物在溶剂中即使达到饱和浓度，也满足不了治疗所需的药物浓度，必须设法增加溶解度。增加溶解度的方法主要有：制成可溶性盐、引入亲水基团、加入助溶剂、使用潜溶剂、加入增溶剂等。

三、主要仪器与材料

烧杯，玻璃漏斗，磨塞小口玻瓶，量筒，玻璃棒，电炉等。
碘，碘化钾，氯霉素粉，甘油，丙二醇，乙醇（均为药用规格）；蒸馏水等。

四、实验内容

验证性实验

(一) 复方碘溶液 (卢戈氏溶液)

【处方】

碘 5.0g　碘化钾 10g　蒸馏水加至 100mL。

【制备操作】

取碘化钾置容器内，加适量蒸馏水，搅拌使溶解，加入碘，搅拌溶解后加蒸馏水至全量，即得。

【质量检查】

1. 外观性状

本品为深棕色的澄清液体；有碘臭。

2. 鉴别

(1) 取本品 1 滴，滴入淀粉指示液 1mL 与水 10mL 的混合液中，即显深蓝色。

(2) 取本品 5mL，置水浴上蒸干，缓缓炽灼，使游离碘完全挥散，残渣加水溶解后，显钾盐与碘化物的鉴别反应。

3. 检查

应符合口服溶液剂项下有关的各项规定 (通则 0123)。

4. 含量测定

碘　精密量取本品 15mL，置 50mL 量瓶中，加水稀释至刻度，摇匀；精密量取 10mL，置具塞锥形瓶中，加醋酸 1 滴，用硫代硫酸钠滴定液 ($0.1mol \cdot L^{-1}$) 滴定至溶液无色。每 1mL 硫代硫酸钠滴定液 ($0.1mol \cdot L^{-1}$) 相当于 12.69mg 的碘。

碘化钾　取上述滴定后的溶液，加醋酸 2mL 与曙红钠指示液 0.5mL，用硝酸银滴定液 ($0.1mol \cdot L^{-1}$) 滴定，至沉淀由黄色转变为玫瑰红色；将消耗硝酸银滴定液 ($0.1mol \cdot L^{-1}$) 的量 (mL) 减去上述消耗硫代硫酸钠滴定液 ($0.1mol \cdot L^{-1}$) 的量 (mL) 后，计算。每 1mL 硝酸银滴定液 ($0.1mol \cdot L^{-1}$) 相当于 16.60mg 的碘化钾。

【注意事项与说明】

1. 溶液型液体药剂的制备通则

(1) 液体药物通常以容量为主，单位常用 mL 或 L 表示。固体药物用称量，以 g 或 kg 表示。以液滴计数的药物，要用标准滴管，标准滴管在 20℃ 时，1mL 蒸馏水应为 20 滴，其重量误差应在 0.90 ~ 1.10g。

(2) 药物称量时一般按处方顺序进行。有时亦需要变更，例如麻醉药应最后称取，并进行核对和登记用量。

量取液体药物后，应用少量蒸馏水荡洗量具，洗液合并于容器中，以避免药物的损失。

（3）处方组分的加入次序。一般先加入复溶媒、助溶剂和稳定剂等附加剂。难溶性药物应先加入，易溶药物、液体药物及挥发性药物后加入。

（4）为了加速溶解，可将药物研细，取处方溶媒的 1/2～3/4 量来溶解，必要时可搅拌或加热。但受热不稳定的药物以及遇热反而难溶的药物则不易加热。

（5）固体药物原则上宜用容器溶解，以便必要时进行过滤。

（6）成品应进行质量检查，合格后选用洁净容器包装，并贴上标签（内服药用白底蓝字或白底黑字标签，外用药用白底红字标签）。

2. 碘的溶解度在水中为 1:2950，加碘化钾可与碘生成易溶于水的络合物，同时使碘稳定不易挥发，并减少其刺激性。碘溶液为氧化剂，应贮于密闭玻璃塞瓶内，不得直接与木塞、橡皮塞及金属塞接触。为避免被碘腐蚀，可加一层玻璃纸衬垫。

【用途】

调节甲状腺机能，用于缺碘引起的疾病，如甲状腺肿、甲状腺功能亢进症等的辅助治疗。

【用法用量】

每次 0.1～0.5mL，饭前用水稀释 5～10 倍后服用，一日 3 次。

（二）氯霉素滴耳剂

【处方】

氯霉素 5g　乙醇 30mL　甘油加至 100mL。

【制备操作】

将氯霉素加入乙醇中，搅拌溶解，再加甘油至全量，过滤，即得。

【质量检查】

1. 外观性状

本品为无色至微黄色的黏稠澄清液体；能与水任意比例混合。

2. 鉴别

（1）取本品约 1mL，加 1% 氯化钙溶液 3mL 与锌粉 50mg，置水浴上加热 10min，倾取上清液，加苯甲酰氯约 0.1mL，立即强力振摇 1min，加三氯化铁试液 0.5mL 与三氯甲烷 2mL，振摇，水层显紫红色。

（2）在含量测定项下记录的色谱图中，供试品溶液主峰的保留时间应与对照品溶液主峰的保留时间一致。

3. 检查

有关物质　取本品适量，用流动相定量稀释制成每 1mL 中含 0.2mg 的溶液，作为供试品溶液；另精密称取氯霉素二醇物对照品与对硝基苯甲醛对照品适量，按氯霉素二醇物每 10mg 加甲醇 1mL 使溶解，用流动相定量稀释成每 1mL 中含氯霉素二醇物 8μg 与对硝基苯甲醛 2μg 的混合溶液，作为杂质对照品溶液。照含量测定项下的色谱条件，取杂质对照品溶液 10μL，注入液相色谱仪，调节检测灵敏度，使对硝基苯甲醛峰的峰高约为满量程的15%；精密量取供试品溶液与杂质对照品溶液各10μL，分别注入液相色谱仪，记录色谱图。按外标法以峰面积计算，含氯霉素二醇物不得过5.0%，含对硝基苯甲醛不得过0.5%。

4. 其他

应符合耳用制剂项下（通则0126）有关的各项规定。

5. 含量测定

精密量取本品适量，用流动相定量稀释制成每1mL中含0.1mg的溶液，照氯霉素项下的方法测定，即得。

【注意事项与说明】

氯霉素在水中溶解度很小，每100mL只能溶解0.25g。在甘油中的溶解度稍大，在乙醇中易溶，所以加乙醇可增加氯霉素的溶解度，也能防止天冷时析出。用丙二醇配制时，应用60%的丙二醇作溶媒可不必加温，能直接溶解。

【用途】

用于急性和慢性中耳炎、急性和慢性外耳道炎。

五、思考题

1. 实例分析：

某药厂生产氯霉素甘油直接贮放于大瓶内，一段时间后发现其表面有氯霉素析出，试分析原因并提出解决方案。

2. 碘化钾在碘酊处方中起何作用？

参考文献

1. 张兆旺. 中药药剂学. 北京：中国中医药出版社，2003
2. 崔福德. 药剂学实验. 北京：人民卫生出版社，2004

（杨志欣）

实验九　胶体溶液型液体药剂的制备

一、实验目的

1. 掌握胶体药物的溶解特性和亲水胶体溶液的制备方法。
2. 熟悉胶体溶液的种类和性质。

二、实验指导

胶体型液体药剂（colloid dispersion）是指某些固体药物以1~100nm大小的质点，

分散于适当的分散媒中制得的均相或非均相体系。它们具有胶体溶液特有的性质，既不同于低分子溶液（分散相质点小于1nm），也不同于非均相体系中的混悬液（分散相质点在500nm以上）。胶体型液体药剂所用的分散媒多数为水，少数为非水溶媒。

胶体物质按其与分散媒之间的亲和力及流变性质的不同，可分为亲水胶体和疏水胶体两类。胶体溶液的种类有：①亲水胶体溶液；②疏水胶体溶液；③保护胶体溶液；④触变胶体溶液；⑤凝胶等。

亲水胶体溶液的制备与配制真溶液的过程基本相同，但药物溶解时，首先要经过有限溶胀过程，宜采用分次撒布于水面上，使之自然膨胀，然后搅拌或加热溶解的方法。

疏水胶体的制备采用分散法或凝聚法。处方中如含具有脱水作用的电解质、高浓度醇、糖浆、甘油等物质时，宜先行溶解或稀释后再加入，而且用量不宜过大。如需滤过时，所用滤材应与胶体溶液的电荷电性相适应，最好采用不带电荷的滤器，以免凝聚。

胶体溶液宜新鲜配制，以免吸附细菌、杂质而发生陈化，必要时可加入适宜的防腐剂。

三、主要仪器与材料

烧杯（250mL），试剂瓶（250mL），吸管（0.1mL、5mL），试管（10mL），水浴锅，电炉，秒表，洗耳球等。

胃蛋白酶，稀盐酸，甘油，煤酚，软皂等均系药用规格；蒸馏水，新鲜牛奶，醋酸钠缓冲液等。

四、实验内容

验证性实验

（一）胃蛋白酶制剂

【处方】

胃蛋白酶（1:3000）3g　稀盐酸2mL　甘油20mL　蒸馏水加至100mL。

【制备操作】

1. 取处方量2/3左右的蒸馏水与稀盐酸、甘油混合后，将胃蛋白酶撒于液面上，任其自然膨胀，轻轻搅拌使溶解。再添加蒸馏水至全量，混匀，即得。

2. 取胃蛋白酶加稀盐酸研磨，加蒸馏水溶解后加入甘油，再加水至足量，混匀，即得。

【质量检查】

胃蛋白酶活力测定

醋酸钠缓冲液：取冰醋酸92g和氢氧化钠43g，分别溶于适量蒸馏水中，将两液混合，并加蒸馏水稀释成1000mL，即得。此溶液的pH为5。

牛乳醋酸钠混合液：取等容积的醋酸钠缓冲液和鲜牛奶混合均匀即得。此混合液在室温密闭贮存，可保存两周。

用吸管吸取本品 0.1mL，置试管中，另用吸管加入牛乳醋酸钠混合液 5mL，从开始加入起计时，迅速加毕，混匀，将试管倾斜，注视自管壁流下的牛乳状态，至开始出现乳酪蛋白的絮状沉淀为止，记录凝固牛乳所需的时间（表 5 - 10）。以上实验应在 25℃进行。

【注意事项与说明】

1. 胃蛋白酶极易吸潮，故称取时宜迅速。处方中胃蛋白酶的消化力应为 1：3000，若用其他规格的胃蛋白酶时则应折算。

2. 胃蛋白酶在 pH1.5~2.0 时活性最强，故盐酸的量若超过 0.5% 时，会破坏其活性，亦不可直接加至未经稀释的稀盐酸及甘油中。处方中加入 20% 左右的甘油有保持胃蛋白酶活力和调味的作用。操作中的强力搅拌以及用棉花、滤纸过滤等，都会影响本品的活性和稳定性。

【用途】

本品有助于消化蛋白，适用于肠胃发酵性消化不良及胃酸缺乏等症。

【用法用量】

口服。饭后服用，一次 3~5mL。

（二）煤酚皂溶液

【处方】

煤酚 50mL　软皂 50g　蒸馏水加至 100mL。

【制备操作】

将煤酚、软皂和适量蒸馏水置水浴中温热，搅拌溶解，添加适量蒸馏水至全量。

【注意事项与说明】

煤酚皂溶液本品未经稀释，不能接触机体。

【用途】

消毒防腐药。用于消毒手（常用 1%~2% 水溶液）、敷料、器械和处理排泄物（常用 5%~10% 的水溶液）等。

【用法用量】

消毒手，常用 1%~2% 的水溶液，敷料、器械和处理排泄物，常用 5%~10% 的水溶液。

五、实验结果与讨论

将胃蛋白酶活力测定结果列于表 5 - 10 内，并对结果综合分析，写在实验报告中。

表 5 – 10　胃蛋白酶活力测定结果

胃蛋白酶合剂	凝乳时间	活力单位
（1）法		
（2）法		

计算：胃蛋白酶活力愈强，牛乳液凝固愈快，即凝固牛乳液所需时间愈短。故规定凡胃蛋白酶能使牛乳液在 60s 末凝固的活力强度称为 1 个活力单位。所以，若在 20s 末凝固的则为 60/20，即 3 个活力单位。最后换算到每 1mL 供试液的活力单位。

六、思考题

1. 实例分析：

实验过程中，有同学将蛋白酶粉先加入烧杯中，后加入蒸馏水，导致蛋白酶粉在水中结块，长时间不溶。后采用加热办法，溶解效果未改善，试指出操作错误之处，对实验现象做出分析，并提出解决办法。

2. 煤酚在水中的溶解度为多少？为什么煤酚皂溶液中煤酚的溶解度可达 50%？

（杨志欣）

第六章 固体制剂的制备 ▷▷▷▷

实验十 散剂的制备

一、实验目的

1. 掌握散剂的一般制备方法。
2. 掌握等量递增法及打底套色法。
3. 熟悉散剂的质量评定方法。

二、实验指导

散剂（powders）是古老的剂型之一，其历史悠久，早在《黄帝内经》中就有记载。散剂的应用非常普及，如日常的羚羊清肺散、七厘散、云南白药、痱子粉等，散剂不仅是一类中药剂型，同时也是制备其他许多剂型的基础。如在制备片剂时就先将药物制成粉，再压片；药粉加适宜的辅料（如蜂蜜）可制成丸；装入胶囊可制成胶囊剂等。2015年版《中国药典》收载散剂达62个品种，如一捻金、八味清心沉香散、云南白药、乌贝散、局方至宝散、参苓白术散、珠黄吹喉散、桂林西瓜霜、蛇胆川贝散、银翘散、紫雪散、跌打活血散、避瘟散、黛蛤散等。

具体地说，散剂系指药材或药材提取物经粉碎、均匀混合制成的粉末状制剂。其最大的特点即为"散者散也，去急病用之"，也就是说它是一类较为速效的剂型，因散剂的比表面积较大，所以易分散、奏效快。然而表面积增大，药物原本的一些臭味、吸湿性、刺激性等化学活性也相应地增加，可导致某些药物成分挥发、不稳定药物易损失等。

散剂按药物组成可分为：单散剂、复方散剂；按医疗用途可分为：内服散剂（西瓜霜、蛇胆川贝散）、外用散剂（冰硼散、如意金黄散、云南白药）；按剂量可分为：分剂量散剂（多数内服散剂）、非分剂量散剂（多数外用散剂）；按药物性质可分为：毒性药散剂（九分散、九一散）、液体成分散剂（蛇胆川贝散）、共熔成分散剂（痱子粉、白避瘟散）等。

散剂的制备工艺流程为：药材前处理（净选、洗涤、干燥、炮制）→粉碎→过筛→混合→分剂量→质检→包装。

制备工艺中最关键的步骤为混合。若混合不均匀，不仅"干燥疏松、混合均匀、色泽一致"的质量要求无法达到，更为严重的是对药效的影响，尤其处方中含有贵细药、毒剧药时，若混合不匀会直接导致临床中毒事件的发生，不利于安全用药。实验室研磨混合时，应注意打底套色法、等量递增法的联合运用。

制备散剂时常遇到以下几种特殊情况：

1. 散剂中含毒剧药。一般毒剧药在处方中剂量小、药性强，为避免损失，多采用单独粉碎，与其他药粉混合时需采用配研法。单味化学毒剧药散剂配制时，一般要添加一定比例的稀释剂制成倍散；为了便于观察均匀性以及与原药粉区别，需加入食用色素；原药粉、食用色素及稀释剂在混合时要遵照配研法进行。

2. 散剂中含低共熔混合物。宜根据形成的低共熔物对药理作用的影响来确定混合的方法。

3. 若散剂中含液体药物，液体成分在处方中比例较小，可用处方中其他固体粉末吸收后研匀；液体成分在处方中比例较大，处方中固体组分不能完全吸收，且液体又是有效成分，可加适量赋形剂吸收；当液体成分在处方中比例较大，且有效成分为非挥发性，可加热蒸去大部分水分再用其他固体粉末吸收，或加入固体粉末或赋形剂后，低温干燥后研匀。

散剂在生产与贮藏期间均应符合以下有关规定：

1. 供制散剂的原料药物应粉碎。除另有规定外，内服散剂应为细粉；儿科用及外用散剂应为最细粉。

2. 散剂应干燥、疏松、混合均匀、色泽一致。制备含有毒性药、贵重药或药物剂量小的散剂时，应采用配研法混匀并过筛。

3. 散剂可单剂量包（分）装，多剂量包装者应附分剂量的用具。含有毒性药的口服散剂应单剂量包装。

4. 散剂中可含或不含辅料。口服散剂需要时亦可加矫味剂、芳香剂、着色剂等。

5. 除另有规定外，散剂应密闭贮存，含挥发性原料药物或易吸潮药物的散剂应密封贮存。生物制品应采用防潮材料包装。

6. 为防止胃酸对生物制品散剂中活性成分的破坏，散剂稀释剂中可调配中和胃酸的成分。

7. 散剂用于烧伤治疗如为非无菌制剂的，应在标签上标明"非无菌制剂"；产品说明书中应注明"本品为非无菌制剂"，同时在适应证下应明确"用于程度较轻的烧伤（Ⅰ°或浅Ⅱ°）"；注意事项下规定"应遵医嘱使用"。

三、主要仪器与材料

研钵，牛角匙，放大镜，称量纸，托盘天平等。

朱砂，滑石，甘草，硫酸阿托品，1%胭脂红乳糖，乳糖，薄荷脑，樟脑，氧化锌，硼酸，滑石粉等。

四、实验内容

验证性实验

（一）益元散的制备

【处方】

滑石 6g　甘草 1g　朱砂 0.3g

【制备操作】

以上 3 味，朱砂水飞成极细粉；滑石、甘草粉碎成细粉，与上述粉末配研，过筛，混匀，即得。

【质量检查】

1. 外观性状

本品为浅粉红色的粉末，手捻有润滑感；味甜。

2. 鉴别

（1）取本品，置显微镜下观察：不规则块片，无色，有层层剥落痕迹。纤维束周围薄壁细胞含草酸钙方晶，形成晶纤维。不规则细小颗粒暗棕红色，有光泽，边缘暗黑色。

（2）取本品 2g，加盐酸 1mL、三氯甲烷 15mL，加热回流 1h，放冷，滤过。滤液蒸干，残渣加乙醇 1mL 使溶解，作为供试品溶液。另取甘草次酸对照品，加无水乙醇制成每 1mL 含 1mg 的溶液，作为对照品溶液。照薄层色谱法（通则 0502），吸取上述两种溶液各 5μL，分别点于同一硅胶 G 薄层板上，以石油醚（30℃~60℃）－苯－乙酸乙酯－冰醋酸（10:20:7:0.5）为展开剂，展开，取出，晾干，喷以 10% 磷钼酸乙醇溶液，在 105℃加热约 5min。供试品色谱中，在与对照品色谱相应的位置上，显相同颜色的斑点。

3. 检查

应符合散剂项下有关的各项规定（通则 0115）。

（1）外观均匀度　取供试品适量，置光滑纸上，平铺约 5cm²，将其表面压平，在明亮处观察，应色泽均匀，无花纹与色斑。

（2）水分　照水分测定法（通则 0832）测定。除另有规定外，不得过 9.0%。

（3）装量差异　单剂量包装的散剂，照下述方法检查应符合规定。

检查法　取供试品 10 袋（瓶），分别称定每袋（瓶）内容物的重量，每袋（瓶）的重量与标示装量相比较，超出装量差异限度的不得多于 2 袋（瓶），并不得有 1 袋（瓶）超出限度 1 倍，具体装量差异限度要求见表 6-1。

表 6－1　散剂装量差异限度要求

标示装量	装量差异限度（中药、化学药）
0.1g 或 0.1g 以下	±15%
0.1g 以上至 0.5g	±10%
0.5g 以上至 1.5g	±8%
1.5g 以上至 6g	±7%
6g 以上	±5%

多剂量包装的散剂，照最低装量检查法（通则0942）检查，应符合规定。

4. 含量测定

取本品约 2.5g，精密称定，置 250mL 烧瓶中，加硫酸 10mL 与硝酸钾 1.5g，缓缓加热使朱砂溶解，放冷，加 1% 硝酸溶液 10mL，摇匀，冷却，用垂熔漏斗滤过，用 1% 硝酸溶液 40mL 分次洗涤漏斗和烧瓶，洗液并入滤液中，滴加 1% 高锰酸钾溶液至显粉红色（以 2min 内不消失为度），再滴加 2% 硫酸亚铁溶液恰至红色消失，加硫酸铁铵指示液 2mL，用硫氰酸铵滴定液（0.05mol·L^{-1}）滴定。每 1mL 硫氰酸铵滴定液（0.05mol·L^{-1}）相当于 5.815mg 的硫化汞（HgS）。

本品含朱砂以硫化汞（HgS）计，应为 3.5%～4.2%。

5. 微生物限度

除另有规定外，照微生物限度检查法（通则 1105、1106、1107）检查，应符合规定。

【注意事项与说明】

1. 乳钵宜洗净、干燥。首先取处方中的少量滑石粉饱和乳钵表面能，倒出多余的部分，再加入朱砂打底研匀。

2. 加入甘草前要先将朱砂与滑石粉混匀，否则会造成咬色。因为甘草纤维性强，若先与朱砂混合，朱砂的极细粉会吸附在甘草的组织缝隙间，从而掩盖了朱砂的颜色。

3. 等量加入滑石粉套色后，再按等比混合的原则将滑石粉、甘草与上述粉末配研。

【功能主治】

清暑利湿。用于感受暑湿，身热心烦，口渴喜饮，小便短赤。

【用法用量】

调服或煎服。一次 6g，一日 1～2 次。

（二）硫酸阿托品倍散的制备

【处方】

硫酸阿托品 1.0g　1% 胭脂红乳糖 0.5g　乳糖 998.5g

【制备操作】

1. 饱和乳钵：先将适量乳糖加入到乳钵中，研磨使乳钵内壁饱和后倾出。

2. 混合：将硫酸阿托品和胭脂红乳糖置研钵中研合均匀，再按等量递加混合法逐渐加入所需要的乳糖，充分研合，待全部色泽均匀即得。

【质量检查】

1. 外观性状

本品为淡红色粉末。

2. 外观均匀度

可以采用肉眼检查法，看是否混合均匀。取散剂适量置光滑纸上平铺约 5cm^2，将其表面压平，在亮处观察，应呈现均匀的色泽，无花纹和色斑。若用 10 倍放大镜检查，不应具有闪烁的光泽（未粉碎的结晶）。若混合不匀，表面将有深浅不同的斑纹。但是该法准确度较差，一般采用含量测定法，即从散剂的不同部位取样，测定含量，与规定含量比较，可较准确的得知混合均匀程度。

装量差异限度、水分等检查及要求同前。

【注意事项与说明】

1. 硫酸阿托品为毒药，一次极量为 0.001g，需要制成倍散使用。

2. 为了便于判断是否混匀，并与未稀释药粉区别，宜加入着色剂。

【作用】

抗胆碱药。解除平滑肌痉挛，抑制腺体分泌，散大瞳孔，用于胃肠道、肾、胆绞痛等。

【用法用量】

按硫酸阿托品计，一次 0.3 ~ 0.6mg，一日 0.6 ~ 1.8mg。

（三）痱子粉

【处方】

薄荷脑 0.6g　樟脑 0.6g　氧化锌 12g　硼酸 15g　滑石粉 1.8g

【制备操作】

取樟脑、薄荷脑研磨至液化，加适量滑石粉充分研匀，依次加氧化锌、硼酸粉及剩余的滑石粉，研和，过筛，混匀即得。

【质量检查】

同"益元散的制备"。

【注意事项与说明】

1. 含共熔组分的散剂是否采用共熔法混合，应根据其形成共熔物后药理作用的变化及处方中固体粉末的量而定；若共熔后药理作用增强，则应制成共熔物后再加入到其他药粉中，并注意适当减少该组分的量；若共熔后药理作用减弱，则应分别分散再混匀；若药理作用无变化，则应视处方中药粉量而定，处方中固体组分较多时，可使其共熔，再与其他固体组分混合，使分散均匀。本处方中薄荷脑与樟脑是共熔物，混合后药理作用不变，处方中其他粉末较多，因此在混合时应先形成共熔物。

2. 痱子是一种汗腺轻度发炎现象，汗液一时不易蒸法，在毛孔上即形成痱子。本品中的淀粉、滑石粉可吸收皮肤上的水分及脂肪，使皮肤汗液蒸发畅通。又因汗腺管堵塞胀大破裂，汗水渗入周围组织可引起疱疹，故以氧化锌作为收敛剂，使局部组织收缩，水肿消退。硼酸具调整 pH 和轻度消毒作用。樟脑、薄荷脑有止痒作用。

【功能主治】

有吸湿、止痒及收敛作用。用于汗疹、痱子等。

五、实验结果与讨论

将益元散、硫酸阿托品倍散、痱子粉的质量检查结果填入表 6 - 2 内，并对检查结果进行判断，如不符合要求试分析原因。

表 6 - 2　质量检查结果

散剂名称	性状	混合均匀度	装量差异限度	水分
益元散				
痱子粉				
硫酸阿托品倍散				
结论				

六、思考题

1. 实例分析：

益元散制备过程中发现有两组成品颜色差异很大，试分析原因。

2. 混合是散剂制备最为关键的步骤，混合方法有哪些？混合时应注意遵循什么原则？

参考文献

1. 张兆旺 . 中药药剂学 . 北京：中国中医药出版社，2003

2. 杨志欣 . 中药药剂学实验教程 . 哈尔滨：东北林业大学出版社，2009

3. 崔福德 . 药剂学实验 . 北京：人民卫生出版社，2004

（李振宇）

实验十一　胶囊剂的制备

一、实验目的

1. 掌握胶囊剂的制备工艺。

2. 掌握胶囊剂的质量检查。

二、实验指导

胶囊剂（capsules）系指将药材用适宜方法加工后，加入适宜辅料填充于空心胶囊或密封于软质囊材中的制剂，可分为硬胶囊剂、软胶囊剂（胶丸）和肠溶胶囊剂等，主要供口服用，也有用于其他部位的，如直肠等腔道给药，用法类似栓剂。

硬胶囊剂系指将一定量的药材提取物，或药材提取物加药材细粉，或药材细粉与适宜辅料制成的均匀粉末、细小颗粒、小丸、半固体或液体，填充于空心胶囊中的胶囊剂。2015 年版《中国药典》收载硬胶囊达 253 个品种，如一捻金胶囊、小柴胡胶囊、元胡止痛胶囊、云南白药胶囊、五苓胶囊、牛黄解毒胶囊、片仔癀胶囊、双黄连胶囊、瓜霜退热灵胶囊、地奥心血康胶囊等。

软胶囊剂系指将药材提取物、液体药物或与适宜辅料混匀后用滴制法或压制法密封于软质囊材中的胶囊剂。2015 年版《中国药典》收载软胶囊 18 个品种，如十滴水软胶囊、藿香正气软胶囊、牡荆油胶丸及满山红油胶丸。十滴水软胶囊、元胡止痛软胶囊、枇杷止咳软胶囊、茵栀黄软胶囊、蛇胆川贝软胶囊、清开灵软胶囊、满山红油胶丸、藿香正气软胶囊等。

肠溶胶囊剂系指不溶于胃液，但能在肠液中崩解或释放的胶囊剂。

空胶囊一般均以明胶为主要原料，但近年来也曾试用甲基纤维素、海藻酸钙、PVA、变性明胶以及其他高分子材料制成，以改变其溶解性或达到肠溶的目的。

胶囊剂具有下列特点：①可掩盖药物不适的苦味及臭味，使其整洁、美观、容易吞服。②药物的生物利用度高。胶囊剂与片剂、丸剂不同，制备时可不加黏合剂和压力，所以在胃肠道中崩解快，显效较丸、片剂快，吸收好。③提高药物稳定性。如对光敏感的药物，遇湿热不稳定的药物，可装入不透光胶囊中，防护药物不受湿气和空气中氧气、光线的作用，从而提高其稳定性。④能弥补其他固体剂型的不足。如含油量高因而不易制成丸、片剂的药物，可制成软胶囊剂。⑤可延缓药物的释放和制成定位释放药物。如将药物先制成颗粒，然后用不同释放速度的包衣材料进行包衣，按所需比例混合均匀，装入空胶囊中即可达到延效的目的。若需在肠道中显效者，可制成肠溶性胶囊。也可制成直肠用胶囊供直肠给药。

必须注意，凡药物的水溶液或稀乙醇溶液，均不宜填充于胶囊中，因易使胶囊溶化；易溶性药物和刺激性较强的药物，均不宜制成胶囊剂，因胶囊剂在胃中溶化时，由于局部浓度过高而刺激胃黏膜。风化药物可使胶囊软化，潮解药物可使胶囊过分干燥而变脆，都不宜制备胶囊剂。

硬胶囊剂的制备工艺流程为：空胶囊的制备→药物处理→药物填充→胶囊的封口→除粉和磨光→质检→包装。

填装的操作要点在于填装均匀，对于流动性差的药粉，可加入适宜的辅料或制成颗粒，以增加其流动性，减少药物分层，保证装量准确。填装的方法有手工填充与机械灌装两种。胶囊规格的选择，一般宜先测定待填充物料的堆密度，然后根据应装剂量计算该物料容积，以决定应选胶囊的号数。号数越大，容积越小。

软胶囊剂的制备有滴制法和压制法两种方法。软胶囊剂是软质囊材包裹液态物料，有很多因素影响软胶囊剂的成型。

如囊壁组成的影响，囊壁具有可塑性与弹性是软胶囊剂的特点，它由明胶、增塑剂、水组成，其重量比例通常是干明胶:干增塑剂 = （1:0.4）～（0.6:1）。增塑剂用量过低，囊壁会过硬。

所包药物与附加剂的影响，液体药物若含水 5% 或为水溶性、挥发性、小分子有机物，能使囊材软化或溶解；醛可使明胶变性，均不宜制成软胶囊剂。液态药物 pH 以 2.5～7.5 为宜，否则明胶会水解或变性。

所包含药物为混悬液时可对胶囊的大小产生影响，为便于成型一般要求尽可能小一些。为求得适宜的软胶囊大小，可用"基质吸附率"来计算，即 1g 固体药物制成混悬液时所需液体基质的克数。根据基质吸附率，称取基质与固体药物，混合均匀后测定其堆密度，便可决定制备一定量的混悬液所需模具的大小。

胶囊剂在生产与贮藏期间应符合下列有关规定：

1. 内容物不论是原料药物还是辅料，均不应造成囊壳的变质。

2. 小剂量原料药物应用适宜的稀释剂稀释，并混合均匀。

3. 硬胶囊可根据下列制备技术制备不同形式内容物充填于空心胶囊中。①将原料药物加适宜的辅料，如稀释剂、助流剂、崩解剂等制成均匀的粉末、颗粒或小片。②将普通小丸、速释小丸、控释小丸或肠溶小丸单独填充或混合填充，必要时加入适量空白小丸作填充剂。③将原料药物粉末直接填充。④将原料药物制成包合物、固体分散体、微囊或微球。⑤溶液、混悬液、乳浊液等也可采用特制管囊机填充于空心胶囊中，必要时密封。

4. 胶囊剂应整洁，不得有黏结、变形、渗漏或囊壳破裂现象，并应无异臭。

5. 除另有规定外，胶囊剂应密封贮存等。

三、主要仪器与材料

托盘天平，研钵，硬胶囊板等。

丹参，冰片，三七，灵芝，牡荆油等。

四、实验内容

验证性实验

（一）复方丹参胶囊的制备

【处方】

丹参 25g　冰片 2.5g　三七 22.5g　共制成 100 粒。

【制备操作】

取丹参粉碎成粗粉，用95%乙醇回流1h，滤过；药渣再用50%乙醇回流1.5h，滤过，合并滤液，回收乙醇；药渣加水煎煮2h，滤过，煎液与浓缩液合并，浓缩至糖浆状。另取三七洗净，烘干，粉碎，过80~100目筛，倒入丹参浸膏中，混匀，烘干，粉碎成细粉。冰片研细，与上述粉末配研，过筛，混匀，装入胶囊，即得。

【质量检查】

1. 外观性状

外观整洁，无粘连、变形或破裂现象，并应无异臭；内容物干燥、疏松、色泽均匀。

2. 定性鉴别

（1）三七的鉴别　取本品内容物置显微镜下观察，木栓细胞浅黄色，多层重叠，表面观呈类方形或多角形；淀粉粒众多，单粒呈类圆形，三角锥形、盔帽形，直径3~20μm，脐点呈点状、短缝状，以复粒多见，由2~4多粒复合，直径约20μm。

（2）丹参的鉴别　取一粒本品的内容物，加乙醇4mL，搅拌使溶解，滤过，取滤液数滴，点于滤纸上，干后置紫外灯下观察，显黄绿色荧光。将此纸条悬挂在氨水瓶中（不接触液面），20min后取出，置紫外灯下观察，显草绿色荧光。

（3）冰片的鉴别　取本品内容物少量，进行微量升华，升华物置显微镜下观察，呈不定型的无色片状结晶。

3. 检查

水分　硬胶囊剂内容物的水分，除另有规定外，不得超出9.0%。

装量差异　除另有规定外，取供试品20粒，分别精密称定重量后，倾出内容物（不得损失囊壳），硬胶囊剂用小刷或其他适宜的用具拭净，软胶囊剂用乙醚等易挥发性溶剂洗净，置通风处使溶剂自然挥尽，再分别精密称定囊壳重量，求出每粒内容物的装量与平均装量。每粒装量与平均装量相比较，超出装量差异限度的不得多于2粒，并不得有1粒超出限度1倍，装量差异限度见表6-3。

表6-3　装量差异限度

平均装量	装量差异限度
0.30g 以下	±10%
0.30g 及 0.30g 以上	±7.5%

凡规定检查含量均匀度的胶囊剂，一般不再进行装量差异的检查。

崩解时限　照崩解时限检查法（通则0921）检查，均应符合规定。

凡规定检查溶出度或释放度的胶囊剂，可不进行崩解时限的检查。

微生物限度检查　照2015年版《中国药典》四部通则1105、1106、1107项下检查，应符合规定。

4. 含量测定

用高效液相色谱法测定本品种丹参酮ⅡA含量。

【注意事项与说明】

丹参提取液应采用减压浓缩、真空干燥，以便降低温度、减少加热时间，以免有效成分被破坏。

【功能主治】

活血化瘀，芳香开窍，理气止痛。用于治疗冠心病的胸闷、心绞痛等。

【用法用量】

口服。一次2～3粒，一日3次。

（二）灵芝胶囊的制备

【处方】

灵芝150g　辅料适量　共制成100粒。

【制备操作】

取灵芝加水煎煮2次，每次1h，合并煎液；滤过，滤液浓缩成稠膏状，加辅料适量，制成颗粒，装入胶囊（0.27g/粒）即得。

【质量检查】

1. 外观性状

外观整洁，无粘连、变形或破裂现象，并应无异臭；内容物干燥、疏松、色泽均匀。

2. 定性鉴别

采用薄层色谱法鉴别本品中灵芝多糖。

3. 检查

同前。

4. 其他

装量差异、崩解时限、水分及微生物限度检查同前。

【注意事项与说明】

本品所含有效成分为灵芝多糖，易溶于水。采用水煎煮法能够提取完全，利于药物在体内吸收。本品内容物为水提稠膏加辅料所制得的颗粒，成品装量及其制备时的流动性，与药材出膏率、稠膏相对密度及选用辅料关系甚密。辅料可选用乳糖、淀粉等，也可留用部分处方药物细粉。

【功能主治】

宁心安神，健脾和胃。用于失眠健忘，身体虚弱，神经衰弱等症。

【用法用量】

口服。一次2粒，一日3次。

（三）牡荆油胶丸

【制备操作】

本品为牡荆油与适量稀释剂经加工制成的胶丸。

【质量检查】

1. 外观性状

本品为黄棕色透明胶丸，内含淡黄色至橙黄色的油质液体；有特殊的香气。

2. 折光率

取【含量测定】项下的挥发油，依法测定（通则0622F），折光率应为1.485～1.500。

3. 鉴别

取【含量测定】项下的挥发油，照牡荆油项下的【鉴别】试验，显相同的反应。

4. 检查

应符合胶囊剂项下有关的各项规定（通则0103）。

5. 含量测定

取本品100丸，加醋酸溶液（1→10）500mL，照挥发油测定法（通则2204）测定，所得油量按相对密度为0.897计算，即得。

本品每丸含牡荆油应为标示量的85.0%～110.0%。每丸含牡荆油20mg。

【功能主治】

祛痰，止咳，平喘。用于慢性支气管炎。

【用法用量】

口服。一次1～2丸，一日3次。

五、实验结果与讨论

将质量检查结果填入表6-4，并对检查结果进行判断，如不符合要求试分析原因。

表6-4　质量检查结果

名称	性状	装量差异限度	水分
复方丹参胶囊			
灵芝胶囊			
牡荆油胶丸			
结论			

六、思考题

1. 实例分析：

某药厂生产的几批软胶囊剂放置一段时间后，其崩解时限或溶出度检查均不合格，其胶囊壳只微膨胀而不破裂崩解。经调查发现，胶囊装于具软木塞的瓶内，软木塞一直使用甲醛消毒工艺生产。后除去软木塞其崩解符合要求。试分析软胶囊剂不崩解的原因。

2. 软胶囊剂的制备方法有几种？简述其操作步骤。

3. 胶囊剂生产中可能出现以下问题，如胶囊瘪头或锁口不到位，错位太多，装量差异不合格等，试分析造成以上问题的原因。

参考文献

1. 张兆旺. 中药药剂学. 北京：中国中医药出版社，2003
2. 杨志欣. 中药药剂学实验教程. 哈尔滨：东北林业大学出版社，2009
3. 孙德云. 盛装胶囊药品的药瓶内塞不可用软木塞. 药物分析杂志，1998，18（3）：602
4. 唐国胜. 硬胶囊剂质量问题及其对策. 时珍国医国药，1999，10（5）：483－484

（李振宇）

实验十二　颗粒剂的制备

一、实验目的

1. 掌握颗粒剂的制备方法和操作要点。
2. 熟悉颗粒剂的质量检查方法。

二、实验指导

颗粒剂（granules）系指药材提取物与适宜的辅料或药材细粉制成具有一定粒度的颗粒状制剂，分为可溶颗粒剂、混悬颗粒剂和泡腾颗粒。颗粒剂是结合汤剂、酒剂和糖浆剂的特点发展起来的中药剂型，既保持了汤剂吸收快、显效迅速的特点，又克服了汤剂服用前临时煎煮、久置易霉败变质的问题，还可掩盖某些中药的苦味，也可以说同时兼具固体、液体制剂两方面的优点。2015 年版《中国药典》一部收载颗粒剂 205 种，如元胡止痛颗粒、乌鸡白凤颗粒、六味地黄颗粒、百合固金颗粒、当归调经颗粒、灯盏细辛颗粒（灯盏花颗粒）、安神补心颗粒等。

中药颗粒剂出现于 20 世纪 70 年代，因携带服用方便，在 20 世纪 80 年代的中药生产工业中曾以年递增 41.9% 的速度发展。在日本，汉方药制剂主要为细粒剂、颗粒剂，注重从多方位、多环节严格控制颗粒的内在质量，在质量上与标准汤剂进行化学、药理、生物学等方面的比较，在粒度、稳定性、包装材料等方面严格要求，确保汉方药颗粒剂的要求，其先进经验值得借鉴。

颗粒剂常用的辅料有填充剂、黏合剂或润湿剂及崩解剂。常用的填充剂有：①药材细粉，选用处方中"出粉率"高、粉末"容纳量"大的药材打粉，既能作为挥发油、稠浸膏吸收剂，又可减少辅料用量；②糖粉、糊精、淀粉及微晶纤维，一般是将糖粉和糊精经低温（60℃）干燥，粉碎，过 80～100 目筛，备用。常用的润湿剂与黏合剂有：水、不同浓度乙醇及淀粉浆等。由于中药浸出物多具较强黏性，故单独用水作为润湿剂与黏合剂的情况极少。乙醇适用于遇水、受热易变质的物料或加水湿润后黏性过强使操作困难、颗粒干后变硬的物料。乙醇适宜的浓度，必须根据物料的性质决定。一般黏性强，用较高浓度，反之用较低浓度，常在 30%～75% 进行调整。

可溶性颗粒剂的制备工艺流程一般为：药材的提取→浓缩→精制→制软材→制颗粒→干燥→整粒→质量检查→包装等。

中药颗粒剂的制备关键在于制备颗粒，制颗粒的方法有挤出制粒、湿法混合制粒和喷雾干燥制粒等。颗粒质量与软材的质量等因素密切相关，软材一般以"手握成团、轻压即散"为判断标准，软材压过筛网后，可制成均匀的湿粒，无长条、块状物及细粉，软材的质量要通过调节辅料的用量及合理的搅拌与过筛条件来控制。若软材过软，制粒时易黏附在筛网中或压出来的颗粒成条状物，可加入适当辅料或药物细粉调整湿度；若软材过黏，则形成团块不易压过筛网，可适当加入高浓度乙醇调整并迅速过筛；若软材太干，黏性不足，通过筛网后呈疏松的粉粒或细粉过多，可加入适当的黏合剂（如低浓度淀粉浆等）增加黏度。同时，过筛用筛网应松紧适中，加料量不宜过多，压力亦不宜太大。

颗粒剂在生产与贮藏期间应符合下列有关规定：①原料药物与辅料应均匀混合。含药量小或含毒、剧药的颗粒剂，应根据原料药物的性质采用适宜方法使其分散均匀。除另有规定外，中药饮片应按各品种项下规定的方法进行提取、纯化、浓缩至规定的清膏，采用适宜的方法干燥，并制成细粉，加适量的辅料（不超过干膏量的 2倍）或饮片细粉，混匀并制成颗粒；也可将清膏加适量辅料（不超过清膏量的 5 倍）或饮片细粉，混匀并制成颗粒。②凡属挥发性原料药物或遇热不稳定的药物在制备过程中应注意控制温度条件，凡遇光不稳定的原料药物应避光操作。③除另有规定外，挥发油应均匀喷入干燥颗粒中，密闭至规定时间或用 β - 环糊精包合后加入。④根据需要颗粒剂可加入适宜的辅料，如稀释剂、黏合剂、分散剂、着色剂和矫味剂等。⑤为防潮、掩盖原料药物的不良气味等需要，也可包薄膜衣。必要时，包衣颗粒应检查残留溶剂。⑥颗粒剂应干燥、颗粒均匀、色泽一致，无吸潮、结块、潮解等现象。⑦颗粒剂的微生物限度应符合要求。⑧除另有规定外，颗粒剂应密封贮藏，在干燥处贮存，防止受潮等。

目前中药无糖颗粒剂的发展也是不容忽视的，它除了具有一般颗粒剂的特点外，还具有以下优点：①药物的稳定性好：既避免了含糖颗粒剂的易潮解、软化和变质、不宜久存的不足，又提高了药物稳定性，并保证了药物的临床疗效。②减少了药物赋形剂用量和改善了中药制剂形象：由于减少了大量使用的蔗糖等赋形剂的用量，故药物的单剂包装重量大为减少，使药物服用、携带均较为方便。③扩大了应用范围：因为蔗糖具有较强的生物活性，能引发胃炎、导致肥胖、诱发糖尿病和儿童龋齿，使得颗粒剂不宜用于糖尿病等禁糖患者。中药无糖颗粒剂的问世，使许多儿童、老年和禁糖患者的用药限制得以解除。

三、主要仪器与材料

普通天平，钢精锅，蒸发皿，瓷盆，瓷盘，颗粒筛（12～14 目），酒精计，比重计，塑料袋等。

板蓝根，糊精，糖粉，香精，酒石酸，枸橼酸，白糖，碳酸氢钠，乙醇；防风，秦艽，蚕砂，萆薢，羌活，陈皮，苍耳子，当归，杜仲，川牛膝，红花，白茄根，鳖甲（炙），白术（炒），枸杞，山楂，陈皮等。

四、实验内容

验证性实验

（一）板蓝根颗粒

【处方】

板蓝根 140g　蔗糖适量　糊精适量

【制备操作】

取板蓝根 140g，加水煎煮两次，第一次 2h，第二次 1h，煎液滤过，滤液合并，浓缩至相对密度为 1.20（50℃），加乙醇使含醇量为 60%，静置使沉淀，取上清液，回收乙醇并浓缩至适量。取稠膏，加入适量的蔗糖和糊精，制成颗粒，干燥，制成100g；或加入适量的糊精或适量的糊精和甜味剂，制成颗粒，干燥，制成 600g，即得。

含糖型每袋 5g 或 10g，无糖型每袋 3g。

【质量检查】

1. 外观性状

本品为棕色或棕褐色的颗粒；味甜、微苦或味微苦（无蔗糖）。

2. 鉴别

（1）取本品 0.5g（含蔗糖）或 0.3g（无蔗糖），加水 5mL 使溶解，静置，取上清液点于滤纸上，晾干，置紫外光灯（365nm）下观察，斑点显蓝紫色。

（2）取本品 0.5g（含蔗糖）或 0.3g（无蔗糖），加水 10mL 使溶解，滤过，取滤液 1mL，加茚三酮试液 0.5mL，置水浴中加热数分钟，溶液显蓝紫色。

3. 检查

应符合颗粒剂项下有关的各项规定（通则 0104）。

（1）粒度　除另有规定外，照粒度测定法（通则 0982，双筛分法）测定，不能通过一号筛和能通过五号筛的总和，不得超过 15%。

（2）水分　照水分测定法（通则 0832）测定。除另有规定外，不得超过 6.0%。

（3）溶化性　取供试品 1 袋（多剂量包装取 10g），加热水 200mL，搅拌 5min，立即观察。应全部溶化或呈混悬状。可溶颗粒应全部溶化，允许有轻微浑浊；混悬性颗粒剂应能混悬均匀。

颗粒剂按上述方法检查，均不得有焦屑等。

（4）装量差异　单剂量包装的颗粒剂，照下述方法检查应符合规定。

检查法　取供试品 10 袋（瓶），分别称定每袋内容物的重量，每袋装量与标示装量相比较，超出装量差异限度的不得多于 2 袋，并不得有 1 袋超出限度 1 倍，装量差异限度见表 6-5。

表 6-5　颗粒剂装量差异限度要求

标示装量	装量差异限度
1.0g 或 1.0g 以下	±10%
1.0g 以上至 1.5g	±8%
1.5g 以上至 6.0g	±7%
6.0g 以上	±5%

（5）装量　多剂量包装的颗粒剂，照最低装量检查法（通则 0942）检查，应符合规定。

（6）微生物限度　照微生物限度检查法（通则 1105、1106、1107）检查，应符合规定。

【注意事项与说明】

1. 糊精、糖粉应选用优质干燥品，蔗糖粉碎后应立即使用，对受潮的糖粉、糊精投料前应另行干燥，并过 60 目筛后使用。

2. 浓缩后的清膏黏稠性大，与辅料混合时应充分搅拌，至色泽均匀为止。

3. 稠膏应具适宜的相对密度，在制软材中必要时可加适当浓度乙醇，调整软材的干湿度，利于制粒与干燥，干燥时注意温度不宜过高，并应及时翻动。

4. 稠膏与糖粉、糊精混合时，稠膏的温度在 40℃ 左右为宜。过高糖粉融化，软材黏性太强，使颗粒坚硬；过低难以混合均匀。

5. 湿颗粒制成后应立即干燥。干燥时温度应逐渐上升，一般控制在 60℃～80℃ 为宜。

【功能主治】

清热解毒，凉血利咽。用于肺胃热盛所致的咽喉肿痛，口咽干燥，腮部肿胀；急性扁桃体炎、腮腺炎见上述症候者。

【用法用量】

开水冲服。一次 5～10g（含蔗糖），或一次 3～6g（无蔗糖），一日 3～4 次。

（二）感冒退热颗粒

【处方】

大青叶 43.5g　板蓝根 43.5g　连翘 21.7g　拳参 21.7g

【制备操作】

以上 4 味，加水煎煮 2 次，每次 1.5h，合并煎液，滤过，滤液浓缩至相对密度约为 1.08（90℃~95℃）的清膏，待冷至室温，加等量的乙醇使沉淀，静置，取上清液浓缩至相对密度为 1.20（60℃）的清膏，加等量的水，搅拌，静置 8h。取上清液浓缩成相对密度为 1.38~1.40（60℃）的稠膏，加蔗糖粉、糊精及乙醇适量，制成颗粒，干燥，制成 100g；或取上清液浓缩成相对密度为 1.09~1.11（60℃）的清膏，加糊精、矫味剂适量，混匀，喷雾干燥，制成无糖颗粒 25g，即得。

【质量检查】

1. 外观性状

本品为棕黄色的颗粒；味甜、微苦或味苦、微甜（无蔗糖）。

2. 鉴别

（1）取本品 1 袋，加水 50mL 使溶解，滤过，滤液用乙醚振摇提取 2 次（40mL、30mL），合并乙醚液，浓缩至约 0.5mL，作为供试品溶液。另取靛玉红对照品，加乙醚制成每 1mL 含 0.05mg 的溶液，作为对照品溶液。照薄层色谱法（通则 0502），吸取上述 2 种溶液各 15μL，分别点于同一硅胶 G 薄层板上，以苯－丙酮（4:1）为展开剂，展开，取出，晾干。供试品色谱中，在与对照品色谱相应的位置上，显相同颜色的斑点。

（2）取本品 5g 或 1.25g（无蔗糖），研细，加甲醇 25mL，冰浴中超声处理 20min，滤过，滤液蒸干，残渣加甲醇 2mL 使溶解，作为供试品溶液。另取连翘苷对照品，加甲醇制成每 1mL 含 1mg 的溶液，作为对照品溶液。照薄层色谱法（通则 0502），吸取上述 2 种溶液各 5~10μL，分别点于同一硅胶 G 薄层板上，以三氯甲烷－甲醇－甲酸（9:2:0.1）为展开剂，展开，取出，晾干，喷以 10% 硫酸乙醇溶液，在 105℃加热至斑点显色清晰。供试品色谱中，在与对照品色谱相应的位置上，显相同颜色的斑点。

3. 检查

应符合颗粒剂项下有关的各项规定（通则 0104）。

4. 含量测定

照高效液相色谱法（通则 0512）测定。

色谱条件与系统适用性试验　以十八烷基硅烷键合硅胶为填充剂；以乙腈－水（20:80）为流动相；检测波长为 277nm。理论板数按连翘苷峰计算应不低于 5000。

对照品溶液的制备　取连翘苷对照品适量，精密称定，加 50% 甲醇制成每 1mL 含 20μg 的溶液，即得。

供试品溶液的制备　取装量差异项下的本品，研细，取 5g 或 1.25g（无蔗糖），精密称定，用甲醇加热回流 2 次，每次 25mL，每次 30min，滤过，残渣及滤器用甲醇 15mL 分次洗涤，洗液与滤液合并，蒸干，残渣加稀乙醇 10mL 使溶解，加在中性氧化铝柱（100 ~ 200 目，3g，内径 1cm）上，用稀乙醇 70mL 洗脱，收集洗脱液，蒸干，残渣用 50% 甲醇溶解，转移至 25mL 量瓶中，加 50% 甲醇至刻度，摇匀，滤过，取续滤液，即得。

测定法　分别精密吸取对照品溶液与供试品溶液各 20μL，注入液相色谱仪，测定，即得。

本品每袋含连翘以连翘苷（$C_{29}H_{36}O_{15}$）计，不得少于 1.2mg。每袋装 [1] 18g；[2] 4.5g（无蔗糖）。

【功能主治】

清热解毒，疏风解表。用于上呼吸道感染、急性扁桃体炎，咽喉炎属外感风热、热毒壅盛证，症见发热、咽喉肿痛。

【用法用量】

开水冲服。一次 1 ~ 2 袋，一日 3 次。

（三）小青龙颗粒

【处方】

麻黄 154g　桂枝 154g　白芍 154g　干姜 154g　细辛 77g　炙甘草 154g　法半夏 231g　五味子 154g

【制备操作】

以上 8 味，细辛、桂枝提取挥发油，蒸馏后的水溶液另器收集；药渣与白芍、麻黄、五味子、炙甘草加水煎煮两次，第一次 2h，第二次 1.5h，合并煎液，滤过，滤液与蒸馏后的水溶液合并，浓缩至约 1000mL。法半夏、干姜粉碎成粗粉，用 70% 乙醇作溶剂，浸渍 24h 后进行渗漉，收集渗漉液，渗漉液回收乙醇，与上述药液合并，静置，滤过。滤液浓缩至相对密度 1.08 ~ 1.10（55℃ ~ 60℃）的清膏，喷雾干燥，制成干浸膏粉，加乳糖适量，混匀，喷加上述细辛、桂枝的挥发油，混匀，制成颗粒，制成 461.5g，即得（无蔗糖）。或取滤液浓缩至相对密度为 1.35 ~ 1.38（80℃）的清膏，加入蔗糖粉适量，混匀，制成颗粒，干燥，喷加上述细辛、桂枝的挥发油，混匀，制成 1000g，即得。

【质量检查】

1. 外观性状

本品为浅棕色至棕色的颗粒；或浅灰色至浅棕色的颗粒；气微香，味甜、微辛。

2. 鉴别

（1）取本品 13g 或 6g（无蔗糖），研细，加无水乙醇 30mL，超声处理 30min，滤过，滤液浓缩至约 1mL，加适量中性氧化铝在水浴上搅拌均匀，干燥，置中性氧化铝小柱（200 ~ 300 目，10g，内径 15mm）上，以乙醇 70mL 洗脱，收集洗脱液，蒸干，残渣加乙醇 2mL 使溶解，作为供试品溶液。另取盐酸麻黄碱对照品，加乙醇制成每 1mL 含 0.4mg 的溶液，作为对照品溶液。照薄层色谱法（通则 0502），吸取上述 2 种溶液各 5μL，分别点于同一用 2% 氢氧化钠溶液制备的硅胶 G 薄层板上，以环己烷 – 三氯甲

烷 – 乙醇（1:3:1）为展开剂，展开，取出，晾干，喷茚三酮试液，于105℃加热至斑点显色清晰。供试品色谱中，在与对照品色谱相应的位置上，显相同颜色的斑点。

（2）取芍药苷对照品，加乙醇制成每1mL含2mg的溶液，作为对照品溶液。照薄层色谱法（通则0502），吸取"【鉴别】（1）"项下的供试品溶液及上述对照品溶液各5μL，分别点于同一硅胶G薄层板上，以三氯甲烷 – 乙酸乙酯 – 甲醇 – 甲酸（40:5:10:0.2）为展开剂，展开，取出，晾干，喷以5%香草醛硫酸溶液，加热至斑点显色清晰。供试品色谱中，在与对照品色谱相应的位置上，显相同颜色的斑点。

（3）取本品10g或5g（无蔗糖），研细，加甲醇30mL，超声处理30min，滤过，滤液蒸干，残渣加水20mL使溶解，用水饱和的正丁醇振摇提取2次，每次20mL，合并正丁醇液，蒸干，残渣加甲醇2mL使溶解，作为供试品溶液。另取甘草对照药材0.5g，加水20mL，加热回流30min，滤过，用水饱和的正丁醇同法制成对照药材溶液。照薄层色谱法（通则0502），吸取供试品溶液10~20μL、对照药材溶液10μL，分别点于同一用1%氢氧化钠溶液制备的硅胶G薄层板上，以乙酸乙酯 – 甲酸 – 冰醋酸 – 水（15:1:1:2）为展开剂，展开，取出，晾干，喷以10%硫酸乙醇溶液，在105℃加热至斑点显色清晰。供试品色谱中，在与对照药材色谱相应的位置上，显相同颜色的斑点。

3. 检查

应符合颗粒剂项下有关的各项规定（通则0104）。

4. 含量测定

照高效液相色谱法（通则0512）测定。

色谱条件与系统适用性试验　以十八烷基硅烷键合硅胶为填充剂，以异丙醇 – 甲醇 – 醋酸 – 水（2:25:2:71）为流动相，检测波长为230nm；理论板数按芍药苷峰计应不低于4000。

对照品溶液的制备　取芍药苷对照品适量，精密称定，加甲醇制成每1mL含50μg的溶液，即得。

供试品溶液的制备　取装量差异下本品，研细，取约1.1g或0.5g（无蔗糖），精密称定，置25mL量瓶中，加甲醇适量，超声处理30min，放冷，用甲醇稀释至刻度，摇匀，滤过，即得。

测定法　分别精密吸取对照品溶液与供试品溶液各10μL，注入液相色谱仪，测定，即得。

本品每袋含白芍以芍药苷（$C_{23}H_{28}O_{11}$）计，不得少于9.0mg。每袋装［1］6g（无糖型）；［2］13g。

【功能主治】

解表化饮，止咳平喘。用于风寒水饮，恶寒发热，无汗，喘咳痰稀。

【用法用量】

开水冲服。一次6g（无糖型）或一次13g，一日3次。

（四）益母草泡腾冲剂

【处方】

益母草 1000g　糖粉适量　糊精适量　枸橼酸适量　碳酸氢钠适量

【制备操作】

1. 提取精制

将益母草加水煎煮 2 次，第 1 次加水 10 倍，煎沸 1.5h；第 2 次加水 8 倍，煎沸 1h，过滤，药渣压榨，压榨液与滤液合并，浓缩至与原药材量 1:1 时放冷至室温，加乙醇至含醇量达 40%，冷藏 24h，取上清液再次浓缩至 1:1，放置 24h，取上清液浓缩至相对密度为 1.40 左右（80℃），备用。

2. 分别制粒

将上述稠浸膏分为甲乙 2 份，甲份较多些，取甲浸膏与处方中的部分糖粉、糊精及全部的碳酸氢钠制成颗粒，干燥，称甲颗粒；取乙浸膏与处方中的其余糖粉、糊精和全部枸橼酸制成颗粒，干燥，称乙颗粒。

3. 颗粒混合

将甲乙 2 种颗粒充分混合均匀，用喷雾器喷入少许桔味香精，密闭放置一定时间后分装，每袋 20g，相当于原生药 25g。

【质量检查】

1. 泡腾颗粒溶化性检查

取供试品 1 袋，置盛有 200mL 水的烧杯中，水温为 15℃～25℃，应能迅速产生气体而呈泡腾状。5min 内颗粒应完全分散或溶解在水中。

2. 其余检查项目同前。

【功能主治】

调经，活血，祛瘀。用于月经不调，产后瘀血作痛。

【用法用量】

口服。每次 1 袋，一日 2～3 次，开水冲服。

五、实验结果

将颗粒剂质量检查实验结果填于表 6-6 中，并对结果进行分析。

表 6-6　颗粒剂质量检查实验结果

颗粒剂品名	外观	粒度	水分	溶化性	装量差异
板蓝根颗粒					
感冒退热颗粒					
小青龙颗粒					
益母草泡腾颗粒					

设计性实验

六味地黄颗粒的制备 ［基础问题学习（PBL）教学法］

案例：六味地黄丸始见于宋代《小儿药证直诀》，原方用于治疗小儿"五迟"之症，现代则多用它滋补肝肾、养生保健，应用十分广泛。

问题：原剂型多为蜜丸、水蜜丸或是浓缩丸，为使药效发挥更为迅速，适宜选择什么剂型？

查阅资料：

1. 六味地黄原方六味药分别是什么？
2. 方中药材所含有效成分各是什么？分别适合哪种方法处理？

提示：可以考虑以水或乙醇为溶媒进行提取。

3. 湿法制粒的要点是什么？
4. 评价颗粒剂制备的标准有哪些？

小组讨论：

1. 设计六味地方中各味药的提取方法。
2. 设计六味地黄颗粒剂处方、制备工艺。

提示：可以考虑淀粉、糊精、糖粉等作辅料。

3. 如何进行质量控制？

教师对学生的方案给出意见：

方案实施及反馈：

六、思考题

1. 实例分析：

（1）某药厂生产的颗粒剂色泽不均匀，试分析原因，并提出解决方案。

（2）某药厂生产的颗粒剂进行溶化性检查时产生浑浊，试分析原因，并提出解决方案。

2. 混悬性颗粒剂的含义、适用范围？什么样的药材适合粉碎成细粉，如何制备？

3. 泡腾性颗粒剂的含义、特点及常用的泡腾物料？泡腾性颗粒剂如何制备？

4. 芳香挥发性成分如何加到颗粒中？

参考文献

1. 张兆旺. 中药药剂学. 北京：中国中医药出版社，2003

2. 杨志欣. 中药药剂学实验教程. 哈尔滨：东北林业大学出版社，2009

3. 陈坤全，陈益强. 中药饮片颗粒剂与中药汤剂的比较，河北医药，2003，25（10）：775

4. 刘兴文，张永萍，谢珊. 近年来中药提取工艺研究概论. 时珍国药研究，1997，8（4）：378

5. 王方升. 中药颗粒剂常见质量问题探析. 中国药业，2008，17（12）：63 - 64

6. 刘洋，王丽娜，杜晓峰. 超临界流体萃取技术在中药方面的应用. 辽宁中医学院学报，2005，3（7）：283

（李振宇）

实验十三　片剂的制备

一、实验目的

1. 掌握片剂的制备工艺。

2. 学习片剂的制剂处方和制剂工艺的设计。

3. 了解压片机的性能和使用方法。

二、实验指导

片剂（tablets）系指药材提取物、药材提取物加药材细粉或药材细粉与适宜辅料混匀压制或用其他适宜方法制成的圆片状或异形片状的制剂，分为浸膏片、半浸膏片和全粉片。片剂以口服普通片为主，另有含片、咀嚼片、泡腾片、阴道片、阴道泡腾片和肠溶片等。

片剂始于19世纪40年代，当时是为了简化丸剂的制备工艺，使用的手工机械也很简单。到了19世纪末，随着机械工业的发展，单冲、多冲和旋转式压片机的出现及不断改进，使片剂的产量和质量得到了迅速发展。近20多年来，片剂的生产技术与机械设备更是有了较大进步，例如流化喷雾制粒、全粉末直接压片、薄膜包衣、新赋型剂、新工艺等，更大程度推进了片剂的发展。中药片剂的研究和生产从 20 世纪 50 年代才开始，且多半是在汤剂、丸剂的基础上改进而成。随着中药化学、药理、制剂、临床等的综合研究及现代工业药剂学的发展，中药的片剂在品种、产量、类型上越来越丰富，质量越来越高。片剂已成为临床上应用最广泛的剂型之一。2015 年版《中国药典》一部收载片剂 300 种，如七叶神安片、三七片、万通炎康片、山绿茶降压片、千柏鼻炎片、小儿金丹片、小儿消食片、小建中片、小柴胡片、天麻首乌片、五子衍宗片、牛黄上清片等。

片剂具有剂量准确、质量稳定、溶出度及生物利用度较丸剂好、服用方便、成本低等优点。制备的方法有制颗粒压片法、结晶直接压片法和粉末直接压片法等。制颗粒的方法又分为干法和湿法，常用湿法制粒压片。

湿法制粒压片的工艺流程为：主药＋辅料→混合→制软材→制颗粒→干燥→整粒→压片→质检→包装。

制颗粒是片剂制备的关键。湿法制粒中，欲制好颗粒，首先必须根据主药的性质选择适当的黏合剂或润湿剂，制软材时要控制黏合剂或润湿剂的浓度或用量。过筛制得的颗粒一般要求较完整，可有一部分小的颗粒。如果太松或太硬，都不能符合压片的颗粒要求，可能会导致松片或溶出度不符合规定。

颗粒大小根据片剂大小由筛网孔径来控制，一般大片（0.3～0.5g）选用 14～16 目筛制粒，小片（0.3g 以下）选用 18～20 目筛制粒。颗粒一般宜细而圆整。干燥、整粒过程是将已制备好的湿粒尽快通风干燥，温度控制在 40℃～60℃。干燥后的颗粒常粘连结团，需再进行过筛整粒。整粒筛目孔径与制粒时相同或略小。

压片要注意以下 2 个问题：

1. 冲模的选择

冲模直径的选择：一般片重为 0.5g 左右的片剂，选用 12mm 冲模；0.4g 左右，选用 10mm 冲模；0.3g 左右，选用 8mm 冲模；0.1～0.2g，选用 6mm 冲模，0.1g 以下，选用小 5～5.5mm 冲模。根据药物密度不同，再进行适当调整。

2. 计算片重

关于片重的计算可分以下 4 种情况：

（1）已知每批药料应制的片数及每片重量，此时应使干颗粒重恰等于片数与片重之积。

（2）药料的片数与片重未定时，可按下列公式计算。

$$单服颗粒重（g）＝干颗粒总重量（g）/单服次数 \qquad (6-1)$$

$$片重（g）＝单服颗粒重（g）/单服片数 \qquad (6-2)$$

（3）生产中部分药材提取浓缩成膏，另一部分药材粉碎成细粉混合制成半浸膏片的片重，可由下式求得。

片重＝（干颗粒重＋压片前加入的辅料重量）/理论片数＝〔（成膏固体重＋原粉

重）＋压片前加入的辅料重量］／（原药材总重量/每片原药材量）＝［（药材重量×收膏%×膏中含总固体%＋原粉重）＋压片前加入的辅料重量］／（原药材总重量/每片原药材量）

$$（6-3）$$

（4）若已知每片主药含量时，可通过测定颗粒中生药含量再确定片重。

$$片重 = 每片含主药量/干颗粒测得的主药百分含量 \qquad （6-4）$$

此外，民间单方验方用来制片时，一般无单服剂量，可根据药物成分性质通过药理及临床实验后再确定剂量和片重。

片剂制备过程中，常用的压片机有以下几种：

1. 单冲压片机

重点理解 3 个调节器：出片调节器用以调节下冲抬起的高度，使恰与模圈的上缘相平，便于将药片推出；片重调节器用以调节下冲下降的深度，借以调节模孔的容积而调节片重；压片调节器的用途是调节上冲下降的距离，上冲下降多，上、下冲间的距离近，则压力大，反之则压力小。

单冲压片机有多种型号，其基本结构相似，仅压力调节及片重调节等的具体结构有差异。此外还有花篮式压片机。

单冲压片机的产量一般为每分钟 80 片。一般用于新产品试制或小量生产。压片时是单侧加压（由上冲加压），所以压力分布不够均匀，易出现裂片；噪音较大。

2. 旋转式压片机

目前片剂生产中广泛使用。主要由动力部分、传动部分及工作部分组成。

旋转式压片机的压片过程（如图 6-1 所示）：下冲转到饲粒器之下时，其位置较低，颗粒流满模孔，下冲转动到片重调节器时，再上升到适宜高度，经刮粒器将多余的颗粒刮去；当上冲和下冲转动到两个压力盘之间时，两个冲之间的距离最小，将颗粒压缩成片；当下冲继续转动到出片调节器时，下冲抬起并与机台中层的上缘相平，药片被刮粒器推开。即经过填充、压片、推片等三个步骤。

旋转式压片机的型号：按冲头数来说有 16 冲、19 冲、27 冲、33 冲、35 冲及 55 冲等。较适合于中药片剂生产的型号为 ZP19、ZP33、ZP35。

按流程来说有单流程及双流程等，差别是双流程有两套压力盘，每一副冲（上、下冲各一个）旋转一圈可压两个药片，双流程压片机的能量利用更合理。

旋转式压片机的特点：饲粒方式合理，片重差异较小；由上、下两侧加压，压力分布均匀；生产效率较高。

大多数药物需要进行包衣。尤其是具有不适的臭味、刺激性、易潮解或遇光易变质的药物，制成片剂后，可包糖衣或薄膜衣。易被胃液破坏或需要在肠内释放的药物，制成片剂后应包肠溶衣。为减少某些药物的毒副作用，或为延缓某些药物的释放，可制成控释包衣制剂。

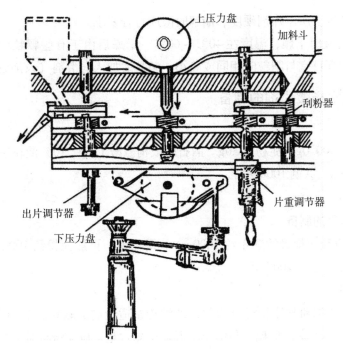

上压力盘

加料斗

刮粉器

片重调节器

出片调节器

下压力盘

图 6-1　旋转式压片机压片过程示意图

三、主要仪器与材料

摇摆式制粒机，旋转式压片机。

大青叶，板蓝根，连翘，拳参，蔗糖粉，糊精，乙醇等。

四、实验内容

验证性实验

（一）感冒退热片的制备

【处方】

大青叶 43.5g　　板蓝根 43.5g　　连翘 21.7g　　拳参 21.7g

【制备操作】

以上 4 味，加水煎煮 2 次，每次 1.5h，合并煎液，滤过，滤液浓缩至相对密度约为 1.08（90℃~95℃）的清膏，待冷至室温，加等量的乙醇使沉淀，静置，取上清液浓缩至相对密度为 1.20（60℃）的清膏，加等量的水，搅拌，静置 8h。取上清液浓缩成相对密度为 1.38~1.40（60℃）的稠膏，加蔗糖粉、糊精及乙醇适量，制成颗粒，干燥，整粒，压片。

【注意事项与说明】

1. 旋转式压片机要调整好压力，压力过小，片子过松；压力过大，机器超载。因此，压片前应试压，所压片剂硬度、崩解时限应符合要求。

2. 湿颗粒宜及时干燥，温度在40℃~60℃。干燥后由于有些颗粒粘连挤压，须进一步整粒，整粒筛目宜与制粒时相同或略小。整粒后加入润滑剂（及崩解剂）压片。

（二）乙酰水杨酸片剂的制备

【处方】

乙酸水杨酸300.0g　淀粉30.0g　酒石酸或枸橼酸1.5g　10%淀粉浆适量

滑石粉15.0g　共制1000片量。

【制备操作】

1. 10%淀粉浆的制备

将1.5g酒石酸或枸橼酸溶于约1000mL蒸馏水中，再加淀粉约100g分散均匀，加热，制成10%淀粉浆约1000mL。

2. 制粒压片

取乙酸水杨酸细粉与淀粉混合均匀，加淀粉浆适量制成软材，过16目筛制粒，将湿粒于40℃~60℃干燥，整粒，与滑石粉混匀后测含量，以φ8mm冲模压片。

【注意事项与说明】

1. 乙酸水杨酸过筛制粒时，宜用尼龙筛网，并需迅速干燥。因为润湿状态下乙酸水杨酸遇铁器易变色，呈淡红色。

2. 在实验室中配制淀粉浆，若用直火时，需不停搅拌，防止焦化而使压片时片面产生黑点。浆的糊化程度以呈乳白色为宜，制粒干燥后，颗粒不易松散。加浆的温度，以温浆为宜，温度太高不利于药物稳定，并易使崩解剂淀粉糊化而降低崩解作用；温度太低不易分散均匀。

3. 压片过程中应及时检查片重与崩解时间，以便及时调整。

五、实验结果与讨论

所得成品所用压力及片重列于表6-7内，并对结果进行讨论。

表6-7　片剂压片结果

片剂名称	直径	片重	压片所用压力
感冒退热片			
乙酰水杨酸片			

设计性实验

1. 中药片剂处方设计与制备（问题教学法）

问题：请设计下述两种不同的原料药压片的处方和制备工艺，并制备产品。

（1）双黄连稠浸膏。

（2）利血平。

查阅资料：

1. 利血平的理化性质、药理活性等，通过查阅资料了解利血平属于什么性质的药物，从而确定压片处方和工艺。

2. 稠浸膏应采用哪种制备片剂的方法？

小组讨论：

1. 设计利血平处方及工艺。

2. 设计双黄连泡腾片处方及工艺。

教师对学生的方案给出意见：

提示：

1. 双黄连片属于稠浸膏制粒压片，同时注意泡腾物料应分别制粒。

2. 利血平属于药理活性强，用药量小的原料药，压片时要注意填充剂的加入和选择。

方案实施及反馈：

2. 盐酸小檗碱片（黄连素片）处方与制剂工艺设计（问题教学法）

问题：盐酸小檗碱 10g，要求共制成 100 片。请设计黄连素片的处方及工艺，并制备产品。

查阅资料：

1. 通过查阅资料了解盐酸小檗碱是属于什么性质的药物，以及其理化性质、药理活性等，从而确定压片处方和工艺。

2. 宜采用哪些辅料？

小组讨论：

1. 处方与制剂工艺的设计。
2. 根据所拟定的处方和制剂工艺，试述如何开展质量检查以验证处方和工艺的可行性。

教师对学生的方案给出意见：

提示：
1. 可以考虑淀粉，硬脂酸镁或滑石粉等为赋形剂。
2. 根据盐酸小檗碱的理化性质和设计要求中所提供的辅料，设计不同的配方，压制硬度相同的盐酸小檗碱片。
3. 以半成品颗粒的流动性和片剂中盐酸小檗碱的溶出度为考察指标，优选盐酸小檗碱片的制剂处方和制剂工艺。

方案实施及反馈：

六、思考题

1. 根据本次实验体会，试述如何进行片剂的新药研发？
2. 实例分析：

若片剂生产过程中出现黏冲现象，试分析原因并提出解决办法。

参考文献

1. 张兆旺. 中药药剂学. 北京：中国中医药出版社，2003
2. 杨志欣. 中药药剂学实验教程. 哈尔滨：东北林业大学出版社，2009
3. 田领微. 片剂压片的过程中易出现的问题及解决办法. 2004 年中国西部药学论坛论义汇编（下册），2004：546 – 549

（李振宇）

实验十四　片剂的质量检查

一、实验目的

1. 掌握片剂的质量检查项目。
2. 掌握崩解度、硬度、片重差异等的测定方法。

二、实验指导

片剂质量控制是片剂生产中的重要环节。而且这种控制应当从处方设计时就开始，一直到原辅料选用、生产工艺及贮存条件等每一个环节。那么，具体到质量控制的项目则包括化学、卫生学、物理学等多方面的指标，其中化学指标主要是对药物进行鉴别及含量测定，卫生学指标主要是指微生物指标符合要求，物理学指标则包括外观检查、片重差异、硬度测定、崩解时限测定等项，此外还有对溶出度等的要求。

1. 外观检查

片形应一致，表面完整光洁，边缘整齐、色泽均匀、所刻字迹清晰，有适宜的硬度和耐磨性。除另有规定外，非包衣片应符合片剂脆碎度检查法的要求，防止包装、运输过程中发生磨损或破碎。

2. 重量差异

这项要求对保证每个药片的含药量有重要意义。其检查方法是：取供试品 20 片，精密称定总重量，求得平均片重后，再分别精密称定各片的重量。每片重量与平均重量相比较（凡无含量测定的片剂，每片重量应与标示片重比较），超出重量差异限度的药片不得多于 2 片，并不得有 1 片超出限度 1 倍具体见表 6 – 8。

表 6 – 8　《中国药典》2015 年版片剂重量差异限度

平均片重或标示片重	重量差异限度（%）
0. 30g 以下	±7. 5
0. 30g 及 0. 30g 以上	±5. 0

糖衣片应检查片芯的重量差异并符合规定，包糖衣后不再检查重量差异；薄膜衣片应在包薄膜衣后检查重量差异并符合规定；如已进行含量均匀度的检查可不进行该项检查。

3. 硬度与脆碎度

通过控制硬度与脆碎度可以进一步确保药片使用时含药量准确。该项指标的检查主要是考虑到片剂在包装与运输的过程中有可能相互撞击与磨损，如果不具备一定硬度必然会影响每片药的含药量。然而目前《中国药典》并未对其进行统一规定，可由各生产单位自行控制。所用仪器有孟山都硬度计，通过弹簧加压而产生长度变化来反映压力的大小；片剂四用仪通过径向加压使药片碎裂，记录压力来指示其硬度，不仅可用来测定片剂的硬度和脆碎度，还可以测定片剂的溶出度与崩解度。此外有专门用于测定片剂脆碎度的 Roche 脆碎测定仪，该仪器主要部分为鼓形，内设有弯曲刮板，可使药片被刮下坠于鼓的边壁上而被摩擦、撞击。通过测定实验后的片重算出损失百分比来衡量片剂的脆碎度。

4. 崩解时限检查

药物只有被肌体吸收才能发挥药效，药物被肌体吸收的前提则必须是从片剂中释放出来，而释放这一行为则是发生在片剂崩解之后。显然一个片剂崩解的情况在片剂质量控制中是相当有意义的，通过一个药片的崩解情况我们能够大体推测出这个片剂药效发挥的程度。

崩解系指固体制剂在检查时限内全部崩解溶散或成碎粒，除不溶性包衣材料或破碎的胶囊壳外，均应通过筛网。时间越长其崩解性越差，说明在一定的时间内血药浓度难以达到要求，药效也就无法正常发挥，因此需控制崩解在一定的时间范围内。

2015 年版《中国药典》四部（通则 0921）具体规定如表 6 - 9。

表 6 - 9　片剂崩解时限规定

片剂类型	全粉片	浸膏（半浸膏）片、糖衣片、薄膜衣片	结肠定位片	肠溶衣片
崩解时限	30min	60min	在盐酸溶液（9→1000）、pH6.8 以下的磷酸盐缓冲液中不得有裂缝、崩解或软化，在磷酸盐缓冲液（pH7.5~8.0）中 1h 内应完全崩解	在盐酸溶液（9→1000）中 2h 内不得有裂缝、崩解或软化，在磷酸盐缓冲液（pH6.8）中 1h 内应全部崩解

注：化药片剂要求 15min 内崩解；化药薄膜衣片要求 30min 内崩解；含片应在 10min 内全部崩解或溶化；舌下片应在 5min 内全部崩解或溶化。可溶片要求 3min 内全部崩解或溶化（20℃±5℃）；泡腾片在 250mL 烧杯（内有 200mL，温度为 20℃±5℃ 的水）中，即有许多气泡放出，当片剂或碎片周围的气体停止逸出时，片剂应溶解或分散在水中，无聚集的颗粒剩留。

崩解时限的测定可采用片剂升降式崩解测定仪。

片剂的升降式崩解仪很好地模拟了胃肠道的生理环境。其主要结构是一个能升降的金属支架与下端镶有筛网的吊篮，将药片加入吊篮中，并附有挡板。崩解时吊篮在一定介质中，介质的选择可模拟胃肠液，药片在吊篮中随金属支架往复运动可以模拟胃肠的蠕动，介质处于水浴中可以模拟胃肠生理温度等。具体测定方法见《中国药典》四部通则 0921。

5. 含量均匀度

含量均匀度系指小剂量片剂中的每片含量偏离标示量的程度。凡检查含量均匀度的制剂，不再检查重（装）量差异。

6. 分散均匀度

分散片照下述方法检查，应符合规定。

检查法　取供试品 2 片，置 20℃ ±1℃ 的 100mL 水中，振摇 3min，应全部崩解并通过二号筛。

三、主要仪器与材料

片剂四用仪，智能崩解仪，电子天平等。

去痛片，牛黄解毒片，人工胃液，磷酸盐缓冲液，阿司匹林肠溶衣片等。

四、实验内容

验证性实验

（一）去痛片硬度检查及片重差异检查

1. 硬度检查

将药片径向放在片剂四用崩解仪的两横杆之间，旋动旋钮至发出"咔"的声音以使药片固定在两横杆之间。开动开关，活动横杆借助弹簧沿水平方向对药片径向加压，直至药片破碎，压力指针停在某压力刻度上，读出该数值即为硬度。测定 6~8 片，取平均值。

2. 脆碎度检查

将已称量总重量的 10 片药片放在片剂四用崩解仪的脆碎盒内，开动电机，振动药片 4min 后停止振动，取出药片，与原重相比，计算损失重量百分比，即为脆碎度。通常以脆碎度 <0.8% 为合格。

3. 片重差异

取药片 20 片，精称总重量，求出平均片重，再分别精称各片重量，每片重与平均片重相比较超过重量差异限度（±5.0%）的片剂不得多于 2 片，不得有任意 1 片超过重量差异限度 1 倍。

（二）去痛片、牛黄解毒片崩解度的测定

分别取药片 6 片，分别置崩解仪的吊篮玻璃管中，每管各加 1 片，浸入 1000mL 蒸馏水的烧杯中，15min 内应全部崩解通过筛网。如有 1 片不能完全崩解，应取 6 片复试，应在上述规定时间内全部崩解通过筛网。

（三）阿司匹林肠溶衣片崩解度测定

1. 人工胃液的配制

取稀盐酸 16.4mL，加水 800mL 与胃蛋白酶 10g，摇匀后加水稀释成 1000mL，即得。

2. 磷酸盐缓冲溶液的配制

取 0.2mol·L^{-1} 磷酸二氢钾溶液 250mL，加 0.2mol·L^{-1} 氢氧化钠溶液 118mL，用水

稀释至 1000mL，即得。

3. 崩解度的测定

取药片 6 片，分别置崩解仪的吊篮玻璃管中，每管各加 1 片，加挡板，先浸入 1000mL 人工胃液的烧杯中，2h 内应不得有裂缝、崩解或软化现象。

再浸入 1000mL 磷酸盐缓冲溶液的烧杯中，1h 内应全部崩解通过筛网。如有 1 片不能完全崩解，应再取 6 片复试，应在上述规定时间内全部崩解通过筛网。

【注意事项与说明】

为保证烧杯中的水温与水浴一致，应控制水浴的水位。没加烧杯时，水位在绿线上，加入烧杯后，水位在红线附近。

五、实验结果与讨论

（一）去痛片硬度及脆碎度检查结果

将去痛片的硬度、脆碎度的结果列于表 6 – 10、表 6 – 11 内，对结果进行综合分析，得出去痛片的硬度是否符合要求。如不符合要求，对结果进行讨论。

表 6 – 10　去痛片硬度检查结果

	1	2	3	4	5	6	7	8
硬度								
平均值								
结论								

表 6 – 11　去痛片脆碎度检查结果

10 片药片总重/g	磨损后总重/g	损失重量百分比（脆碎度%）	结论

（二）去痛片片重差异结果

20 片药片测定结果见表 6 – 12，对结果进行分析，并判断是否符合要求。如不符合要求，对结果进行分析。

表 6 – 12　片重差异检查结果

编号	片重/g	差异/%	编号	片重/g	差异/%	编号	片重/g	差异/%	编号	片重/g	差异/%
1			6			11			16		
2			7			12			17		
3			8			13			18		
4			9			14			19		
5			10			15			20		
20 片平均重											
结果与结论											

（三）去痛片、牛黄解毒片崩解度的测定结果

去痛片及牛黄解毒片崩解度的测定结果见表6-13，对结果进行分析，判断崩解度是否符合要求。

表6-13　崩解度的测定结果

崩解时间	1/min	2/min	3/min	4/min	5/min	6/min	结论
去痛片							
牛黄解毒片							

（四）阿司匹林肠溶衣片崩解度测定

阿司匹林在不同介质中，崩解度测定结果列于表6-14内，对结果进行分析，得出结论，并对结果加以讨论。

表6-14　阿司匹林肠溶衣片崩解度测定结果

崩解时间	人工胃液	人工肠液	结论
阿司匹林肠溶衣片			

综合设计性实验

中药片剂处方设计与制备（探究式教学法）

问题：苯妥英钠是临床常见的抗癫痫、抗心律失常药物，副作用小，应用广。某国外药厂为了提高制剂质量，将原有的辅料硫酸钙改为乳糖，请同学们分别以这两种辅料设计制备苯妥英钠片，并以苯妥英钠体外释放度为指标评价改变辅料后的制剂质量是否提高？

查阅资料：

1. 苯妥英钠的含量分析方法有哪些？
2. 压片的方法有哪些？
3. 片剂的处方需要加入哪些辅料？

小组讨论：

1. 采用什么方法测定苯妥英钠的含量？
2. 确定分别以硫酸钙和乳糖为辅料时苯妥英钠片剂的处方。
3. 确定压片工艺。
4. 体外释放度测定的实验设计。

教师对学生的方案给出意见：

提示：

1. 作为比较实验法，应注意除了要考察的因素是变化的，其他因素应尽量保持一致。

2. 建立简单、灵敏的测定方法对于保证分析结果的准确性有重要意义。

方案实施及反馈：

1. 体外释放度的不同说明了什么？

2. 本次实验内容其实是一次真实的历史事件，即 1968 年澳大利亚曾报道抗癫痫药苯妥英钠片中毒事件。这次实验提示我们，辅料对于药物疗效的发挥有重要意义，必须在充分研究的基础上才能改动处方。

六、思考题

1. 实例分析：

压好的药片表面出现色泽深浅不同的斑点，造成外观不合格，试分析原因并提出解决方法。

2. 试述片剂生产过程中常见的质量问题和解决方法。

3. 什么情况下可以不必测定片剂崩解度？

4. 智能崩解仪中吊篮的位置如何调整？

参考文献

1. 杨志欣. 中药药剂学实验教程. 哈尔滨：东北林业大学出版社，2009

2. 刘殿平，刘金成，董秀艳. 片剂在生产与贮藏期间均应符合哪些有关规定. 科技创新导报，2008，18：33

3. 张兆旺. 中药药剂学. 北京：中国中医药出版社，2003

（李振宇）

实验十五　蜜丸与水蜜丸的制备

一、实验目的

1. 掌握塑制法制备蜜丸的方法和操作要点。

2. 熟悉蜂蜜的选择、炼制与使用。

3. 了解药物的处理原则。

二、实验指导

蜜丸（sweetpills）系指药材细粉以蜂蜜为黏合剂制成的丸剂，是中药传统剂型之一，直到今天仍广为使用，是中药新药研制开发的重要剂型之一。蜜丸分为大蜜丸和小蜜丸，其中每丸重量在 0.5g（含 0.5g）以上的称大蜜丸，每丸重量在 0.5g 以下的称小蜜丸。蜜丸在战国时期的《五十二病方》中首次被提及，到了宋代《太平惠民和剂局方》中则具备了较高的制备水平，进而在原有蜜丸的基础上又发展出了水蜜丸、水丸、糊丸、蜡丸等一系列丸剂（pills）。进入 20 世纪 80 年代，科研工作者又研制出了浓缩丸、滴丸、微丸等一系列现代剂型，使得中药丸剂得以继承发展，推陈出新。2015 年版《中国药典》一部收载蜜丸 186 种，如二十七味定坤丸、安宫牛黄丸、全鹿丸、知柏地黄丸、金嗓散结丸、独活寄生丸、洋参保肺丸、健脾丸、清肺消炎丸、脑得生丸、黄连上清丸、清眩治瘫丸、舒肝和胃丸等。现在，将传统的蜜丸改为新型丸剂已经成为中药现代化改革、研发的重要方向，这也使得传统的蜜丸开始摆脱自身局限，日益受到全国乃至全世界患者的重视和肯定。

水蜜丸系指药材细粉以蜂蜜和水为黏合剂制成的丸剂。丸粒小，光滑圆整，易于吞服，可节省蜂蜜，降低成本，并利于贮存。水蜜丸可采用塑制法和泛制法制备。采用塑制法制备时，应注意药粉的性质与蜜水的比例和用量。若药粉黏性中等，每 100g 细粉用炼蜜 40g 左右，加水量按炼蜜∶水＝1∶2.5～3.0；若药粉含糖、淀粉、黏液质、胶质类较多，需用低浓度的蜜水为黏合剂，每 100g 药粉用炼蜜 10～15g；若药粉含纤维素和矿物质较多，则每 100g 药粉需用炼蜜 50g 左右。

塑制法制备蜜丸工艺流程为：原辅料的准备与处理→制丸块（和药）→搓丸条→分粒、搓圆→干燥→质检→包装。

蜜丸制备最关键的技术首先是应选用优质蜂蜜，根据处方中药物的性质将蜂蜜炼成适宜程度的嫩蜜、中蜜和老蜜备用。其次在和药时应注意药粉与炼蜜的用量比例与蜜温，丸块应以软硬适宜、滋润、不散不黏为宜。在搓丸条与分丸粒操作中速度应适宜。丸条粗细应均匀，表面光滑无裂缝，内部充实无裂隙，以便分粒和搓圆。最后在制丸时应在上下搓板沟槽中均匀涂布少量润滑剂，以防粘连，并使丸粒表面光滑；成丸后立即分装，不须干燥。

蜜丸在生产与贮藏期应符合下列有关规定：

1. 除另有规定外，供制丸剂用的药粉应为细粉或最细粉。

2. 炼蜜按炼蜜程度分为嫩蜜、中蜜或老蜜，制备时可根据品种、气候等具体情况选用。蜜丸应细腻滋润，软硬适中。

3. 除另有规定外，丸剂外观应圆整，大小、色泽应均匀，无粘连现象。

4. 除另有规定外，丸剂应密封贮存，防止受潮、发霉、虫蛀、变质。

5. 除另有规定外，丸剂应进行以下相应检查，即水分、重量差异、装量差异、装量、溶散时限、微生物限度等。

三、主要仪器与材料

搓丸板，搓条板，瓷盆，方盘，铝锅，烧杯，尼龙筛网，比重计，温度计，电炉，天平，中药自动制丸机，包装纸，塑料袋等。

中药材，蜂蜜等。

四、实验内容

验证性实验

（一）六味地黄丸（大蜜丸）的制备

【处方】

熟地黄 160g　山茱萸（制）80g　牡丹皮 60g　山药 80g　茯苓 60g　泽泻 60g　蜂蜜 1 瓶　麻油适量

【制备操作】

1. 粉碎

将牡丹皮、山药、茯苓、泽泻 4 味药材共研成粗粉，取其中一部分与熟地黄、山茱萸共研成不规则的块状，放入烘箱内于 60℃ 以下烘干，再与其他粗粉混合粉碎成细粉。过 80 目筛混匀备用。

2. 炼蜜

取适量生蜂蜜置于适宜容器中，加入适量清水，加热至沸后，用 40～60 目筛滤过，除去死蜂、蜡、泡沫及其他杂质，然后继续加热炼制，至蜜表面起黄色气泡。蜜温约为 116℃（中蜜），手拭之有一定黏性，但两手指离开时无长丝出现即可。

3. 制丸块

将药粉置于搪瓷盘中，每 100g 药粉加入炼蜜 90g 左右，混合揉搓制成均匀滋润的丸块。

4. 搓条、制丸

根据搓丸板的规格将以上制成的丸块分成适当重量的若干小块，将每一小块搓成适宜长短粗细的丸条，再置于搓丸板的沟槽底板上（需预先涂少量润滑剂，以防黏附），手持上板，使两板对合，然后由轻至重前后搓动数次，直至丸条被切断，且搓圆成丸。每丸重 9g。

5. 干燥

【质量检查】

1. 性状检查

本品为黑褐色的小蜜丸或大蜜丸；味甜而酸。

2. 水分测定

采用烘干法。取供试品 2 ~ 5g，平铺于干燥至恒重的扁形称瓶中，厚度不超过 5mm，疏松样品不超过 10mm，精密称定，打开瓶盖在 100℃ ~ 105℃干燥 5h，将瓶盖盖好，移置干燥器中，冷却 30min，精密称定重量，再在上述温度干燥 1h，冷却，称重，至连续两次称重的差异不超过 5mg 为止。根据减失的重量，计算供试品中含有水分的百分数。除另有规定外，大蜜丸、小蜜丸、浓缩蜜丸中所含水分不得过 15.0%。

3. 重量差异测定

以一次服用量最高丸数为 1 份，取供试品 10 份，分别称定重量，再与标示总量（一次服用最高丸数×每丸标示量）或标示重量相比较，应符合表 6 - 15 重量差异测定表的规定。超出重量差异限度的不得多于 2 份，并不得有 1 份超出限度 1 倍。

表 6 - 15　重量差异限度表

标示总量	重量差异限度	标示总量	重量差异限度
0.05g 或 0.05g 以下	±12%	1.5g 以上至 3g	±8%
0.05g 以上至 0.1g	±11%	3g 以上至 6g	±7%
0.1g 以上至 0.3g	±10%	6g 以上至 9g	±6%
0.3g 以上至 1.5g	±9%	9g 以上	±5%

4. 装量差异测定

取供试品 10 袋（瓶），分别称定每袋（瓶）内容物的重量，每袋（瓶）装量与标示装量相比较，应符合表 6 - 16 规定，超出装量差异限度的不得多于 2 袋（瓶），并不得有 1 袋（瓶）超出装量差异限度 1 倍。

表 6 - 16　装量差异限度表

标示装量	装量差异限度	标示装量	装量差异限度
0.5g 或 0.5g 以下	±12%	3g 以上至 6g	±6%
0.5g 以上至 1g	±11%	6g 以上至 9g	±5%
1g 以上至 2g	±10%	9g 以上	±4%
2g 以上至 3g	±8%		

5. 溶散时限

免检。

（注：本实验为大蜜丸，不用检查溶散时限，如果制成小蜜丸，则需取蜜丸 9 丸，放入溶散时限检查仪中，选用 2.0mm 筛网，进行检测，1h 内完全溶散为合格产品。）

6. 微生物限度检查

按照微生物计数法中的平皿法检查，每 1g 不得检出大肠埃希菌、每 10g 中不得检出沙门菌、每 1g 中耐胆盐革兰阴性菌应小于 10^2 cfu。需氧菌总数小于 3×10^4。

7. 鉴别

取大蜜丸 6g，剪碎。加甲醇 25mL，超声处理 30min，滤过，滤液蒸干，残渣加水 20mL 使溶解，用正丁醇－乙酸乙酯（1:1）混合溶液振摇提取 2 次，每次 20mL，合并提取液，用氨溶液（1→10）20mL 洗涤，弃去氨液，将正丁醇液蒸干，残渣加甲醇 1mL 使溶解，作为供试品溶液。另取莫诺苷对照品、马钱苷对照品，加甲醇制成每 1mL 各含 2mg 的混合溶液，作为对照品溶液。吸取供试品溶液 5μL、对照品溶液 2μL，分别点于同一硅胶 G 薄层板上，以三氯甲烷－甲醇（3:1）为展开剂，展开，取出，晾干，喷以 10% 硫酸乙醇溶液，在 105℃ 加热至斑点显色清晰，在紫外光（365nm）下检视。供试品色谱中，在与对照品色谱相应的位置上，显相同颜色的荧光斑点。

8. 含量测定

色谱条件与系统适用性试验　以十八烷基硅烷键合硅胶为填充剂；以乙腈为流动相 A，以 0.3% 磷酸溶液为流动相 B，按表 6－17 进行梯度洗脱；莫诺苷和马钱苷检测波长为 240nm，丹皮酚检测波长为 274nm；柱温为 40°C。理论板数按莫诺苷、马钱苷峰计算均应不低于 4000。

表 6－17　梯度洗脱程序

时间（min）	流动相 A（%）	流动相 B（%）
0～5	5～8	95～92
5～20	8	92
20～35	8～20	92～80
35～45	20～60	80～40
45～55	60	40

对照品溶液的制备　取莫诺苷对照品、马钱苷对照品和丹皮酚对照品适量，精密称定，加 50% 甲醇制成每 1mL 中含莫诺苷与马钱苷各 20μg、含丹皮酚 45μg 的混合溶液，即得。

供试品溶液的制备　大蜜丸，剪碎，取约 1g，精密称定。置具塞锥形瓶中，精密加入 50% 甲醇 25mL，密塞，称定重量，加热回流 1h，放冷，再称定重量，用 50% 甲醇补足减失的重量，摇匀，滤过，取续滤液，即得。

测定法　分别精密吸取对照品溶液与供试品溶液各 10μL，注入液相色谱仪，测定，即得。

本品含酒萸肉以莫诺苷和马钱苷的总量计，大蜜丸每丸不得少于 4.5mg；含牡丹皮以丹皮酚计，每丸不得少于 6.3mg。

【注意事项与说明】

1. 本方源于宋代钱乙《小儿药证直诀》。

2. 本方以蜜水为黏合剂，除具有重要的赋形剂的作用，又可协助主药滋阴润肠。

3. 不同产地和不同来源的蜂蜜成分有差异。北方产的蜂蜜一般水分较少，其中以槐花蜜、枣花蜜为优；南方产的蜂蜜含水分较多，一般选择紫云英蜜和油菜花蜜。乌头花、曼陀罗花、雪上一枝蒿等花蜜有毒，其汁稀而色深，味苦麻而涩，切勿药用。其次，蜂蜜的炼制极其关键。制蜜丸所用蜂蜜应经过炼制，而不能直接药用。

4. 正确控制炼蜜的程度是制备出合格蜜丸的重要条件。炼蜜时应不断搅拌，以免溢锅。炼蜜程度应根据方中药物的性质控制加热的时间、温度、颜色、水分等程度。蜜过嫩则粉末黏合不好，丸粒搓不光滑；过老则丸块发硬，难以搓丸。确定蜂蜜炼制的程度，不仅与处方药材性质有关，还与药材粉末的粗细、药材的含水量、制丸季节、气温等条件有关系，在其他条件相同的情况下，一般冬季多用嫩蜜，夏季多用老蜜。

5. 和药（制丸块）时药粉与炼蜜应充分混合均匀，制成软硬适度、可塑性佳的丸块，以保证搓条、制丸的顺利进行。

6. 为了便于制丸操作，避免丸块、丸条与工具粘连，并使制得的丸粒表面光滑。操作前可在搓丸、搓条工具上涂擦少量润滑剂。润滑剂可用麻油 1000g 加蜂蜡 200～300g 熔融制成。

7. 本品方中既含有熟地黄等黏性成分，又含有茯苓、山药等粉性较强的成分，所以用中蜜为宜，下蜜温度为 70℃～80℃。

8. 本品方中熟地黄、山茱萸为含有糖分成分的黏性药料，应采用串料法粉碎。

【功能主治】

滋阴补肾。用于肾阴亏损，头晕耳鸣，腰膝酸软，骨蒸潮热，盗汗遗精，消渴。

【用法用量】

口服。一次 1 丸，一日 2 次。

（二）大山楂丸（大蜜丸）的制备

【处方】

山楂 1000g　六神曲（麸炒）150g　麦芽（炒）150g

【制备操作】

1. 粉碎

以上 3 味，粉碎成细粉，过筛，混匀。

2. 炼糖、炼蜜

另取蔗糖 600g，加水 270mL 与炼蜜 600g，混合，炼至相对密度约为 1.38 时，滤过备用。

3. 机械法和药、合坨

制丸块是塑制法的关键工序，其软硬程度和黏度将直接影响到丸粒的成型和在贮存中是否变形。生产上一般使用 S 形桨的（单桨或双桨）捏合机。先用 70% 乙醇擦拭，起润滑、消毒作用，然后加入药粉与适宜的炼蜜混合成丸块状。制好后的丸块放置一段时间，并密切观察，待蜂蜜充分润湿药材，即可制丸条。

4. 机械法制丸条

丸块应制成粗细适当的丸条以便于分粒。大量生产时常用丸条机。螺旋式出条机较为常用。将制得的丸块从加料口加入，由于轴上挤压叶片的旋转使丸块挤入螺旋输送器中，丸条由出口处挤出。出口丸条管的粗细可根据需要进行更换。

5. 机械法制丸粒

制丸粒包括分粒和搓圆两步。直接将已经制备好的丸条放入双滚筒式或三滚筒式轧丸机器内。

6. 干燥

为防止蜜丸霉变，成丸也常进行干燥，采用微波干燥、远红外辐射干燥等，达到干燥和灭菌双重效果。

【质量检查】

1. 性状检查

本品为棕红色的蜜丸；味甜而酸。

2. 其他检查

同"六味地黄丸（大蜜丸）的制备"。

【注意事项与说明】

1. 应仔细体会机械法和手工法在制备上的异同之处。

2. 使用机械前必须进行安全培训，严格按照 SOP 进行操作，生产过程严格遵照 GMP 管理规范。

【功能与主治】

开胃消食。用于食积内停所致的食欲不振，消化不良，脘腹胀闷。

【用法与用量】

口服。一次 1~2 丸，一日 1~3 次，小儿酌减。

（三）补中益气丸（大蜜丸）的制备

【处方】

炙黄芪 20g　党参 6g　炙甘草 10g　白术（炒）6g　当归 6g　升麻 6g　柴胡 6g　陈皮 6g

【制备操作】

1. 粉碎

以上 8 味，粉碎成细粉，用 40~60 目筛网过筛混匀。

2. 煎煮

另取生姜 20g、大枣 40g 加水煎煮 2 次，滤过，滤液浓缩。

3. 炼蜜

将蜂蜜炼至中蜜即可。

4. 机械法制丸块（和药、合坨）

每 100g 粉末加炼蜜 100~120g 及生姜和大枣的浓缩煎液混合，倒入 S 形桨的（单桨或双桨）捏合机中，制备出丸块。

5. 机械法制丸条

挤出式出条机操作时先将丸块放入料筒，推进螺旋杆使挤压活塞在加料筒中不断向前推进，筒内丸块受活塞挤压而由出口挤出，形成粗细均匀的丸条。

6. 机械法制丸粒

光电自控制丸机是采用光电讯号系统控制出条、切丸等工序。将蜜丸药坨间接投入到机器的进料口中，挤出药条，通过跟随切药刀的滚轮，经过渡传送带到达翻转传送带，药条碰到第一个光电讯号，切刀立即切断药条。当被切断药条继续向前碰到第二个光电讯号时，翻转传送带翻转，将药条送入碾辊滚压，输出成品。

7. 干燥

为防止蜜丸霉变，采用微波干燥、远红外辐射干燥等，达到干燥和灭菌双重效果。

【质量检查】

1. 性状检查

本品为棕褐色至黑褐色的小蜜丸或大蜜丸；味微甜、微苦、辛。

2. 其他检查

同"六味地黄丸（大蜜丸）的制备"。

【注意事项与说明】

1. 本方源于金代李东垣的《脾胃论》。

2. 方中各药粉碎成细粉，混匀。药粉加炼蜜及生姜和大枣的浓缩煎液制丸，即得。

3. 药理实验研究表明，补中益气丸对免疫系统、消化系统、泌尿系统等均有良好的调节作用，并能增强机体非特异性抵抗力及抗菌、抗病毒能力等。

4. 应仔细体会不同的机械法在生产实践中的区别。

5. 使用机械前必须进行安全培训，严格按照 SOP 进行操作，生产过程严格遵照 GMP 管理规范。

【功能与主治】

补中益气，升阳举陷。用于脾胃虚弱、中气下陷证所致的泄泻、脱肛、阴挺，症见体倦乏力、食少腹胀、便溏久泻、肛门下坠或脱肛、子宫脱垂。

【用法与用量】

口服。小蜜丸一次 9g，大蜜丸一次 1 丸，一日 2~3 次。

【贮藏】

密封。

（四）二妙丸小蜜丸的制备

【处方】

苍术（炒）50g　黄柏（炒）50g

【制备操作】

1. 粉碎

以上 2 味，粉碎成细粉，过筛，混匀。

2. 煎煮

另取生姜 20g、大枣 40g 加水煎煮 2 次，滤过，滤液浓缩。

3. 炼蜜

将蜂蜜炼至中蜜即可。

4. 全自动机械制丸

目前药厂广泛应用中药自动制丸机。它是将制好的药团投入锥形料斗内，利用螺旋推进器将药团挤压并推出出条嘴。出条嘴视产量要求可装置单条或多条的出条刀，药条经导轮引入制丸滚轮。制丸滚轮在回转的同时还利用其上的螺旋斜线使药条的切口被搓平，从而连续制成大小均匀的药丸。

5. 干燥

为防止蜜丸霉变，采用微波干燥、远红外辐射干燥等，达到干燥和灭菌的双重效果。

【质量检查】

1. 性状检查

本品为黄棕色的水丸；气微香，味苦涩。

2. 其他检查

同上。

【功能与主治】

燥湿清热。用于湿热下注，白带，阴囊湿痒。

【用法与用量】

口服。小蜜丸一次 9g，大蜜丸一次 1 丸，一日 2~3 次。

【贮藏】

密封。

设计性实验

1. 六味地黄水蜜丸（PBL 教学法）

案例：宋朝某名医每日钻研医术终有所成，更以善于制剂闻名于世。一日友传来书信，上书：吾兄，怜哉吾儿，黄口于病榻，求赐六味地黄。然则，口小丸大不能服，可否劳仁兄改之。

问题：在宋朝没有片剂，也没有口服液，如果不改变丸剂这一属性，如何改革？

查阅资料：

> 1. 六味地黄丸药性，功能主治，适合采用什么剂型？
> 2. 处方中粉碎熟地黄和山茱萸时，如何避免其黏性？

小组讨论：

> 1. 如果做成水蜜丸，宜用塑制法还是泛制法呢？
> 2. 蜜丸与水蜜丸在质量要求上有什么不同？
> 3. 论证剂型改革的必要性。

教师对学生的方案给出意见：

> 1. 改剂型为水蜜丸，以蜂蜜和水为黏合剂。丸粒小，光滑圆整，易于吞服，可节省蜂蜜，更利于贮存，便于一次多做一些。
>
> 2. 采用泛制法制备时，应注意起模时须用水，以免黏结。蜜水加入方式应按：低浓度、高浓度、低浓度的顺序依次加入，即先用低浓度蜜水加大丸粒，逐步成型时，再用稍高浓度的蜜水，成型后再改用低浓度蜜水撞光。否则，会因蜜水浓度过高，造成黏结。由于水蜜丸含水量较高，成丸后应及时干燥，防止发霉变质。
>
> 3. 要注意泛制法制丸工艺的区别，泛制法是将药粉置于搪瓷盘中，每100g药粉加入炼蜜30～35g，再按炼蜜:水 = 1:2.5～3.0的比例配入水。
>
> 4. 重量差异测定、装量差异测定、微生物限度检查等同六味地黄蜜丸。

方案实施及反馈：

2. 均匀设计优化逍遥丸的提取工艺（案例教学法）

案例：逍遥丸是由柴胡100g，当归100g，白芍100g，白术（炒）100g，茯苓100g，炙甘草80g，薄荷20g组成。该方源于宋代《太平惠民和剂局方》，可疏肝健脾、养血调经。

问题：目前逍遥丸临床多用于妇科疾病的治疗，治疗效果显著。但在制剂制备方面仍以药材原粉入药，服用量大、溶散时限长短不一、生物利用度低、质量难以控制。如何剂型改革？

查阅资料：

> 1. 逍遥方药性，功能主治，适合采用什么剂型？
> 2. 怎样避免目前大蜜丸应用时存在的问题？

小组讨论：

> 1. 方中各味药材如何处理？怎样得出最优化的提取纯化工艺方案？
> 2. 论证剂型改革的必要性。
> 3. 如何选择实验指标？

教师对学生的方案给出意见：

> 1. 建议采用均匀设计优选逍遥丸的提取工艺，为生产工艺参数的选择和剂型改革提供实验依据。
> 2. 建议制成浓缩丸。
> 3. 参考资料：杨志欣，裴广杰，李永吉，等. 均匀设计优化逍遥丸的提取工艺. 中成药，2006，10：1423 – 1425

方案实施及反馈：

综合设计性实验

问题：2015 年版《中国药典》收载六味地黄的剂型有大蜜丸、小蜜丸、水丸、水蜜丸、浓缩丸、软胶囊剂、硬胶囊剂、颗粒剂。试设计上述剂型的处方，并制备上述制剂，比较上述几种制剂中的药物释放情况，分析各种剂型的优缺点。并将实验结果记录于表 6 – 18、6 – 19。

表 6 – 18 不同剂型六味地黄制剂的处方

剂型	主药	辅料
蜜丸		
水蜜丸		
水丸	熟地黄 160g　山茱萸（制）80g　牡丹皮 60g	
硬胶囊剂	山药 80g　茯苓 60g　泽泻 60g	
软胶囊剂		
颗粒剂		

表6-19 不同剂型六味地黄制剂的制备工艺及质检结果

剂型	工艺流程	质量检查
蜜丸		
水蜜丸		
水丸		
硬胶囊剂		
软胶囊剂		
颗粒剂		

查阅资料：

1. 2015年版《中国药典》收载的六味地黄各类剂型制剂品种的制备工艺及质量控制的异同。

2. 重点要区分"辅料的不同""溶散时限与崩解度的对比"。

小组讨论：

1. 不同的制剂方中各味药材如何处理？优缺点如何？

2. 怎样选取药物释放的考察指标？

3. 如何建立考察指标的分析方法？

教师对学生的方案给出意见：

1. 建议采用莫诺苷、马钱苷等的含量为考察指标，建立主要指标成分的体外释放分析方法。

2. 不同的制剂，注意样品处理方法上有何不同。

方案实施及反馈：

五、思考题

1. 实例分析：

某中药厂生产大蜜丸，结果发现制备出的蜜丸表面粗糙，在存放过程中蜜丸变硬、出现皱皮、返砂、空心，试分析原因，并提出解决办法？

2. 影响蜜丸丸块质量的因素有哪些？生产中应注意哪些关键环节？

3. 以六味地黄丸为例，调研目前市场上都有哪些改进剂型，并提出自己的观点。

参考文献

1. 张兆旺. 中药药剂学. 北京：中国中医药出版社，2003
2. 杨志欣. 中药药剂学实验教程. 哈尔滨：东北林业大学出版社，2009

（李振宇）

实验十六　水丸的制备

一、实验目的

1. 掌握泛制法制备水丸的操作方法、技能和要领。
2. 熟悉水丸药料与赋形剂的处理原则，正确选择起模用粉及丸模筛选的时机。
3. 了解水丸的质量检查方法。

二、实验指导

水丸（waterpills）系指药材细粉以水（或根据制法用黄酒、醋、稀药汁、糖液等）为黏合剂制成的丸剂，一般用泛制法制备，故又称水泛丸。临床上主要用于解表剂、清热剂及消导剂制丸。2015 年版《中国药典》收载 150 个水丸品种，良附丸、补中益气丸、香砂平胃丸、清肺黄连丸、越鞠二陈丸、熊胆救心丸、藿香保心丸等。

水丸有着不同于一般丸剂的特点：首先，水丸是以水或水性液体为赋形剂，服用后在体内易溶散、吸收，显效较蜜丸、糊丸、蜡丸要快。不含其他固体赋形剂，实际含药量高。同时还具备体积小，表面致密光滑，便于吞服，不易吸潮，利于保管贮藏等特点。其次，这种层层泛制的方法可将一些易挥发、有刺激性、性质不稳定的药物泛入内层，掩盖药物的不良气味，增加稳定性；也可将速释药物泛入外层，缓释药物泛入内层，或将药物分别包衣，使之在不同部位分别释放。中药产业现代化发展的今天，水丸的大工业生产开发较好，生产设备简单，质量控制容易掌握，但制备时间长、易污染，对主药含量及溶散时限较难控制，目前各种新型的水丸制剂也纷纷面市，将为这一古老剂型带来新的生机。

水丸一般用泛制法制备，其工艺流程为：原料的准备→起模→成型→盖面→干燥→选丸→质量检查→包装。

水丸开发研制生产，赋形剂的选择是首要问题。制备水丸采用的赋形剂本身多无黏性，但能引发药材中的成分产生黏性，将药粉黏结成丸。有的赋形剂如酒、醋、药汁等，还利用其本身的性质起到协同和改变药物性能的作用。因此，赋形剂的选择应与药材的性质和处方的功能主治结合起来。水是水丸中应用广泛的赋形剂，一般采用纯化水、冷沸水。水能润湿或溶解药材中的黏液质、胶质、糖、淀粉等成分而产生黏性，利于泛制成丸。需要注意的是，成丸后应立即干燥，以防生霉、变质。凡临床治疗上无特殊要求，处方中未明确赋形剂的种类，药物遇水不变质，药粉本身又含一定量黏性物质时，多采用水泛丸。酒也是常用赋形剂，常用白酒和黄酒，一般根据处方药物的性质和处方的作用而选择。酒中的乙醇能溶解药材中的树脂、油脂等成分而产生黏性，但是酒诱导产生黏性一般不如水，因此用水作赋形剂致黏合力太强而制丸困难者常以酒代之。另外，酒具有防腐能力，能使药物在制丸过程中不易霉败。酒易挥发，成丸后容易干燥。中医认为酒味甘、辛，有活血通经、引药上行、祛风散寒、矫腥除臭等作用，故舒筋活血类药丸常用酒作赋形剂。此外，还有醋和药汁，醋一般常用米醋，中医认为醋味酸苦，性温，能散瘀血、消肿痛，入肝经，故散瘀止痛的药常以醋作赋形剂；也有根据需要采用药汁作为赋形剂的。

三、主要仪器与材料

泛丸匾，铝锅，药粉勺，药粉盆，水盆，刷子，药筛，选丸筛，电炉，小型水丸机，烘箱等。

中药材，冷开水或蒸馏水等。

四、实验内容

验证性实验

（一）防风通圣丸　（水丸）

【处方】

防风 50g　白芍 50g　麻黄 50g　石膏 100g　滑石 300g　白术（麸炒）26g　川芎50g　甘草 20g　大黄 50g　连翘 50g　栀子 25g　当归 50g　薄荷 50g　芒硝 50g　桔梗100g　荆芥穗 25g　黄芩 100g

【制备操作】

1. 原料的准备

以上 17 味除滑石外，全粉碎成细粉，过五号、六号筛，混匀，备用。将芒硝加水溶解，滤过备用。将滑石粉单独粉碎成极细粉，备用。

2. 粉末直接起模

泛丸锅里喷少量芒硝水使之润湿，撒布少量药粉，转动泛丸锅，刷下锅壁附着的粉粒，再喷芒硝水润湿，撒粉吸附，反复多次，使粉粒逐渐增大，至泛成直径 1mm 左右的球形颗粒，筛取一号筛与二号筛之间的颗粒，即得丸模。

3. 成型

在丸模上反复加芒硝水润湿，层层撒粉（每次加芒硝水加粉量应随着丸粒的增大而增加，但加粉量亦不能过多，防止产生新的小丸），滚圆，筛选。

4. 干粉盖面并包衣

用干燥药材细粉继续在泛丸锅内滚动操作，先将丸粒表面润湿充分，再一次或数次均匀的将用于盖面的干粉撒于丸上，滚动至丸粒表面致密、光洁、色泽一致。在泛制后的丸粒中撒入滑石粉滚动包衣。

5. 干燥

泛制后的丸粒应及时干燥，否则易发霉。本品干燥可采用烘房、烘箱干燥，但需用时间长，可能造成成分的破坏。故常采用沸腾干燥 1.5h，使含水量可达到 2.5% 以下。

6. 选丸

为保证丸粒圆整、大小均匀、剂量准确，丸粒干燥后应进行筛选，除去过大、过小及不规则的丸粒。滚筒筛为薄铁皮卷成的圆筒，筒上布满筛孔，分三段，筛孔由小到大，目的是使丸粒在随筛筒滚动时按不同大小分档。

【质量检查】

1. 外观形状检查

本品为白色至灰白色光亮的水丸，味甘、咸、微苦。

2. 水分测定

采用烘干法。取供试品 2 ~ 5g，平铺于干燥至恒重的扁形称瓶中，厚度不超过 5mm，疏松样品不超过 10mm，精密称定，打开瓶盖在 100℃ ~ 105℃ 干燥 5h，将瓶盖盖好，移置干燥器中，冷却 30min，精密称定重量，再在上述温度干燥 1h，冷却，称重，至连续两次称重的差异不超过 5mg 为止。根据减失的重量，计算供试品中含有水分的百分数。

3. 重量差异测定

取供试品 10 丸为一份，共取 10 份，分别称定重量，求得平均重量，每份重量与平均重量或标示重量相比较，应符合表 6 - 20 重量差异测定表的规定。超出重量差异限度的不得多于 2 份，并不得有 1 份超出限度 1 倍。

表 6 - 20　重量差异限度表

标示总量	重量差异限度	标示总量	重量差异限度
0.05g 或 0.05g 以下	±12%	0.3g 以上至 1g	±8%
0.05g 以上至 0.1g	±11%	1g 以上至 2g	±7%
0.1g 以上至 0.3g	±10%	2g 以上	±6%

4. 装量差异测定

取供试品 10 袋（瓶），分别称定每袋（瓶）内容物的重量，每袋（瓶）装量与标示装量相比较，应符合表 6 - 21 规定，超出装量差异限度的不得多于 2 袋（瓶），并不得有 1 袋（瓶）超出装量差异限度 1 倍。

表 6 – 21　装量差异限度表

标示装量	装量差异限度	标示装量	装量差异限度
0.5g 或 0.5g 以下	±12%	3g 以上至 6g	±6%
0.5g 以上至 1g	±11%	6g 以上至 9g	±5%
1g 以上至 2g	±10%	9g 以上	±4%
2g 以上至 3g	±8%		

5. 微生物限度检查

照微生物限度检查法检查，应符合规定。

6. 溶散时限检查

取供试品 6 丸，选择适当孔径筛网的吊篮［丸剂直径在 2.5mm 以下的用孔径约 0.42mm 的筛网，在 2.5 ~ 3.5mm 的用孔径 1.0mm 的筛网，在 3.5mm 以上的用孔径约 2.0mm 的筛网］，照崩解时限检查法片剂项下的方法（通则 0921）加挡板进行检查。水丸应在 1h 内全部溶散；如操作过程中供试品黏附挡板妨碍检查时，应另取供试品 6 丸，不加挡板进行检查。上述检查应在规定时间内全部通过筛网。如有细小颗粒状物未通过筛网，但已软化无硬心者可作合格论。

【注意事项与说明】

1. 应仔细体会泛制法和塑制法在制备上的异同之处。

2. 使用机械前必须进行安全培训，严格按照 SOP 进行操作，生产过程严格遵照 GMP 管理规范。

【功能主治】

解表通里，清热解毒。用于外感内热，表里俱实、恶寒壮热、头痛咽干、大便秘结、小便黄少、疮疡初起、湿疹、荨麻疹瘙痒。

【用法用量】

口服。一次 6g，一日 2 次。

（二）保和丸　（水丸）

【处方】

山楂（焦）300g　六神曲（炒）100g　半夏（制）100g　茯苓 100g　陈皮 50g　连翘 50g　莱菔子（炒）50g　麦芽（炒）50g

【制备操作】

1. 原料的准备

将以上 8 味粉碎成细粉，过五号、六号筛，混匀，备用。

2. 湿粉制粒起模

将药粉用水混匀，使成"手握成团，松之即散"的软材状，将其过二号筛，取颗粒置泛丸锅中，经旋转、滚撞、摩擦，撞去棱角成为圆形，取出过筛分等，即成丸模。

该法丸模成型率高，丸模较均匀，但模子较松散。控制起模用粉量才能保证各批次及每批丸模数量、大小符合要求。起模用粉量应根据药粉的性质和丸粒的规格决定。生产起模用粉量可根据经验公式 6 – 5 计算：

$$X = 0.625 \times \frac{D}{C} \tag{6 – 5}$$

式中，C 为成品水丸 100 粒干重（g）；D 为药粉总量（kg）；X 为一般起模用粉量（kg）；0.625 为标准模子 100 粒重量（g）。

3. 成型

在丸模上反复加水润湿，每次加水加粉量应随着丸粒的增大而增加，但加粉量亦不能过多，防止产生新的小丸。滚圆，筛选。

4. 清水盖面

加清水使丸粒充分润湿，滚动一定时间，迅速取出，立即干燥。

5. 干燥

采用沸腾干燥 1.5h，使含水量达到 2.5% 以下。

6. 检丸器选丸

检丸器分上下 2 层，每层装 3 块斜置玻璃板，且相隔一定距离。利用丸粒圆整度不同、滚动速度不同筛选，丸粒愈圆，滚动愈快，能越过全部间隙到达好粒容器，而畸形丸粒与之相反，不能越过间隙而漏于坏粒容器中。

【质量检查】

1. 外观形状检查

本品为灰棕色至褐色的水丸；气微香，味微酸、涩。

2. 其他检查

项目同"防风通圣丸（水丸）"。

【注意事项与说明】

1. 本方源于元代《丹溪心法》卷三。

2. 方中各药粉碎成细粉，以水为赋形剂泛丸。

3. 现代研究证明，保和丸具有抗溃疡、提高消化酶活性及调节胃肠功能的作用。

【功能主治】

消食，导滞，和胃。用于食积停滞，脘腹胀满，嗳腐吞酸，不欲饮食。

【用法用量】

口服。一次 6~9g；小儿酌减。

设计性实验

麻仁丸（PBL 教学法）

案例：某男孩几天都没有大便，腹部胀得像青蛙的肚子，医生开出"麻仁丸"，但大蜜丸体积大、难于服用。

问题：试考虑剂型改革，帮助解决这一难题。

查阅资料：

　1. 麻仁丸药性，功能主治，适合采用什么剂型？

　2. 方中各味中药材的药性、成分及其性质。

小组讨论：

　1. 如果不改变丸剂这一属性，你可以帮忙改成何种剂型呢？

　2. 在水蜜丸和水丸之间你更倾向于哪种丸剂？

　3. 方中含有大量植物的种子，如何粉碎呢？

　4. 请设计制备工艺。

　5. 论证剂型改革的必要性。

教师对学生的方案给出意见：

　1. 麻仁丸出自中医经典名著《伤寒论》，是汉代名医张仲景创制的名方之一，属润下之剂，具有润肠通便的功效，非常适合痔疮性便秘患者服用。鉴于儿童不易服用，可以考虑改剂型为水蜜丸。

　2. 注意在方中各味药材前处理过程中，要保存其原有疗效。

方案实施及反馈：

五、思考题

1. 实例分析：

某药厂用泛制法做的水丸每批都有少量的水丸出现干不透的情况，导致质量不稳定，如阴阳面、崩解时限不合格等。试分析原因，并提出解决方法。

2. 简述丸剂包衣的目的。

参考文献

1. 张兆旺. 中药药剂学. 北京：中国中医药出版社，2003

2. 杨志欣. 中药药剂学实验教程. 哈尔滨：东北林业大学出版社，2009

（李振宇）

实验十七　滴丸的制备

一、实验目的

1. 掌握滴制法制备滴丸的操作方法和操作要点。
2. 熟悉影响滴丸质量的主要因素及控制方法。
3. 了解滴丸的制备原理，正确选择基质与冷却剂。

二、实验指导

滴丸剂（droppills）是将固体或液体药物与适宜的基质加热熔化混匀后，滴入不相混溶的冷凝液中，收缩而制成的固体制剂。这种滴制法制丸的过程，实际上是将固体分散体制成丸剂的形式，由于药物呈高度分散状态，增加了药物的溶解度和溶出速度，可以提高生物利用度。滴丸剂主要供口服，也可供外用和局部（如眼、耳、鼻、直肠、阴道等）使用。目前，2015年版《中国药典》一部收载滴丸剂9种，如元胡止痛滴丸、复方丹参滴丸、宫炎平滴丸、穿心莲内酯滴丸、都梁滴丸、速效救心丸、银杏滴丸、藿香正气滴丸及香通心滴丸。

滴丸剂中除主药以外的赋形剂均称为基质。滴丸剂是利用不同性质的基质以控制药物释放速度。常用基质有水溶性和非水溶性两类。水溶性基质有聚乙二醇（PEG）类、肥皂类、硬脂酸钠及甘油、明胶等，其中尤以PEG4000或PEG6000最为多用，其熔点低（PEG4000熔点为50℃～58℃，PEG6000熔点为55℃～63℃），毒性小，化学性质稳定，对药物溶解性能良好，易溶于水和多数极性有机溶剂，在胃肠道内，能显著提高药物的溶出速率。非水溶性基质有硬脂酸、单硬脂酸甘油酯、氢化植物油、虫蜡等，可使药物缓慢释放，也可与水溶性基质合用，以调节药物溶出速率，增加药物的溶解量或有利于滴丸成型。

滴丸的制备工艺过程一般为：药物＋基质→混悬或熔融→滴制→冷却→洗丸→干燥→选丸→质检→分装。

滴丸剂的制备方法有溶剂–熔融法和熔融法，这种滴制丸的过程，实际上是将固体分散体制成滴丸的过程，即将药物溶解、乳化或混悬于适宜熔融基质中，并通过适宜口径的滴管滴入另一不相溶的冷凝剂中，这时含有药物的基质骤然冷却成型。滴制法制丸的质量（重量与形态）与滴管口径，熔融液的温度，冷凝液的密度，上下温度差及滴管距冷凝液面距离等因素有关。因此，在制备过程中保证滴丸圆整成型，丸重差异合格的关键是选择适宜的基质，确定合适的滴管内外口径，滴制过程中保持恒温，滴制液液压恒定，及时冷却等。滴丸剂制备中所用的冷凝液要求相对密度应轻于或重于基质，但相差不能太大，以免小丸上浮或下降过快。适用于水溶性基质的冷凝液有液状石蜡、植物油、甲基硅油等，非水溶性基质则常用水、乙醇及水醇混合液等。基质和冷凝液与滴丸的形成、溶出速度、稳定性等密切相关。

三、主要仪器与材料

蒸发皿，水浴，电炉，温度计，滴丸装置，保温夹层漏斗。

中药材，聚乙二醇6000，液状石蜡。

四、实验内容

验证性实验

（一）复方丹参滴丸

【处方】

丹参50g　三七50g　冰片适量

【制备操作】

1. 药物的准备

丹参、三七加水煎煮，煎液滤过，滤液浓缩，加入乙醇，静置使沉淀，取上清液，回收乙醇，浓缩成稠膏，备用；冰片研细。

2. 辅料的准备

取聚乙二醇适量，加热使熔融；称量适量液状石蜡。

3. 滴制

将上述药物稠膏和冰片细粉混匀，使药物溶解、乳化或混悬于适宜的熔融的聚乙二醇基质中，保持80℃～100℃，经过适宜大小管径的滴管等速滴入冷凝液中，自上向下滴时滴管口与冷凝液的液面距离应在5cm以下，冷却柱的长度为40～140cm，温度保持在10℃～15℃。凝固形成的丸粒徐徐沉于器底或浮于冷凝液的表面，取出拭去冷凝液，干燥即得滴丸。

4. 包衣

包薄膜衣，即得。

【质量检查】

1. 外观性状

本品为棕色的滴丸或薄膜衣滴丸；气香，味微苦。

2. 重量差异

取供试品20丸，精密称定总重量，求得平均重量后，再分别精密称定每丸的重量，每丸重量与平均重量相比较，按表6－22中的规定，超出重量差异限度的丸剂不得多于2丸，并不得有1丸超出限度1倍。

表6－22　滴丸重量差异限度表

平均丸重	重量差异限度	平均丸重	重量差异限度
0.03g及0.03g以下	±15%	0.1g以上至0.3g	±10%
0.03g以上至0.1g	±12%	0.3g以上	±7.5%

3. 溶散时限的测定

按照 2015 年版《中国药典》四部通则 0921 测定。取供试品 6 丸，选择适当孔径筛网的吊篮（丸剂直径在 2.5mm 以下的用孔径约 0.42mm 的筛网，在 2.5～3.5mm 的用孔径 1.0mm 的筛网，在 3.5mm 以上的用孔径约 2.0mm 的筛网），照崩解时限检查法片剂项下的方法加挡板进行检查。但不锈钢丝网的筛孔径应为 0.425mm；除另有规定外，取供试品 6 粒，按片剂中的方法不加挡板进行检查，应在 30min 内全部溶散，包衣滴丸应在 1h 内全部溶散，如有 1 粒不能完全溶散，应取 6 粒复试，均应符合规定。如操作过程中供试品黏附挡板妨碍检查时，应另取供试品 6 丸，不加挡板进行检查。上述检查应在规定时间内全部通过筛网。如有细小颗粒状物未通过筛网，但已软化无硬心者可作合格论。

4. 装量差异测定

取供试品 10 袋（瓶），分别称定每袋（瓶）内容物的重量，每袋（瓶）装量与标示装量相比较，应符合表 6 - 23 规定，超出装量差异限度的不得多于 2 袋（瓶），并不得有 1 袋（瓶）超出装量差异限度 1 倍。

表 6 - 23　装量差异测定表

标示装量	装量差异限度	标示装量	装量差异限度
0.5g 或 0.5g 以下	±12%	3g 以上至 6g	±6%
0.5g 以上至 1g	±11%	6g 以上至 9g	±5%
1g 以上至 2g	±10%	9g 以上	±4%
2g 以上至 3g	±8%		

5. 微生物限度检查

照微生物限度检查法检查，应符合规定。

【注意事项与说明】

1. 包糖衣滴丸应在包衣前检查丸芯的重量差异，符合规定后方可包衣，包糖衣后不再检查重量差异，包薄膜衣滴丸应在包薄膜衣后检查重量差异并符合规定。

2. 聚乙二醇为水溶性基质，制成固体分散体后，迅速发挥药效，可用于急救。

3. 孕妇慎用。

【功能主治】

活血化瘀，理气止痛。用于气滞血瘀所致的胸痹，症见胸闷、心前区刺痛；冠心病心绞痛见上述证候者。

【用法用量】

吞服或舌下含服。每丸重 25mg；薄膜衣滴丸每丸重 27mg。一次 10 丸，一日 3 次，28 天为一个疗程；或遵医嘱。

【贮藏】

密封。

(二)苏冰滴丸

【处方】

苏合香酯 0.5g　冰片 1.0g　聚乙二醇 6000 3.5g

【制备操作】

1. 药物的准备

将苏合香酯和冰片研细待用。

2. 辅料的准备

将聚乙二醇 6000 置铝锅中，于油浴上加热至 90℃～100℃，全部熔融。液状石蜡冷却至 10℃～15℃。

3. 滴制

将上述苏合香酯和冰片细粉搅拌混匀溶解于熔融的聚乙二醇 6000 基质中，转移至贮液瓶中，密闭并保温在 80℃～90℃，经过适宜大小管径的滴管等速滴入冷凝液中，自上向下滴时滴管口与冷凝液的液面距离应在 5cm 以下，冷却柱的长度为 40～140cm，温度保持在 10℃～15℃。将成形的滴丸沥尽并擦去液状石蜡，置石灰缸内干燥，即得。

4. 包衣

包薄膜衣，即得。

【质量检查】

1. 外观性状

本品为棕色的滴丸；气香，味微苦。

2. 重量差异

同"复方丹参滴丸"。

3. 溶散时限

同"复方丹参滴丸"。

4. 装量差异测定

同"复方丹参滴丸"。

5. 微生物限度检查

同"复方丹参滴丸"。

【注意事项与说明】

1. 包糖衣滴丸应在包衣前检查丸芯的重量差异，符合规定后方可包衣，包糖衣后不再检查重量差异。包薄膜衣滴丸应在包薄膜衣后检查重量差异并符合规定。

2. 聚乙二醇为水溶性基质，制成固体分散体后，迅速发挥药效，可用于急救。

3. 孕妇慎用。

【功能主治】

芳香开窍，理气止痛。适用于冠心病胸闷，心绞痛，心肌梗死等症，能迅速缓解症状。

【用法用量】

口服。常用量一次 2 ~ 4 粒（每粒 50mg），一日 3 次；发病时立即含服或吞服。

（三）冠心苏合滴丸

【处方】

苏合香 50g　冰片 105g　乳香（制）105g　檀香 210g　青木香 210g　聚乙二醇 6000 适量

【制备操作】

1. 药物的准备

将乳香、檀香、青木香 3 味药材提取挥发油，药渣用 80% 乙醇加热回流提取 2 次，每次 2h，滤过，滤液回收乙醇至无醇味，减压浓缩至相对密度为 1.25 ~ 1.30 的稠膏，干燥，粉碎成细粉，待用。苏合香和冰片粉碎，待用。

2. 辅料的准备

将聚乙二醇 6000 置铝锅中，于油浴上加热至 90℃ ~ 100℃，全部熔融。液状石蜡冷却至 10℃ ~ 15℃。

3. 滴制

将上述苏合香和冰片细粉搅拌混匀溶解于熔融的聚乙二醇 6000 基质中，转移至贮液瓶中，密闭并保温在 80℃ ~ 90℃，待全部融化，加入制备好的挥发油。经过适宜大小管径的滴管等速滴入冷凝液中，自上向下滴时滴管口与冷凝液的液面距离应在 5cm 以下，冷却柱的长度为 40 ~ 140cm，温度保持在 10℃ ~ 15℃。将成形的滴丸沥尽并擦去液状石蜡，置石灰缸内干燥，即得。

【质量检查】

1. 外观性状

本品为棕褐色的滴丸；气香，味微苦、凉。

2. 重量差异、溶散时限、装量差异测定、微生物限度检查

同"复方丹参滴丸"。

【注意事项与说明】

1. 乳香、檀香、青木香富含挥发油，提取挥发油后，药渣用 80% 乙醇提取。

2. 聚乙二醇为水溶性基质，制成固体分散体后，迅速发挥药效，可用于急救。

3. 孕妇慎用。

【功能主治】

理气宽胸，止痛。用于心绞痛，胸闷憋气。

【用法用量】

嚼碎服。一次 1 丸，一日 1 ~ 3 次；或遵医嘱。

设计性实验

柴胡滴丸的制备（PBL 教学法）

案例：中药柴胡（*Bupleurum chinense* DC.）系伞形科植物柴胡的干燥根，具解表、退热、疏肝解郁的功能，主治感冒发热、寒热往来、胸胁腹痛等症，其主要成分为柴胡皂苷及柴胡挥发油。

问题：试设计柴胡滴丸的处方及制备工艺，以使柴胡滴丸治疗感冒具有速效的特点。

查阅资料：

> 1. 根据柴胡所含柴胡皂苷及柴胡挥发油的性质，设计提取工艺方案。
> 2. 滴丸处方设计及制备工艺相关资料。

小组讨论：

> 1. 滴丸基质如何选择？
> 2. 药物与基质配比的选择？
> 3. 成型工艺应考察哪些影响因素？

教师对学生的方案给出意见：

> 1. 建议选择具有良好分散力和较大内聚力的水溶性基质 PEG4000，用不同量的 PEG6000 来调整溶液的黏滞性、流动性、滴丸的硬度及其成型性。
> 2. 确定成型工艺方法时，应分别考察滴口壁厚度、滴制温度、滴距、滴速、冷凝管温度对柴胡滴丸圆整度、丸重及丸重差异的影响，其中圆整度以 5 级表示（5级：圆整度好，表面光滑，无凹陷和拖尾；4 级：圆整度较好；3 级：圆整度较差；2级：圆整度差，有拖尾，子母丸；1 级：丸子间有粘连）。
> 3. 处方应进行验证。

方案实施及反馈：

五、思考题

1. 实例分析：

某药厂生产的滴丸，在放置过程中滴丸表面有一层白色物覆盖，而且滴丸较软，易老化、溶解度下降，试分析原因，并提出解决办法。

2. 滴丸为什么具有较高的生物利用度？

参考文献

1. 张兆旺. 中药药剂学. 北京：中国中医药出版社，2003

2. 杨志欣. 中药药剂学实验教程. 哈尔滨：东北林业大学出版社，2009

3. 李亚琴. 柴胡滴丸的成型工艺与优化. 中成药，2005，27（11）：1254 – 1256

4. 李亚琴. 正交设计优化柴胡滴丸的工艺. 中国中药杂志，2006，31（13）：1115 – 1116

（李振宇）

实验十八　微丸的制备

一、实验目的

1. 掌握微丸的制备方法。

2. 熟悉微丸的质量要求及检查方法。

二、实验指导

微丸（micropills）是指药物和辅料组成的直径小于 2.5mm 的圆球状实体，通常由丸芯和外包裹的薄膜衣组成，丸芯粒径很小，一般为 80～200μm，外观很圆，微丸粒径一般为 500～1000μm。微丸在我国有悠久的历史，著名的"六神丸""王氏保赤丸"等均具有微丸的基本特征。而现代的微丸技术一般认为是从 20 世纪 50 年代后才迅速发展起来的。现代微丸最基本的特点是属于剂量分散型制剂，即一次剂量由多个单元组成，这与单剂量由一个单元组成的剂型相比，具有许多优点：①在胃肠道分布面积大，吸收完全，生物利用度高，并可有效避免因局部浓度过大对胃肠道的刺激，在体内很少受到胃排空功能变化的影响，在体内的吸收具有良好的重现性。②通过几种不同释药速率的微丸组合，可获得理想的释药速率，维持较长的作用时间。③其释药行为是组成一个剂量的多个微丸释药行为的总和，个别微丸制备上的缺陷不致于对整个制剂的释药行为产生严重影响，因此其释药规律具有重现性。且通过调整膜衣厚度和膜衣处方或分组膜衣处方，可很好地控制单个剂量的释药行为，降低产生突释的可能性。④微丸载药范围很宽，可从 1%～95%，单个胶囊的最大剂量可达 600mg。⑤微丸在工艺学上流动性好，大小均匀，易于处理，不易破碎。

微丸的制备工艺过程一般可分为：辅料混合→成核→聚结→层结→磨蚀→成丸→包衣。

微丸的最早制备工艺是手工泛丸，与中药水泛丸的制备过程相似。现代微丸的制备方法很多，可分为包衣锅法、沸腾床制粒包衣法、离心造粒法、振荡滴制法、挤出滚圆法等。前 4 种方法需用丸芯。制丸机械的应用对微丸的制备至关重要，传统手工制备方法的应用则需要更高的制备技术。

　　微丸在生产与贮存期间应符合药典中有关丸剂的规定。其质量评价主要有：①粒度。小丸的大小可用各种参数，如粒度分布、平均直径、几何平均径、平均粒宽和平均粒长等来表达。②圆整度。小丸的圆整度是小丸的重要特性之一，大小和形状均一、表面平滑、圆整的小丸是制备膜控小丸最理想的条件。③堆密度。取 100g 小丸缓缓通过一玻璃漏斗倾倒至一量筒内，测出小丸的松容积即可计算出小丸的堆密度。④脆碎度。测定小丸的脆碎度可评价小丸物料剥落的趋势。测定脆碎度的方法因使用仪器不同可能有不同的规定。⑤水分含量。测定经 100℃ 干燥 20min 后的失重。⑥强度或硬度。⑦孔隙率。⑧释放实验。

三、主要仪器与材料

　　挤出滚圆机，离心层积造粒机，离心包衣造粒机，包衣锅。
　　微晶纤维素，中药材。

四、实验内容

验证性实验

（一）黄连素微丸

【处方】
黄连素 3.0g　微晶纤维素 15.0g　乳糖 13.0g　25% 乙醇适量

【制备操作】

1. 药物的准备

　　按处方量称取黄连素 3.0g、微晶纤维素 15.0g 和乳糖 13.0g，混合均匀后，加入 25% 乙醇适量，混匀。

2. 挤出滚圆法制备微丸

　　先将混合物料投入加样漏斗，启动挤出机制成圆柱形物料。将所制得的圆柱形物料加入滚筒中，启动滚圆机，制得球形微丸，放料。挤出滚圆法系指将药物、辅料粉末加黏合剂混合均匀，通过挤出机将其挤成圆条状，再于滚圆机中将圆柱形物料切割滚制成大小均匀规整的球形。挤出滚圆法是制备微丸较为成熟的一种方法，此法所得的颗粒大小均匀、粒度分布窄、药物含量均匀、工艺简单易控。但此法产量非常有限，因此应用于大规模生产还有待于进一步研发。挤出滚圆制粒机主要结构为挤出机和滚圆机。其需要先用挤出机将物料挤成圆条状，再经过滚圆机制丸，因此将物料挤成圆条状是限速环节。另外，在将混合好的药物加入到机器中后，应注意从控制面板上设置挤出速度和滚圆速度。

【质量检查】

1. 外观

本品为暗棕褐色至类黑色微丸；气微，味苦。

2. 圆整度

以平面临界角和休止角考察微丸的圆整度，两者的角度越小，微丸的圆整度越好。平面临界角的测量：取 15g 微丸置一平板上，将平板一侧抬起，在微丸突然滚落时，测量倾斜平面与水平面的夹角即为平面临界角。休止角的测量：取一定量的微丸，小心倒入在一定高度固定的漏斗中，微丸便流入下面的表面皿内，流出完毕，测量堆积高度（H）和堆积半径（r），计算 $\mathrm{tg}\,a = H/r$，a 即为休止角。休止角越小，表明流动性越好。

3. 堆密度

取适量定量（M）微丸使其缓缓通过一玻璃漏斗，倾倒至一量筒内，测定微丸的松容积（V），计算微丸的堆密度 M/V。

4. 脆碎度

取丸芯 2g，精密称重后，置于片剂四用仪中，振荡 20min，取出后过筛，称重，计算丸芯失重得脆碎度。

5. 释放度影响因素的考察

照释放度测定法（2015 年版《中国药典》四部 0931 溶出度与释放度测定法），分别考察转篮法和桨法对药物释放的影响，以经脱气处理的蒸馏水 500mL 为释放介质，温度 37℃ ±0.5℃，转速 50rpm，分别在 2、4、6、8、11h 取释放液 20mL，及时补加相同温度和体积的释放介质，样品经 0.45μm 微孔滤膜过滤，精密吸取续滤液 15mL，水浴烘干，用 5mL 甲醇溶解过滤，取续滤液依法测定，据标准曲线及累积释放度计算公式 6-6，求得微丸在不同时间点的累积释放百分率。

$$累积释放百分率（\%）= \frac{\sum\limits_{i=1}^{n} C_i V_i + C_n V}{W \times D} \times 100\% \qquad (6-6)$$

C_i、C_n 为释放介质中药物浓度，V_i 为取出介质的体积，V 为溶出介质的总体积，W 为微丸的重量，D 为微丸中药物的百分含量。

6. 粒径分布

采用筛分法，由上而下依次为 16、20、24、30 目的筛网，称取 100g 未筛分的微丸置于筛网顶部，充分振动数次，分别取出称重，计算百分率。

【注意事项与说明】

1. 25% 乙醇作为黏合剂，用量多少直接关系微丸质量的好坏，若加入太多，则滚圆时易黏合形成大球，影响粒径均一度；若加入太少，则所得微丸呈哑铃形，影响所制微丸的圆整度。

2. 每次实验操作完毕之后要清理好仪器。

3. 在滚圆时可用 50% 乙醇作为润湿剂。

【功能主治】

行气止痛，清热止痢。主治腹痛泄泻，下痢脓血，里急后重。

【用法用量】

口服。每次 2~4 丸，一日 3 次。每丸重 0.17g，每克含盐酸黄连素 30mg，每瓶装 24 丸。

（二）葛根芩连微丸

【处方】

葛根 1000g　黄芩 375g　黄连 375g　炙甘草 250g　淀粉 300g　滑石粉 30g　PVP 10g　无水乙醇溶液 100g

【制备操作】

1. 药物的准备

取黄芩、黄连用 50% 的乙醇作溶剂，浸渍 24h 后进行渗漉，收集渗漉液，回收乙醇，浓缩成适当的浸膏。将葛根用水煎煮 30min，再加入黄芩、黄连药渣及甘草煎煮 2 次，每次 1.5h，将 2 次的煎出液合并在一起，滤过，滤液进一步浓缩，加入上述浓缩液，浓缩成稠膏，减压低温干燥，粉碎成最细粉。待用。

2. 空白丸核的制备

按处方量称取淀粉、滑石粉初混后，过 80 目筛 2 次混匀，加入黏合剂，18 目筛制粒 2 次，置糖衣锅中滚动，视情况撒粉，成丸后出锅干燥、筛分即得。

3. 粉末层积法制备微丸

将离心包衣造粒机的空气压缩机及其他电源接通，调整压力至 0.8MPa 以上，调整主机转速 150~200rpm，喷气压力 0.5MPa，喷气流量 10L·min^{-1}，鼓风流量 20×20L·min^{-1}，鼓风温度为室温，喷浆泵转速 15~25rpm 把乙醇作为黏合剂喷出，供药物粉末速度 15~25rpm，称取 26~32 目空白丸核（26~32 目的微晶纤维素丸核）置主机料室内，开动开关开始层积制丸，潮湿的丸核在液体毛细管作用下，将粉末粒子黏附在表面，形成细粉层，随着黏合液的不断喷入，更多的粉末黏附在丸核上，直至制得适宜大小的微丸。待微晶纤维素细粉加完后，停止喷浆和供粉，主机继续转动 1min，打开出料口，取出成品微丸，烘干，筛分。

【质量检查】

1. 本品为暗棕褐色至类黑色微丸；气微，味苦。

2. 圆整度、堆密度、脆碎度、粒径分布、释放度影响因素的考察同上。

【注意事项与说明】

1. 粉末式层积法制备中，供粉及供浆之比例以及速度是关系到最终产品微丸质量的关键因素，故重点对供粉与供浆速度进行筛选。理论上，粉末层积时料室中的含湿量可用公式 6-7 计算：

$$W = \frac{EP_a}{EP_a + (1 - E)P_s} \qquad (6-7)$$

E 为空间所占分数；P_s 和 P_a 分别为粉料和浆液的密度。

2. 采用粉末层积法制备微丸时，可先将一定粒径的丸核置主机料室内，喷入黏合剂，使其表面润湿，再撒粉使粉末黏附在粒子表面，此过程逐渐进行，累积至粒径合适为止。在离心粉末层积法的制丸过程中，微丸经鼓风上抛，离心外翻，滚动与产生麻花样等特殊的轨迹，微丸具有较好的圆整度。

3. 粉末层积法制备的微丸，因为有丸核的存在使粒径分布范围窄；由于药物黏附于外层，表面积较大，生物利用度高；微丸具有适宜的机械强度，制备膜控缓释制剂时无骨架效应；由于药物扩散时距离较短，可达到膜控零级释放。

4. 因为离心包衣造粒机采用 380V 电压供电，所以在使用仪器时务必注意用电安全。

5. 在每次正式开始操作之前，一定要认真检查各个阀门、开关和部件，在确保机器正常运转后方可开始实验。首次使用应由专业人员调试，并在油箱中注入足够量的机油。在以后使用中应保持机油量足够达到指示量量标处，并每 5000h 更换一次机油。空压机的转动是有方向的，使用前一定要点动开关观察其旋转的方向性，一定要按机器上所指箭头方向旋转，如果反转，应将插头或插座三项火线中任意两线调换位置，或请专业电工处理。使用前应先关闭储气仓下边的排污阀，启动空压机，连接管路。使用完毕后将储气仓压力放至 0.2 大气压以下，打开排污阀，将剩余气体和污水一并排净。

【功能主治】

解肌，清热，止泻止痢。用于泄泻痢疾、身热烦渴、下痢臭秽；菌痢、肠炎。

【用法用量】

口服。每袋装 1g，一次 3g；小儿一次 1g，一日 3 次，或遵医嘱。

（三）喉症丸

【处方】

板蓝根 420g　牛黄 30g　冰片 14g　猪胆汁 400g　玄明粉 20g　青黛 12g　雄黄 46g　硼砂 20g　蟾酥（酒制）40g　百草霜 16g

【制备操作】

1. 药物的准备

以上 10 味，除猪胆汁、牛黄、冰片外，蟾酥酒制；百草霜、青黛研成细粉备用。其余板蓝根等 4 味粉碎成细粉，过筛，混匀，与牛黄、冰片配研，混匀，用蟾酥酒制溶液与滤过的猪胆汁合并，搅匀。

2. 制备湿颗粒

将上述药物过 100 目筛后，按处方量混合均匀，加入一定量的乙醇黏合剂混匀，根据微丸粒径的要求制备颗粒，一般可选用 20~40 目筛制湿颗粒。

3. 包衣锅法制备微丸

将制好的湿颗粒转移至糖衣锅中转动，再根据湿颗粒表面湿润程度适当喷洒一定浓度的乙醇黏合剂或混合药粉，转动一定时间即可出锅，干燥后筛分出不同粒径微丸备用。

4. 包衣

将制好的丸放入包衣锅中，用青黛、百草霜包衣，阴干，打光即得。

【质量检查】

1. 本品为黑色的小丸，除去外衣后显棕黄色；气微，味先苦后麻。

2. 圆整度、堆密度、脆碎度、粒径分布、释放度影响因素的考察同上。

【注意事项与说明】

1. 选用黏合剂种类和使用量的原则是让湿颗粒具有一定的可塑性，这是成丸的基础，选择不当则会黏成大团块或分散成粉状。故应根据药物的不同性质筛选黏合剂及用量。本方建议选用含水乙醇。

2. 黏合剂中聚乙烯吡咯烷酮（PVP）具有很好的增塑性，用适当的乙醇（浓度50%～95%）配成一定浓度的溶液制粒，对微丸的制备有较好的效果。

3. 适当加入滑石粉能起到断开条粒的作用，又能增加湿颗粒的可塑性。

4. 制粒筛目的大小决定了微丸粒径大小，可根据需要选用。处理得当，成丸的收率较高，一般为60%～90%的成丸率。

【功能主治】

清热解毒，消肿止痛。用于咽炎、喉炎、扁桃腺炎及一般疮疖。

【用法用量】

含化。每224粒重1g，三岁至十岁一次1～5粒；成人每次5～10粒，一日2次。外用疮疖初起、红肿热痛未破者，将丸用凉开水化开涂于红肿处，日涂数次。孕妇忌服，疮已溃破者不可外敷。

五、思考题

实例分析：

某药厂用挤出滚圆法做载药微丸，辅料为MCC，水为黏合剂，结果崩解时间相当长，于是改用空白MCC做，崩解时间还是不能得到改善。然而用同一批MCC制成的片剂的崩解却非常快，试分析原因，并提出解决办法。

参考文献

1. 张兆旺. 中药药剂学. 北京：中国中医药出版社，2003

2. 杨志欣. 中药药剂学实验教程. 哈尔滨：东北林业大学出版社，2009

（李振宇）

实验十九　膜剂的制备

一、实验目的

1. 掌握膜剂的实验室制法和操作要点。
2. 熟悉常用膜材料的性质及基本配方。

二、实验指导

膜剂（pellicle）是指药物与适宜的成膜材料经加工制成的膜状制剂。近年来国内外对其的研究和应用进展很快，临床很受欢迎，可用于口服、口腔、眼科、耳鼻喉科、创伤、烧伤、皮肤及妇科等。但随着 TTS（即透皮治疗系统）的不断发展，一些膜剂尤其是鼻腔、皮肤用药膜剂亦可起到全身作用，故在临床应用上有取代部分片剂、软膏剂和栓剂等的趋势。该剂型的最大特点就是轻、薄，一般其厚度不超过 1mm。但也正因如此，导致此剂型仅适合于小剂量药物的制备，药量大就会造成超载而导致药物析出。此外，膜剂含药量准确，稳定性好，体积小、重量轻、赋形剂用量少，应用方便。膜剂从结构来看有单层膜、多层膜、夹心膜之分。

膜剂的制备工艺流程为：配制成膜材料浆液→加入药物及附加剂→脱泡→涂膜→干燥→脱膜→质检→分剂量→包装。

控制膜剂的质量关键在于成膜材料的选择，理想的成膜材料应具备以下条件：性质稳定，无毒、无刺激性；涂布在组织上应不影响组织的愈合，基本上不被肌体吸收，即使吸收也能被肌体代谢、排泄，不影响药效；此外还应具备很好的成膜性与脱膜性，有很好的抗拉强度与柔软性。成膜材料有天然与合成之分，天然的包括淀粉、纤维素、明胶、虫胶、海藻酸、玉米元、琼脂等；合成的包括纤维素衍生物、聚乙烯吡咯烷酮（PVP）、聚乙烯醇（PVA）等。其中 PVA 较常用，PVA 是水溶性多羟基高分子聚合物，由聚醋酸乙烯（酯类）经醇解而得。应该说 PVA 基本具备了一个较理想的成膜材料的性能。它几乎没有刺激性，48h 内 80% 的材料即可排出体外，成膜性、脱膜性等均很好。PVA 呈白色或淡黄色粉末或颗粒，微有特殊臭和味，其性质主要取决于醇解度和聚合度，国内主要应用 PVA05 – 88 和 17 – 88 两种规格，平均聚合度分别是 500 和 1700，聚合度越大溶解度越小，黏度越大。88 代表醇解度为 88%，此时水溶性最好，在温水中能很快溶解。醇解度超过 99% 时比较适合作为缓释骨架，因为其在机体温度下可保持不变。为保证质量，膜剂中往往还需加入其他辅料，如增塑剂（甘油、山梨醇等）、着色剂（食用色素）、矫味剂（蔗糖、甜叶菊糖苷等）、填充剂（碳酸钙、二氧化硅等制备不透明膜剂用）、遮光剂（二氧化钛）、表面活性剂（聚山梨酯 – 80、十二烷基硫酸钠等起润湿作用）等。

膜剂在生产与贮存期间应符合以下有关规定：①成膜材料及其辅料应无毒、无刺激性、性质稳定、与原料药物兼容性良好。常用的成膜材料有聚乙烯醇、丙烯酸树脂类、纤维素类高分子材料。②原料药物如为水溶性，应与成膜材料制成具有一定黏度的溶液；如为不溶性原料药物，应粉碎成极细粉，并与成膜材料等混合均匀。③膜剂外观应完整光洁，厚度一致，色泽均匀，无明显气泡。多剂量的膜剂，分格压痕应均匀清晰，并能按压痕撕开。④膜剂所用的包装材料应无毒性、能够防止污染、方便使用，并不能与原料药物或成膜材料发生理化作用。⑤除另有规定外，膜剂应密封贮存，防止受潮、发霉和变质。此外，重量差异限度应符合要求。取供试品 20 片，精密称定总重量，求得平均重量，再分别精密称定各片重量。每片重量与平均重量相比较，超出重量差异限度的膜片不得多于 2 片，并不得有 1 片超出限度 1 倍。膜剂的重量差异限度应符合表6 – 24的规定。

表 6 – 24　膜剂的重量差异限度

平均重量	重量差异限度
0.02g 及以下	±15%
0.02g 以上至 0.20g	±10%
0.20g 以上	±7.5%

三、主要仪器与材料

天平，烧杯，量杯，玻璃棒，玻璃板，恒温水浴，烘箱，尼龙筛，剪刀，硫酸纸或塑料袋，桑皮纸等。

PVA（05~88），PVA（17~88），甘油，蒸馏水，公丁香酊，冰片，达克罗宁，核黄素，氢化可的松，羧甲基纤维素钠，淀粉，聚山梨酯 – 80，甜叶菊糖苷。

四、实验内容

验证性实验

（一）口腔溃疡药膜

【处方】

公丁香酊 1mL　冰片 0.5g　达克罗宁 50mg　核黄素 5mg　氢化可的松 10mg　羧甲基纤维素钠 0.5g　淀粉 0.5g　聚山梨酯 – 80 0.5mL　甘油 0.5g　甜叶菊糖苷适量　蒸馏水 14mL

【制备操作】

1. 药物的制备

按处方量称取各药物与辅料，过 120 目筛，备用。

2. 药膜的制备

取羧甲基纤维素钠、淀粉和甘油加适量水研磨成胶浆，加聚山梨酯 – 80 混匀。将核黄素、甜叶菊糖苷溶于适量水中，滤过，与上液合并。另取达克罗宁、氢化可的松、冰片溶解于适量乙醇中，与公丁香酊合并后，缓缓加入上述胶浆液中，搅匀。待气泡完全消失后摊涂于洁净的平板玻璃上，制成膜剂 90cm^2。

3. 干燥脱膜

50℃以下烘干（待完全干燥前用钢尺分格，然后继续进行烘干），用硫酸纸或塑料袋包装，即得。

【质量检查】

1. 外观性状

本品为墨绿色薄膜，味苦。

2. 含量差异限度

取药膜 10 片，分别用同法进行含量测定，每片含量与 10 片平均值比较，差异不得超过 ±10%；超过限度的不得多于 1 片，并不得超过限度的 1 倍。

3. 重量差异限度

取膜片 20 片，精密称定总重量，求得平均重量，再分别精密称定各片的重量。

【注意事项与说明】

1. 处方中羧甲基纤维素钠与淀粉为成膜材料，甘油为增塑剂，聚山梨酯 - 80 为增溶剂。

2. 平板玻璃必须洁净，用 75% 乙醇消毒后以液状石蜡涂擦，以便药膜干燥后易于脱下。

【功能主治】

消炎止痛。主要用于口腔溃疡、牙龈炎、牙周炎等。

【用法用量】

外用。溃疡处贴一小块，一日 1~2 次。

（二）养阴生肌膜

【处方】

雄黄 0.62g　人工牛黄 0.15g　青黛 0.93g　龙胆末 0.62g　黄柏 0.62g　黄连 0.62g　煅石膏 3.13g　甘草 0.62g　冰片 0.62g　薄荷脑 0.62g　PVA（17~88）10.0g　甘油 1.0mL　聚山梨酯 - 80 5 滴　纯化水 50.0mL

【制备操作】

1. 溶浆

取 PVA 加入 85% 乙醇浸泡过夜，滤过，沥干，重复处理一次，倾出乙醇，将 PVA 于 60℃烘干，备用。称取上述 PVA 10g 置三角瓶中，加蒸馏水 50mL，水浴上加热，使之熔化成胶液，补足水分，备用。

2. 药粉的制备

将黄连、黄柏、龙胆末、甘草置乳钵中研匀倾出；将雄黄置乳钵中，分次加入煅石膏按等量递增法研匀后倾出；将青黛少许置研钵研匀，然后将冰片、薄荷脑放入研钵中轻研均匀，再将青黛、人工牛黄、煅石膏和雄黄混合粉按顺序加入，充分研匀，最后加入黄连等 4 味中药混合粉，研至颜色均匀。

3. 成膜材料浆液的配制

称粉末（过 120 目筛）2g，于研钵中研细，加甘油 1mL、聚山梨酯 – 80 5 滴，继续研细，缓缓将 PVA 胶液加入，研匀，静置脱气泡后，供涂膜用。

4. 药膜的制备、脱膜、干燥

取玻璃板（5cm×20cm）5 块，洗净，干燥，用 75% 乙醇揩擦消毒，再涂擦少许液状石蜡。用吸管吸取上述药液 10mL，倒于玻璃板上，摊匀，水平晾至半干，于 60℃烘干。小心揭下药膜，封装于塑料袋中，即得。

【质量检查】

1. 性状

无气泡的绿色药膜，外观完整光洁，厚度一致，色泽均匀。

2. 重量差异

取膜剂 20 片，精密称定总重量，求得平均重量后，再分别精密称定各片重量。每片重量与平均重量相比较，超出重量差异限度的膜片不得多于 2 片，并不得有 1 片超出限度 1 倍。

3. 微生物限度检查

不得检出大肠杆菌、绿脓杆菌、金黄色葡萄球菌等致病菌及活螨、螨卵。每 $10cm^2$ 药膜细菌数均不得超过 100 个，霉菌、酵母菌数不得超过 10 个。

【注意事项与说明】

1. 养阴生肌散具清热解毒、抗菌消炎的作用。对各种口腔溃疡有较好疗效。养阴生肌膜比养阴生肌散更便于口腔溃疡用药。

2. 该制剂使用的成膜材料为 PVA（17～88），其分子量较大（74500～79200），溶解速度较慢。但其黏性较大，成膜性和脱膜性较好。制备 PVA 胶液时，应先加适量的水，使其溶胀，然后置 70℃～80℃的水浴加热使溶解。在 PVA 生产过程中常伴有副产品生成，如醋酸乙酯、酸性硫酸酯（用硫酸作催化剂时）以及一些残留的催化剂，这些杂质的存在可使 PVA 变色、解聚或稳定性下降，所以药用时需精制与洗涤，一般用 80%～90% 的乙醇，该浓度不引起 PVA 的粘连，又能使其具有一定的膨胀度，使颗粒内部杂质充分洗出。

3. 涂膜的浆液可在 60℃以下，这样浆液黏度适宜，涂膜容易，膜度适宜，药物在膜中也分布均匀。涂膜温度过高时，可造成膜中发泡，成膜和脱膜发生困难，膜还发脆，且因膜料中失水过度，膜料收缩，主药载量降低。

4. 溶解 PVA 浆液时不宜剧烈搅拌，否则会引入大量气泡，由于浆液黏稠又不易除去气泡，导致成品质量差。另外，浆液溶胀时间很长，要及时补充水分。

5. 本实验采用液状石蜡作为脱膜剂，但是一定要注意用量。因为玻璃板本身很光滑，不必用过多脱膜剂，否则会使成品出现空洞，空洞中充满油液。有时也可用聚乙烯薄膜为垫材，效果也不错。可先将玻璃板以75%乙醇涂擦，趁湿铺上一张两边宽于玻璃板的一块塑料薄膜，驱除残留的气泡，使薄膜紧贴在玻璃上，即可在薄膜上制膜。此法不但容易揭膜，且可把塑料膜作为药膜的衬材一起剪裁，防止药膜在包装中相互粘连，可于临用前揭膜。

6. 药物如为水溶性，应与成膜材料制成具有一定黏度的溶液；如为不溶性药物，应粉碎成极细粉，并与成膜材料等混合均匀。

7. 膜剂外观应完整光洁，厚度一致，色泽均匀，无明显气泡。多剂量的膜剂，分格压痕应均匀清晰，并能按压痕撕开。

【功能主治】

清热解毒。用于湿热性口腔溃疡、复发性口腔溃疡及疱疹性口腔炎。

【用法用量】

贴口腔患处。

（三）橙皮膜

【处方】

橙皮（最粗粉）20g　乙醇（60%）适量　羧甲基纤维素钠0.5g　淀粉0.5g　聚山梨酯-80 0.5mL　甘油0.5g　纯化水14mL

【制备操作】

1. 药物的制备

称取干燥橙皮粗粉置广口瓶中，加60%乙醇100mL，密盖，时加振摇，浸渍3~5天，倾出上层清液，用纱布过滤，压榨残渣，压榨液与滤液合并，静置24h，滤过，即得。

2. 成膜材料浆液的配制

取羧甲基纤维素钠、淀粉和甘油加适量水研磨成胶浆，加聚山梨酯-80混匀。

3. 刮板法制备膜剂

选择大小适宜的光洁玻璃板或不锈钢板，洗净，擦干，撒上少许滑石粉或涂抹少许液状石蜡作为脱膜剂，再用清洁的纱布擦净。然后将浆液倒于扁口漏斗中，将漏斗的尾端按于上玻璃板上，涂成薄膜。

4. 干燥脱膜

50℃以下烘干，用硫酸纸或塑料袋包装，即得。

【质量检查】

1. 外观性状

本品为淡粉色薄膜，有淡淡的丁香香味。

2. 含量差异限度

同"口腔溃疡药膜"。

3. 重量差异限度

同"口腔溃疡药膜"。

4. 溶化时限

同"口腔溃疡药膜"。

【注意事项与说明】

1. 膜剂的制备中易出现一些具体问题，其可能的原因及解决办法如表6-25所示。

表6-25 常见问题及解决办法

常见问题	分析原因	解决办法
药膜表面有不均匀气泡	开始干燥时温度太高 浆液溶解时引入气泡未驱除	开始干燥温度应在溶剂沸点以下 通风驱除浆液中的气泡
药粉从药膜上"脱落"	固体成分含量过高	降低粉末含量，增加增塑剂用量
药膜太脆或太软	增塑剂太少或太多 药物与成膜材料发生化学反应	增加增塑剂用量 更换成膜材料
药膜中药物含量不均匀	浆液久置，药物沉淀 不溶性成分离子太大	不宜久置，浆液混匀后排除气泡即应制膜
药膜中有粗大颗粒	未经过滤 溶解的药物从浆液中析出结晶	制膜前浆液应过滤 采用研磨法

2. 新鲜橙皮与干燥橙皮的挥发油含量相差较大，故本品所用原料以干燥橙皮为宜，如用鲜橙皮为原料，投料量可酌情增加，乙醇浓度可增加至70%，以保证有效成分的浸出。

3. 浸渍时，应注意适宜的温度并时加振摇，以利于有效成分的浸出。

4. 用60%乙醇足以使其中的挥发油全部浸出，且乙醇浓度不宜过高，以防止橙皮中的苦味质与树脂等杂质过多的混入。

【功能主治】

理气健胃。用于消化不良，胃肠气胀。为芳香或苦味健胃药，亦有祛痰作用，常用于配制橙皮糖浆。

【用法用量】

口服。适量。

五、实验结果与讨论

将质量检查结果列于表6-26中。

表 6 – 26　质量检查结果

检查项目	检查结果
含量（标示量%）	
含量差异限度	
重量差异限度	
溶化时限	

六、思考题

实例分析：

某研究所研发一种新膜剂，但是黏性一直不理想，尝试过很多成膜材料，如 PVA 和 CMC – Na 或 PVA 和 PVP。且有时候膜剂表面还会出现网格状纹理，试分析原因，并提出解决办法。

参考文献

1. 张兆旺 . 中药药剂学 . 北京：中国中医药出版社，2003
2. 杨志欣 . 中药药剂学实验教程 . 哈尔滨：东北林业大学出版社，2009

（李振宇）

第七章　半固体制剂的制备 ▷▷▷▷

实验二十　软膏剂的制备

一、实验目的

1. 掌握不同类型基质软膏的制备方法。
2. 熟悉不同类型基质的特点及应用。

二、实验指导

软膏剂（ointments）是指药物与适宜基质制成的具有适当稠度的膏状外用制剂。软膏剂具有较好的附着性、涂展性，且携带也很方便，因此其应用很广泛，尤其是在皮肤科、骨伤科、眼耳鼻等科。除局部外用外，它还可通过透皮吸收而起到全身的治疗作用。特别是近年来，借助国内外高科技、新材料、新工艺研制出了不少新的软膏剂品种。2015 年版《中国药典》一部收载了 16 个软膏剂品种，如马应龙麝香痔疮膏、老鹳草软膏、紫草膏、山东阿胶膏、马应龙八宝眼膏、京万红软膏、紫花烧伤软膏等。

软膏剂的制备工艺流程为：配制软膏基质→加入药物及附加剂→搅拌均匀→质检→分剂量→包装。

软膏剂的制备关键，因具体制备方法不同而不同。根据基质的不同，软膏剂可分为油溶性基质软膏、水溶性基质软膏、乳浊液型基质软膏三类。2015 年版《中国药典》四部将乳膏剂与软膏剂并列进行规定。

（一）油溶性基质

该类基质可分为油脂类、类脂类、烃类、硅酮类四类。油脂性基质的共性是能形成封闭性油膜，促进皮肤水合作用，对表皮增厚、角化、龟裂有软化保护作用。然而释药性差，不易洗除，故应用较少，主要用于遇水不稳定的药物制备软膏剂。目前动物油脂已较少应用，植物油常与熔点较高的蜡类熔合成适当稠度的基质。类脂类以羊毛脂和蜂蜡等应用较多。羊毛脂又称无水羊毛脂，为淡棕黄色黏稠的半固体，特点是吸水性、穿透性好，这主要是因为羊毛脂中含有胆甾醇、异胆甾醇、羟基胆甾醇及其酯而有较大的吸水性，可吸水 150%、甘油 140% 及 70% 的乙醇 40%。由于羊毛脂的组成与皮脂分泌物颇相似，故其软膏中药物的渗透性较好。但是羊毛脂过于黏稠，涂展性差，极少单用，常与烃类中基质凡士林合用。凡士林为液体烃类与固体烃类的混合物，呈半固体状，分黄、白两种。白凡士林为黄凡士林经漂白而得，它的特点与羊毛脂正相反，吸水性差，故不适合用于有多量渗出液的伤患处。凡士林稠度和涂展性均较好，化学性质稳定，能与大多数药物配伍。二者配伍可相互取长补短。此外烃类基质中固体石蜡及液状石蜡主要用于调整稠度，尤其液状石蜡还可用于研磨粉状药物使成细糊状，以利于与基质均匀混合。

（二）乳浊液型基质

乳浊液型基质本身就类似一个乳浊液，也是由水相、油相借乳化剂与机械力的作用而成的半固体状态基质，分为 W/O 与 O/W 两类。与乳浊液不同的是油相物质是半固体或固体。油相多为硬脂酸、凡士林、蜂蜡等，水相多为蒸馏水或药物的水溶液。

乳浊液型基质的特点是由于表面活性剂的作用，对油和水均有一定的亲和力，可与创面渗出物或分泌物混合，对皮肤的正常功能影响小；并且由于乳化剂的表面活性作用可促使药物与皮肤的接触。一般 O/W 型乳浊液基质中，药物的释放和穿透皮肤速度较其他基质快。但是，当 O/W 型乳浊液基质用于分泌物较多的皮肤病，如湿疹时，可与分泌物一同进入皮肤而使炎症恶化，故需注意适应证的选择。另外在 O/W 型乳浊液中，水为外相易干燥也易发霉，故常需加入保湿剂和防腐剂。

该类基质包括肥皂类、高级脂肪醇及多元醇酯类和脂肪醇硫酸（酯）钠类、聚氧乙烯醚的衍生物类。

肥皂类以一价皂应用居多，即钠、钾、铵的氢氧化物等或有机碱与脂肪酸如硬脂酸的生成物。以硬脂酸同三乙醇胺皂化反应为例说明，皂化时有未皂化的硬脂酸被乳化分散成小粒，形成分散相，可增加基质稠度，由于单用硬脂酸为油相制成的乳浊液基质润滑作用较小，故常加入油脂性基质，如凡士林、液状石蜡等加以调节。此类基质常配伍单硬脂酸甘油酯，其乳化能力弱，是 W/O 型辅助乳化剂，但它可以作乳浊液基质的稳定剂及增稠剂，并使产品润滑，增加油相吸水能力，在 O/W 乳浊液基质中为稳定剂。

（三）水溶性基质

水溶性基质又称水凝胶软膏基质。其特点是能与水性液体混合，吸收组织渗出液，一般释放药物较快，无油腻性，易涂展和洗涤。对皮肤和黏膜无刺激性，可用于糜烂的创面和腔道黏膜。但润滑作用较差，易失水干涸，故需加入保湿剂和防腐剂。包括甘油明胶、纤维素衍生物、聚乙二醇、卡波浦尔等。

在实际应用中要根据临床用途来选择不同基质，如醋酸可的松软膏要求主药透入皮肤深部，所以选用 O/W 型基质；而水杨酸软膏用于角质层增多症，取其软化角质作用，不需要透皮吸收，因此选用凡士林为基质。

其制备方法亦分为三种，分别是研和法、熔合法、乳化法。

研和法是将药物细粉用少量基质研匀或用适宜液体研磨成细糊状，再递加其余基质研匀的制备方法。制备关键在于药物与基质的混匀。当软膏中基质比较软，常温下通过研磨即能与药物均匀混合，或主药不宜加热者，可用此法。

熔合法是将基质先加热融化，再将药物分次逐渐加入，边加边搅拌直至冷凝的制备方法。制备关键在于温度。当软膏中基质的熔点不同，在常温下不能均匀混合，主药可溶于基质或药材需用基质加热浸提时均用此法。熔合法和研和法常相互配合使用。

乳化法的制备关键与乳浊液相似。一般将油溶性组分混合加热熔融，另将水溶性组分加热至与油相温度相近时，约80℃，两液混合边加边搅拌，待乳化完全直至冷凝。大量生产时在温度降至30℃后，再通过乳匀机或胶体磨使产品更细腻均匀。两相混合的方法有三种：①两相同时掺和；②内相加到外相，适应于含小体积分散相的乳浊液系统；③外相加到内相，适应于混合过程中引起乳浊液转型，能产生更为细小的分散相粒子。

软膏剂制备的关键，首先是药物的制备。对于不溶性药物，应粉碎成细粉、最细粉或极细粉（通过五号至九号筛，即80目至200目筛），再与基质混匀。可以将药物细粉在不断搅拌下加到熔融的基质中，继续研磨，直至冷凝。再者，要注意药物加入的方法：①药物不溶于基质或基质的任何组分中时，必须将药物粉碎至细粉（眼膏中药物细度为75μm以下）。若用研和法，配制时取药粉先与适量液体组分如液状石蜡、植物油、甘油等研匀成糊状，再与其余基质混匀。②药物可溶于基质某组分中时，一般油溶性药物溶于油相或少量有机溶剂，水溶性药物溶于水或水相，再吸收混合或乳化混合。③药物可直接溶于基质中时，将油溶性药物溶于少量液体油中，再与油脂性基质混匀成为油脂性溶液型软膏；将水溶性药物溶于少量水后，再与水溶性基质成水溶性溶液型软膏。④具有特殊性质的药物加半固体黏稠性药物（如鱼石脂或煤焦油）可直接与基质混合，必要时先与少量羊毛脂或聚山梨酯类混合再与凡士林等油性基质混合。若药物有共熔性组分（如樟脑、薄荷脑）时，可先共熔再与基质混合。⑤中药浸出物为液体（如煎剂、流浸膏）时，可先浓缩至稠膏状再加入基质中。固体浸膏可加少量水或稀醇等研成糊状，再与基质混合。

软膏剂在生产与贮藏期间均应符合下列有关规定：

1. 软膏剂、乳膏剂应根据各剂型特点、原料药物的性质、制剂的疗效和产品的稳定性选择基质。基质也可由不同类型基质混合组成。软膏剂基质分为油脂性基质和水溶性基质。油脂性基质常用的有凡士林、石蜡、液状石蜡、硅油、羊毛脂、蜂蜡、硬脂酸等；水溶性基质主要有聚乙二醇。乳膏剂常用的乳化剂可分为水包油型和油包水型。水包油型乳化剂有钠皂、三乙醇胺皂类、脂肪醇硫酸（酯）钠类和聚山梨酯类；油包水型乳化剂有钙皂、羊毛脂、单甘油酯、脂肪醇等。

2. 软膏剂、乳膏剂基质应均匀、细腻，涂于皮肤或黏膜上应无刺激性。软膏剂中不溶性原料药物，应预先用适宜的方法制成细粉，确保粒度符合规定。

3. 软膏剂、乳膏剂根据需要可加入保湿剂、抑菌剂、增稠剂、稀释剂、抗氧剂及透皮促进剂。除另有规定外，加入抑菌剂的软膏剂、乳膏剂在制剂确定处方时，该处方的抑菌效力应符合抑菌效力检查法（通则 1121）的规定。

4. 软膏剂、乳膏剂应具适当的黏稠度，应易于涂布于皮肤或黏膜上，不融化，黏稠度随季节气温的变化应很小。

5. 软膏剂、乳膏剂应无酸败、异臭、变色、变硬等变质现象。乳膏剂不得有油水分离及胀气现象。

6. 除另有规定外，软膏剂应遮光密封贮存。乳膏剂应避光密封置 25℃ 以下贮存，不得冷冻。

7. 软膏剂、乳膏剂所用内包装材料，不应与原料药物或基质发生物理化学反应，无菌产品的内包装材料应无菌。软膏剂、乳膏剂用于烧伤治疗如为非无菌制剂的，应在标签上标明"非无菌制剂"；产品说明书中应注明"本品为非无菌制剂"，同时在适应证下应明确注明"用于程度较轻的烧伤（Ⅰ°或浅Ⅱ°）"；注意事项下规定"应遵医嘱使用"。

8. 除另有规定外，软膏剂、乳膏剂应进行粒度、装量、无菌、微生物限度检查。

三、主要仪器与材料

乳钵，水浴，软膏板，软膏刀，蒸发皿，烧杯，电炉，温度计，药筛，乳匀机。

硬脂酸，单硬脂酸甘油酯，凡士林，甘油，羊毛脂，液状石蜡，三乙醇胺，包装材料等。

四、实验内容

验证性实验

Ⅰ 油脂性基质的软膏制备

（一）黄芩素油膏

【处方】

黄芩素粉（100 目）0.40g 凡士林 8.70g 羊毛脂 0.90g

【制备操作】

称取凡士林，加入羊毛脂，水浴加热熔融后加入黄芩素粉，搅匀，继续搅拌至冷，即得。

【质量检查】

1. 刺激性检查

采用皮肤测定法，即剃去家兔背上的毛约 2.5cm²，休息 24h，待剃毛所产生的刺激痊愈后，取软膏 0.5g 均匀地涂在剃毛部位使形成薄层，24h 后观察，应无水疱、发疹、发红等现象。每次实验应在 3 个不同部位同时进行，并用空白基质作对照来判定。

2. pH 值测定

取软膏适量，加水振摇，分取水溶液加酚酞或甲基红指示液均不得变色。

3. 无菌检查

依法进行无菌检查，主要检查金黄色葡萄球菌及绿脓杆菌。

4. 稳定性实验

将软膏装入密闭容器中添满，编号后分别置保温箱 39℃ ±1℃、室温 25℃ ±1℃ 及冰箱 0℃ ±1℃ 中 1 个月，检查其含量、稠度、失水、酸碱度、色泽、均匀性、酸败等现象。在贮存期内应符合有关规定。

【注意事项与说明】

不溶性药物应先研细过筛，再按等量递增法与基质混合。药物加入熔化基质后，应搅拌至冷凝，以防药粉下沉，造成药物分散不匀。

【功能主治】

清热解毒，燥湿。用于急、慢性湿疹，过敏性药疹，接触性皮炎，毛囊炎，疖肿等。

【用法用量】

外用适量，涂于患处。

（二）清凉油

【处方】

樟脑 1.6g　薄荷脑 1.6g　桉叶油 1.0g　石蜡 2.1g　薄荷油 1.0g　蜂蜡 0.9g　氨溶液（10%）1 滴　凡士林 2.0g

【制备操作】

先将樟脑、薄荷脑混合研磨使共熔，然后与薄荷油、桉叶油混合均匀；另将石蜡、蜂蜡和凡士林加热熔化（必要时过滤），放冷至 70℃，加入芳香油等，搅拌，最后加入氨溶液，混匀，即得。

【质量检查】

同"黄芩素油膏"。

【注意事项与说明】

1. 挥发性或易升华的药物和遇热易被破坏的药物，应将基质温度降低至 30℃ 左右加入。

2. 处方中有樟脑、冰片共熔组分两者共存时，应先将其共熔后，再与冷至 40℃ 以下的基质混匀。

【功能主治】

止痒止痛。用于伤风，头痛，蚊叮虫咬。

【用法用量】

外用。涂于穴位、患处。

Ⅱ O/W 型乳浊液基质的软膏制备

(一) 黄芩素乳膏

【处方】

黄芩素细粉（过六号筛）4g　冰片0.2g　硬脂酸12g　单硬脂酸甘油酯4g　蓖麻油2g　甘油10g　三乙醇胺1.5mL　尼泊金乙酯0.1g　蒸馏水50mL

【制备操作】

1. 油相的制备

将硬脂酸、单硬脂酸甘油酯、蓖麻油、尼泊金乙酯共置干燥烧杯内，水浴加热至50℃～60℃使全熔。

2. 水相的制备

将甘油、黄芩素、蒸馏水置另一烧杯中，加热至50℃～60℃，边搅拌边加入三乙醇胺，使黄芩素全溶。

3. 药物的加入

将冰片加入油相液中溶解后，立即将油相液逐渐加入水相液中，边加边搅拌，至室温，即得。

【质量检查】

同"黄芩素油膏"。

【注意事项与说明】

如果皮肤干燥，可以再加入凡士林。在O/W型乳膏剂中加入凡士林可以克服应用上述基质时干燥的缺点，有利于角质层的水合而有润滑作用。

【功能主治】

清热解毒，燥湿。用于急、慢性湿疹，过敏性药疹，接触性皮炎，毛囊炎，疖肿等。

【用法用量】

外涂，一日2次。必要时用敷料包扎。有渗出液、糜烂、继发性感染的病灶，先用0.05%高锰酸钾或0.025%新洁尔灭洗净拭干后，再涂药膏。

(二) 徐长卿乳膏

【处方】

徐长卿50g　硬脂酸15g　羊毛脂2g　液状石蜡25mL　三乙醇胺2g　甘油5mL　蒸馏水50mL

【制备操作】

1. 丹皮酚的提取

取徐长卿50g，加约8倍量乙醇，分2次加热回流提取，每次2～3h，滤取提取液，回收乙醇，将残液进行蒸馏，直至馏出液加三氯化铁试液不呈紫色为止，收集蒸馏液，静置过夜，有无色针状结晶析出，滤取结晶，于50℃以下干燥即得。

2. 药物的制备

取丹皮酚1g用少量液状石蜡研磨均匀后待用。

3. 基质的制备

同黄芩素乳膏基质的制备。

4. 混合

按乳化法制备混合均匀即得。

【质量检查】

同"黄芩素油膏"。

【注意事项与说明】

1. 丹皮酚是从中药徐长卿中提取出来的有效成分，其熔点为49.5℃～50.5℃，难溶于水。

2. 丹皮酚粗品可供外用。

【功能主治】

抗菌消炎。用于湿疹、荨麻疹、神经性皮炎等。

【用法用量】

外用，涂敷于患处。

Ⅲ　W/O乳浊液型基质的软膏制备

（一）黄芩素冷霜

【处方】

黄芩素1.0g　单硬脂酸甘油酯2.0g　石蜡2.0g　白凡士林1.0g　液状石蜡10.0g　司盘－40 0.1g　乳化剂OP 0.1g　对羟基苯甲酸乙酯0.02g　蒸馏水5.0mL

【制备操作】

1. 油相的制备

取锉成细末的石蜡、单硬脂酸甘油酯、白凡士林、液状石蜡、司盘－40、乳化剂OP和对羟基苯甲酸乙酯于蒸发皿中，水浴上加热熔化并保持80℃。

2. 水相的制备

将黄芩素溶于水中。

3. 冷霜的制备

将水相加入油相，边加边搅拌至冷凝，即得W/O型乳膏。

【质量检查】

同"黄芩素油膏"。

【注意事项与说明】

注意区分基质中油水两相。

【功能主治】

清热解毒，燥湿。用于急、慢性湿疹，过敏性药疹，接触性皮炎，毛囊炎，疖肿等。

【用法用量】

外用。涂于穴位、患处。

（二）润肤冷霜

【处方】

白蜂蜡 12g　石蜡 12g　液状石蜡 56g　硼砂 0.5g　蒸馏水适量

【制备操作】

1. 油相的制备

取白蜂蜡、石蜡与液状石蜡，置容器中在水浴上加热熔化后，保持温度在 70℃左右。

2. 水相的制备

取硼砂溶于约 70℃的水中。

3. 冷霜的制备

将水相加入油相，边加边搅拌至冷凝，即得 W/O 型乳膏。

【质量检查】

同"黄芩素油膏"。

【注意事项与说明】

1. 处方中蜂蜡含有少量高级脂肪醇为 W/O 型乳化剂，尚含有少量高级脂肪酸，高级脂肪酸与硼砂水解生成的氢氧化钠反应生成钠皂，为 O/W 型乳化剂。因处方中油相大于水相，故形成的是 W/O 型乳浊液基质，如果增加水相比例（大于50%），则形成 O/W 型乳浊液基质。

2. 油、水两相混合时温度应相同，并不断搅拌至冷凝，搅拌是做乳化功，乳化功越大，乳膏越均匀细腻。

【功能主治】

滋润皮肤，也作软膏基质用。

【用法用量】

外用。涂于穴位、患处。

Ⅳ　水溶性基质的软膏制备

黄芩素凝胶

【处方】

黄芩素粉（100 目）0.40g　甘油 1.00g　甲基纤维素 1.70g　苯甲酸钠 0.01g　蒸馏水 7.00mL

【制备操作】

将黄芩素、甘油、苯甲酸钠置烧杯中，加入蒸馏水，水浴加热使溶解，放冷，加入甲基纤维素，边加边搅拌至均匀，放置至凝胶状，即得。

【质量检查】

同"黄芩素油膏"。

【注意事项与说明】

注意高分子材料的溶胀。

【功能主治】

清热解毒，燥湿。用于急、慢性湿疹，过敏性药疹，接触性皮炎，毛囊炎，疖肿等。

【用法用量】

外用。涂于穴位、患处。

Ⅴ　凝胶扩散法测定软膏中药物的释放性能

（一）琼脂基质的制备

1. 林格氏溶液的配制　取氯化钠 0.85g、氯化钾 0.03g、氯化钙 0.05g，加水至 100mL 溶解，即得。

2. 取琼脂 2g，加入林格试液内，水浴加热溶解，冷至 60℃ 后，加三氯化铁试液 2 滴，混匀，立即倒入事先预热的 3 个相同规格的试管中，装量为距试管口约 2cm（倾倒时沿管壁倒入，不得混入气泡），直立静置至凝固，备用。

（二）黄芩素软膏释放性能考察

取上述制得的 3 种不同基质的黄芩素软膏，分别填装于装有琼脂基质的试管中，装量应相同，然后置恒温箱内（37℃），经一定时间，测定药物向琼脂中渗透的距离（即变色区的长度）。将测得的数据填入表 7-1 内，并作曲线，用以比较 3 类不同基质药物释放的情况。

表 7-1　不同基质黄芩素软膏药物释放性能测定结果表

基质类型	扩散色区长度（cm）				
	0.5h	1.0h	1.5h	2.5h	4.0h
油脂性					
乳浊液					
水溶性					

综合性实验

人参美容系列产品的工艺设计（PBL 教学法）

案例：人参皂苷是外用美容的佳品，请依据你学过的药剂学知识，将其设计成系列产品，并写出制备工艺。

　　问题：系列产品包括"防皲裂人参护手软膏""防皲裂人参美白润肤乳液""健脑提神人参凝胶"，请设计处方以及工艺。

　　查阅资料：

> 1. 软膏、乳膏等不同产品的处方设计及工艺相关知识。
> 2. cnki 等网站上查阅相关软膏产品的研制。

　　小组讨论：

> 1. 不同产品应选择哪一种基质软膏类型，请说出理由。
> 2. 如果选择乳浊液型基质软膏，请设计出处方，将处方各成分分成油相和水相，并写出制备工艺。
> 3. 如果选择油溶性基质软膏，请设计出处方并写出制备工艺。
> 4. 如果选择凝胶基质软膏，请设计出处方，并写出制备工艺。

　　教师对学生的方案给出意见：

> 1. "防皲裂人参护手软膏"的产品理念：在美白的同时，可有效缓解人手的重度皲裂。适用于从事重体力劳动的女士，要求价格便宜，效果显著。
> 2. "防皲裂人参美白润肤乳液"的产品理念：适合成熟女性白领使用的美白护肤产品，每日涂于面部，价格适中。
> 3. "健脑提神人参凝胶"的产品理念：为工作压力大的人士，如学生、中老年人的外用凝胶，涂抹于太阳穴上，人参经透皮吸收补充体力、健脑提神，适用人群会特别注意涂抹后的舒适感，产品的时尚性。
> 4. 根据相应设计理念，选择确定相应处方的类型及工艺过程。

　　方案实施及反馈：

五、思考题

1. 实例分析：

　　某药厂连续做的几款软膏剂产品菌检严重超标，产品在放置一段时间后再取样做菌检问题更严重，针对生产环节、原辅料、环境、人员、设备等因素均作了大量工作，并进行了多次验证，情况依然无法解决，做微生物限度检查发现所有细菌外形基本一致且数量很多，就像有意培养的。试分析原因，并提出解决办法。

2. 简述中药软膏剂中中药的加入方法。

3. 为什么羊毛脂常和凡士林配伍使用？

4. 简述 3 种基质的不同特点。

参考文献

1. 张兆旺. 中药药剂学. 北京：中国中医药出版社，2003

2. 杨志欣. 中药药剂学实验教程. 哈尔滨：东北林业大学出版社，2009

（杨　柳）

实验二十一　外用硬膏剂的制备

Ⅰ　黑膏药

一、实验目的

1. 掌握黑膏药的制备方法、操作关键及注意事项。

2. 熟悉判断炸药、炼油的程度及膏药的老嫩度。

3. 熟悉黑膏药的质量要求及检查方法。

二、实验指导

黑膏药（plaster）系以植物油炸取药料，去渣后在高温下与红升丹炼制而成的铅硬膏。一般为黑褐色坚韧固体，用前须烘热，软化后贴于皮肤上。

膏药外敷法的起源比汤剂（汉代才完全成熟）要早，膏药始载于晋代葛洪的《肘后备急方》（约315年），书中记载使用清麻油、黄丹熬炼黑膏药，然而没有具体的膏药品种。直至唐代孙思邈（约581—681）的《备急千金要方》首次收载了乌麻膏，并对功能主治、用法用量和制备工艺进行了描述。黑膏药在宋朝繁盛起来，有宋朝李唐的传世作品《村医图》为证，暖脐膏就首创于宋代，并沿用至今。金元时期出现了万应膏。明清时期膏药已经成为普遍的用药剂型之一，李时珍的《本草纲目》中详细记载了膏药的方剂和用法，清代的吴尚先在《理瀹骈文》中介绍了膏药的治病机理。近年来，橡胶膏剂、巴布剂、贴剂等剂型的出现和使用对黑膏药造成了很大的冲击，黑膏药因易污染衣物、使用不便、含铅等问题使其发展严重受阻。然而，其卓越的外治理论及突出的疗效仍使其活跃在中药剂型的舞台上，2015年版《中国药典》收载6个黑膏药剂品种，即阳和解凝膏、阿魏化痞膏、狗皮膏、暖脐膏、拔毒膏、定喘膏。

黑膏药制备工艺流程为：基质原料的选择→药料的处理→炸药→炼油→下丹→去火毒→摊涂→质检→包装。

炼油为关键操作，油温应控制在 320℃～330℃，炼油程度以达到"滴水成珠"为度。油在高温条件下炼制，可发生氧化、聚合、增稠作用，同时发生分解反应，生成低分子的醛、酮、脂肪酸等分解产物。这些低分子物质，对皮肤可产生刺激性，这种刺激性物质俗称"火毒"。通常利用"火毒"能溶于水或具挥发的性质，将炼成的黑膏药趁热以细流倒入冷水中可部分挥发、溶解除去。红升丹在高温下与脂肪酸作用，生成脂肪酸铅盐，此铅盐又可进一步促进油丹化合起催化作用，使油继续氧化、聚合、增稠为黑膏药基质。丹与油的比例一般为 500g 油用丹 150～210g。黑膏药处方中的药料可分为一般药料（粗料药）和细料药两类。粗料药提取时按药料的性质分先炸和后炸，质地坚硬的药料宜先炸，一般者后炸，炸至药料表面深褐色内部焦黄色为度；细料药如麝香、没药、血竭、冰片、乳香、樟脑等可先研成细粉，在摊涂前于 70℃ 左右加入熔化的膏药中混匀。

膏药在生产与贮藏期间应符合以下规定：

1. 饮片应适当碎断，按各品种项下规定的方法加食用植物油炸枯；质地轻泡不耐油炸的饮片，宜待其他饮片炸至枯黄后再加入。含挥发性成分的饮片、矿物药以及贵重药应研成细粉，于摊涂前加入，温度应不超过 70℃。

2. 制备用红升丹、宫粉均应干燥、无吸潮结块。

3. 炸过药的油炼至"滴水成珠"，加入红升丹或宫粉，搅拌使充分混匀，喷淋清水，膏药成坨，置清水中浸渍。

4. 膏药的膏体应油腻、光亮、老嫩适度，摊涂均匀，无飞边缺口，加温后能粘贴于皮肤上且不移动。黑膏药应乌黑、无红斑；白膏药应无白点。除另有规定外，膏药应进行软化点、重量差异等项目检查。

三、主要仪器与材料

火炉，小铁锅，铁锅盖，漏勺，油勺，过滤筛，温度计（500℃），裱褙材料等。中药材，植物油，红升丹等。

四、实验内容

验证性实验

（一）拔毒膏

【处方】

白蔹 100g　苍术 100g　连翘 100g　黄芩 100g　白芷 100g　木鳖子 100g　生穿山甲 100g　赤芍 100g　栀子 100g　大黄 100g　蓖麻子 100g　金银花 100g　生地黄 100g　当归 100g　黄柏 100g　黄连 100g　蜈蚣 18g　乳香 18g　没药 18g　血竭 18g　儿茶 18g

轻粉 18g　樟脑 18g　红粉 18g　麻油 7500g

【制备操作】

1. 配料

按处方将上述药炮制合格，称量配齐。将乳香、没药、血竭、儿茶、轻粉、樟脑、红粉等药分别研细粉，过筛（100 目）混合均匀。

2. 炸药

将白蔹等 17 味予以碎断。另取麻油 7500g 置于铁锅中，将白蔹等倒入，加热炸枯。捞除残渣，取油过滤，即为药油。

3. 炼油

将药油继续炼至"滴水成珠"状。

4. 下丹

取红粉加入油中搅匀，使生成物由黄褐色变为黑褐色，取少量滴入水中，数秒钟后取出，以撕之不黏手，柔韧刚劲，断面有声即可。

5. 去火毒

取上述炼成的膏药以细流倒入水中，充分揉搓，再换水浸泡，少则 1 天，多则数日，每日换清水 1 次，摊涂前取出晾干。

6. 摊涂

将已去火毒的膏药加热熔化，于 70℃以下加入细料药物搅拌均匀，按规定量摊涂于裱褙材料上，即得。每张膏药重 0.6g 或 1.5g。

【质量检查】

1. 外观检查

外观乌黑光亮，油润细腻，厚薄均匀，无红斑，无飞边缺口，老嫩适中。

2. 重量差异检查

按 2015 年版《中国药典》四部（通则 0186）规定的方法检查。取供试品 5 张，分别称定每张总重量，剪取单位面积（cm²）的裱褙称定重量，换算出每张膏药的裱褙重量，总重量减去每张膏药的裱褙重量即为膏药重量，与标示重量比较，应符合表 7 - 2 的规定。

表 7 - 2　膏药重量差异限度

标示重量	重量差异限度	标示重量	重量差异限度
3g 或 3g 以下	±10%	12g 以上至 30g	±6%
3g 以上至 12g	±7%	30g 以上	±5%

3. 软化点

用环球式软化点测定仪测定，软化点一般在 54℃~58℃。

【注意事项与说明】

1. 处方中的药料应按性质分先炸和后炸，如生穿山甲等 14 味药应先炸；金银花、蜈蚣应后炸；细料药如血竭等 7 味药可先研成细粉，在摊涂前于 70℃左右加入熔化的膏药中混匀。

2. 炼油至"滴水成珠"为度。炼油时应注意安全、劳动保护及通风，并控制温度，以防着火，一旦着火立即覆盖铁锅盖，并撤离火源。炼膏药的植物油以麻油为最好。

3. 红粉的主要成分为 Pb_3O_4 和少量 PbO，若红粉含有水分则易聚结成颗粒，下丹时易沉于锅底，不易与油充分反应，故在使用前应炒去水分，过五号筛备用。下丹速度应适宜，太快则反应剧烈药油易溢出，且膏药质地不匀；过慢则油温下降，油丹反应不完全，影响膏药质量。

4. 膏药程度的判断：若膏药黏手或撕之不断表示过嫩，可继续加热或适当补加红升丹；若膏药撕之较脆表示过老，可加嫩油或嫩膏调节；若膏不黏手，黏度适当，即表示油丹化合良好。

5. 膏药制成后应除去"火毒"，否则易对皮肤产生刺激性。

6. 炼膏药用香油也可，如果用现在市场上卖的精炼油熬膏药，有可能遇到不黏的情况。此外，一般会在炼油的时候加入些药共煎，待其煎焦再捞起。再继续用武火煎热至用竹筷点油滴入凉水上，成珠不散，则炼油已毕。

7. 不可用铁器搅拌，此时铁器与锅底相碰，一锅膏药可因起火而毁。

8. 加药粉是离火待油稍凉后将其缓缓加入其中，急用木棍搅拌，候其油平，则再加贵细药面。注意热油加凉药面，必有溢起，勿怕。需一点点加入药面，急搅拌则无事，不然一锅膏药溢出而废。

9. 摊膏药是快速把尚未冷凉的膏药用竹筷团起，随布大小，以竹筷点布之中心，做顺时针摊 1 周，则为膏药已成。

【功能主治】

拔毒止痛。主治痈疽肿痛，已溃成脓，疼痛不止。

【用法用量】

用时温热化开，贴于患处，1~3 天换药 1 次。贮于阴凉干燥处。

（二）狗皮膏

【处方】

生川乌 80g　生草乌 40g　羌活 20g　独活 20g　青风藤 30g　香加皮 30g　防风 30g　铁丝威灵仙 30g　苍术 20g　蛇床子 20g　麻黄 30g　高良姜 9g　小茴香 20g　官桂 10g　当归 20g　赤芍 30g　木瓜 30g　苏木 30g　大黄 30g　油松节 30g　续断 40g　川芎 30g　白芷 30g　乳香 34g　没药 34g　冰片 17g　樟脑 34g　丁香 17g　肉桂 11g

【制备操作】

1. 配料

按处方将乳香、没药、丁香、肉桂分别粉碎成粉末，与樟脑、冰片粉末配研，过筛，混合均匀。

2. 炸药

其余生川乌等23味酌予碎断，另取食用植物油3500g置于铁锅中，将药材倒入，加热炸枯。捞除残渣，取油过滤，即为药油。

3. 炼油

将药油继续炼至"滴水成珠"状。

4. 下丹

取红粉1040～1140g加入油中，用桑木棍不断顺时针搅拌，上溢气泡，冒出浓烟，待烟气稍尽，则急用竹筷点油滴到凉水上三四滴。油会稍成珠不散，擦净其外表水，用干手试捏，以黏手而离手时不腻手为度。

5. 去火毒

取上述炼成的膏药以细流倒入水中，充分揉搓，再换水浸泡，少则1天，多则数日，每日换清水1次，摊涂前取出晾干。

6. 摊涂

将已去火毒的膏药加热熔化，于70℃以下加入细料药物搅拌均匀，按规定量摊涂于狗皮上，即得。每张膏药重0.6g或1.5g。

【质量检查】

1. 外观检查

本品为摊于兽皮或布上的黑膏药。外观乌黑光亮，油润细腻，厚薄均匀，无红斑，无飞边缺口，老嫩适中。

2. 重量差异检查

同"拔毒膏"。

3. 软化点

同"拔毒膏"。

【注意事项与说明】

狗皮膏药并非由狗皮熬制而成，而是将狗皮作为褙衬。

【功能主治】

祛风散寒，活血止痛。用于风寒湿邪、气滞血瘀引起的四肢麻木、腰腿疼痛、筋脉拘挛、跌打损伤、闪腰岔气、脘腹冷痛、行经腹痛、湿寒带下、积聚痞块。

【用法用量】

外用。用生姜擦净患处皮肤，将膏药加温软化贴于患处或穴位。每张净重12g、15g、24g、30g。

（三）风湿镇痛膏

【处方】

生川乌30g　防己18g　樟脑3g

【制备操作】

1. 配料

防己粉碎成细粉过筛，混合均匀。

2. 炸药

取防己细粉，用食用植物油500g加热炸枯。捞除残渣，取油过滤，即为药油。

3. 炼油

将药油继续炼至"滴水成珠"状。

4. 下丹

取红粉250g加入油中搅匀，使生成物由黄褐色变为黑褐色，取少量滴入水中，数秒钟后取出，以撕之不黏手、柔韧刚劲、断面有声既可。

5. 去火毒

取上述炼成的膏药以细流倒入水中，充分揉搓，再换水浸泡，少则1天，多则数日，每日换清水1次，摊涂前取出晾干。

6. 摊涂

将已去火毒的膏药加热熔化，于70℃以下加入细料药物搅拌均匀，按规定量摊涂于狗皮上，即得。每张膏药重0.6g或1.5g。

【质量检查】

同"拔毒膏"。

【注意事项与说明】

若有瘙痒或起泡，可将膏药揭下，停几日后再贴。

【功能主治】

镇痛，除寒湿。用于关节，肌肤因受风、寒、湿引起的疼痛。

【用法用量】

先将疼痛部位用生姜或热水擦洗干净，将膏药加温软化贴于患处，每张净重15g或30g。

Ⅱ 巴布剂

一、实验目的

1. 掌握巴布剂的制备方法、操作关键及注意事项。
2. 熟悉巴布剂的基质制备方法。
3. 熟悉巴布剂的质量要求及检查方法。

二、实验指导

巴布剂（cataplasm）是以水溶性高分子聚合物为基质骨架材料制成的外用贴剂。

巴布剂的前身是我国古代的泥罨剂。20 世纪 70 年代巴布剂在日本得到了快速发展并工业化生产。此后，我国重新引进这一剂型，进行了卓有成效的研究。巴布贴剂通常由褙衬层、药物贮库、保护膜组成。给药系统的褙衬层常为新型医用无纺布；药物贮库即指中药粉末或中药提取浸膏分散在巴布贴剂基质中；保护膜常用聚乙烯复合膜等。

巴布贴剂保湿透气、耐老化，载药量大、无刺激性及过敏性，可以反复贴用、贴着舒适、透气保湿及渗透性好。对各种中药微粉、浸膏、膏粉混合物、萃取液等均具有广泛的共容性，可搭载以上各类中药形式制成巴布贴剂。配合专用生产机械，现已适合规模化生产，是中药外用贴剂的适宜剂型之一。

巴布剂制备工艺流程为：制备巴布剂基质→加温软化→加促渗剂、主药混合→药膏→加温软化涂布于褙衬材料上→加保护膜裁切→包装→成品。

巴布剂研究的关键是基质的制备。巴布剂基质一般由下列材料组成：①黏着剂，是巴布剂膏体产生黏性的主要物质，有天然、半合成和合成高分子材料三类，常用的有海藻酸钠、西黄蓍胶、淀粉、明胶、甲基纤维素、羧甲基纤维素钠等；②保湿剂，常用的保湿剂有甘油、聚乙二醇、山梨醇、丙二醇、丙三醇等，亦可用其混合物，因巴布剂的最大特点是含水量大，最高可达 60%，故解决保水、保湿性是巴布剂制备中的重要环节；③填充剂，是巴布剂成型的关键，用量一般是基质的 20%，常用的填充剂有高岭土、皂土、微粉硅胶、碳酸钙、二氧化钛、氧化锌等；④附加剂，除主药外，透皮促进吸收剂是常用的附加剂。巴布剂中常加有局部刺激作用的樟脑、薄荷脑、薄荷油等，这些成分的加入，可使巴布剂在使用时有凉爽感，适用于急性炎症期的疾病。基质的配方须认真筛选。文献中常用的组成与配比如下：聚乙烯醇:聚维酮:填充剂 = 2.0:1.5:2.0；桃胶:西黄蓍胶:甘油:氧化锌:聚丙烯酸 = 2.0:3.0:2.0:0.1:0.3；明胶:西黄蓍胶:聚乙二醇 400:聚丙烯酸:甘油:氧化锌 = 3.0:4.0:5.0:4.0:4.0:0.3。

基质的制备工艺一般为：搅拌 20 ~ 40min；赋形剂组分与填充剂组分混匀后，再加入黏性剂。

巴布剂在生产与贮藏期应符合初黏着度、持黏着度、赋形性、剥离强度、含膏量，感官、外观等规定指标。

三、主要仪器与材料

过滤筛，温度计（500℃），褙衬材料，强力搅拌器，烧杯等。

四、实验内容

骨友灵巴布膏

【处方】

红花 180g　威灵仙 180g　防风 180g　延胡索 310g　续断 180g　鸡血藤 180g　蝉蜕

130g　何首乌130g　川乌180g　樟脑30g　薄荷脑37.5g　马来酸氯苯那敏5g　冰片30g　水杨酸甲酯15g　颠茄流浸膏60g　陈醋350mL　明胶91g　甘油1365g

【制备操作】

1. 药物的制备

以上15味药，除冰片、樟脑、薄荷脑、水杨酸酯、马来酸氯苯那敏、颠茄流浸膏外，其余红花等9味药，加75%乙醇回流提取2次，每次4h，滤过，合并滤液，回收乙醇并减压浓缩至相对密度为1.30～1.40（60℃～80℃）的稠膏；取颠茄流浸膏，加陈醋混匀，浓缩至相对密度为1.30～1.40（60℃～80℃）的清膏。

2. 基质的制备

将明胶放入冷水中浸泡60min，沸水浴加热至全部溶胀，加入甘油，搅拌均匀，待用。

3. 载药基质的制备

取上述清膏及冰片、樟脑、薄荷脑、水杨酸甲酯、马来酸氯苯那敏，依次加入由明胶甘油制成的基质中，搅拌均匀待用。

4. 涂布

将制备好的载药基质涂布于无纺布上晾干。

5. 盖衬，切片

【质量检查】

1. 外观检查

为浅黄棕色的片状贴膏，气芳香。

2. 含膏量

取供试品1片，除去盖衬，精密称定，置烧杯中加适量水，加热煮沸至褙衬与膏体分离后，将褙衬取出，用水洗涤至褙衬无残留膏体，晾干，在105℃干燥30min，移置干燥器中，冷却30min，精密称定，减失重量即为膏重。按标示面积换算成100cm^{2}的含膏量，每100cm^{2}含膏量应不低于4.0g。

3. 赋形性

取供试品1片，置37℃、相对湿度64%的恒湿箱中30min，取出，用夹子将供试品固定在一平整钢板上，钢板与水平面的倾斜角为60°，放置24h，膏面应无流淌现象。

4. 初黏力的测定

采用斜坡滚球法测定，即将一不锈钢球从置于倾斜板上的供试品黏性面滚过，根据供试品黏性面能够黏住的最大球号钢球，评价其初黏性的大小。实验装置主要由倾斜板、底座、不锈钢球和接球盒等组成。倾斜板为厚约2mm的不锈钢板，倾斜角为15°或30°；底座应能调节并保持装置的水平状态；接球盒用于接板上滚落的钢球，其内壁应衬有软质材料；不锈钢球球号及规格应符合表7-3的规定。

表7-3　钢球球号及规格

球号	直径/mm	每千个重量/kg	球号	直径/mm	每千个重量/kg
1	0.794	0.002	24	16.669	19.1
2	1.588	0.016	25	17.463	21.9
3	2.381	0.055	26	18.256	25.0
4	3.175	0.132	27	19.050	28.4
5	3.969	0.257	28	19.844	32.4
6	4.763	0.440	29	20.638	36.2
7	5.556	0.702	30	22.225	45.2
8	5.953	0.86	31	23.019	50
9	6.350	1.03	32	23.8131	55.5
10	7.144	1.50	33	25.400	57.4
11	7.938	2.06	34	26.988	80.8
12	8.731	2.66	35	28.575	95.5
13	9.525	3.55	36	30.163	112.8
14	10.319	4.43	37	31.750	131.9
15	11.113	5.64	38	33.338	152
16	11.509	6.20	39	34.925	175
17	11.906	6.93	40	36.513	198.1
18	12.303	7.5	41	38.100	227.3
19	12.700	8.42	42	41.275	287.57
20	13.494	10.1	43	42.863	320.4
21	14.288	12.0	44	44.450	361
22	15.081	14.1	45	47.625	439.5
23	15.875	16.5	46	50.800	538.8

实验前，除去供试品包装材料，使互不重叠在室温放置2h以上。取供试品3片，置于（按各品种项下规定的倾斜15°或30°）倾斜板中央，膏面向上，斜面上部10cm及下部15cm用0.025mm厚的涤纶薄膜覆盖，中间留出5cm膏面，将各品种项下规定的钢球，自斜面顶端自由滚下。供试品中，3片应有2片或2片以上能在测试段上黏住钢球，如有1片不能黏住，再用较小一号钢球实验，应能黏住。如只有1片能黏住钢球，而另2片只能黏住较小一号的钢球，则应另取3片复试，3片均能黏住钢球为符合规定。

【注意事项与说明】

1. 黏附性的测定还可以参考日本方法，将制好的巴布剂贴于手背，用力甩30下，考察其黏附性。

2. 凡对橡胶膏过敏，皮肤糜烂，有渗出液、外出血及化脓者，均不宜贴用。

【功能主治】

活血化瘀，消肿止痛。用于骨质增生引起的功能性障碍，软组织损伤及大骨节病所引起的肿胀疼痛。

【用法用量】

外用。将皮肤洗净拭干，贴于患处，每片 7cm×10cm 或 10cm×14cm 可贴 1~2 天。

五、实验结果与讨论

将实验数据分别列于表 7-4、7-5、7-6、7-7 内。

表 7-4 药物的制备数据

	药液量	乙醇量	相对密度
数据			

表 7-5 含膏量测定结果

	原始重量	减失重量	每 100cm² 含膏量
数据			

表 7-6 赋形性性质

	恒温箱数据	倾斜角	流淌情况
数据			

表 7-7 初黏力的测定结果

	球号	倾斜角	黏住的距离
1			
2			
3			
4			
5			
6			

Ⅲ 橡胶膏

一、实验目的

1. 掌握橡胶膏的制备方法、操作关键及注意事项。
2. 熟悉橡胶膏的质量要求及检查方法。

二、实验指导

橡胶膏（plaster）亦称橡皮硬膏，系指以橡胶为主要基质，与树脂、脂肪或类脂性物质（辅料）和药物混匀后，摊涂于布或其他裱褙材料上而制成的一种外用剂型。其组成包括漂白细布制成的裱褙材料；主要由基质（生橡胶）、辅料（填充剂、软化剂）和药物组合成的膏药料；塑料薄膜、玻璃纸等膏面覆盖物。2015 年版《中国药典》收载了 16 个橡胶膏药剂品种，如少林风湿跌打膏、代温灸膏、伤湿止痛膏、安阳精制膏、红药贴膏、复方牵正膏、跌打镇痛膏等。

橡胶膏所含的成分比较稳定，黏着力强，不经加热可直接粘贴于患部，亦不易产生配伍禁忌，对机体无损害，不污染皮肤和衣服，携带和使用方便，患者乐于应用。

橡胶膏制备工艺流程为：药料的处理→基质的制备→调制→涂料→回收溶剂→切割加衬→质检→包装。

橡胶膏制备的关键在于基质的制备，由橡胶、松香等制成的基质，是得到优质橡胶膏的前提。

橡胶膏在生产与贮藏期间应符合以下规定：①贴膏剂根据需要可加入表面活性剂、乳化剂、保湿剂、抑菌剂或抗氧剂等。②贴膏剂的膏料应涂布均匀，膏面应光洁、色泽一致，贴膏剂应无脱膏、失黏现象；褙衬面应平整、洁净、无漏膏现象。涂布中若使用有机溶剂的，必要时应检查残留溶剂。③除另有规定外，贴膏剂应密封贮存。

三、主要仪器与材料

过滤筛，温度计（500℃），裱褙材料，强力搅拌器，烧杯等。

中药材等。

四、实验内容

（一）伤湿止痛膏

【处方】

生草乌 10g　生川乌 10g　乳香 10g　没药 10g　生马钱子 10g　丁香 10g　肉桂 20g　荆芥 20g　防风 20g　老鹳草 20g　香加皮 20g　积雪草 20g　骨碎补 20g　白芷 30g　山奈 30g　干姜 30g　水杨酸甲酯 15g　薄荷脑 10g　冰片 10g　樟脑 20g　芸香浸膏 12.5g　颠茄流浸膏 30g

【制备操作】

1. 药物的制备

取生草乌、生川乌、乳香、没药、生马钱子、丁香各 10g，肉桂、荆芥、防风、老鹳草、香加皮、积雪草、骨碎补各 20g，白芷、山奈、干姜各 30g，粉碎成粗粉，用 90% 乙醇制成相对密度约为 1.05 的流浸膏。

2. 含药基质的制备

按处方量称取各药，另加 3.7~4.0 倍重的由橡胶、松香等制成的基质。

3. 制剂成型

进行涂膏，切段，盖衬，切成小块，即得。

【质量检查】

1. 含膏量

取供试品 2 片（每片面积大于 35cm² 的应切取 35cm²），除去盖衬，精密称定，置于有盖玻璃容器中，加适量有机溶剂（如三氯甲烷、乙醚等）浸渍，并时时振摇，待褙衬与膏料分离后，将褙衬取出，用上述溶剂洗涤至褙衬无残附膏料，挥去溶剂，在 105℃ 干燥 30min，移置干燥器中，冷却 30min，精密称定，减失重量即为膏重，按标示面积换算成 100cm² 的含膏量，每 100cm² 应不少于 1.5g。

2. 耐热性

取供试品 2 片，除去盖衬，在 60℃ 加热 2h，放冷后，膏背面应无渗油现象；膏面应有光泽，用手指触试应仍有黏性。

3. 重量差异

取供试品 20 片，精密称定总重量，求出平均重量；再分别称定每片的重量，每片重量与平均重量相比较，重量差异限度应在平均重量的 ±5% 以内，超出重量差异限度的不得多于 2 片，并不得有 1 片超出限度 1 倍。

4. 微生物限度

照微生物限度检查法（通则 1105、1106、1107）检查，应符合规定。

【注意事项与说明】

1. 伤湿止痛膏为淡黄绿色至淡黄色的片状橡胶膏；气芳香。孕妇慎用。

2. 贴膏剂系指药材提取物、药物或（和）化学药物与适宜基质和基材制成的供皮肤贴敷，可产生局部或全身性作用的一类片状外用制剂。包括橡胶膏剂、巴布膏剂和贴剂等。贴剂系指药材提取物或（和）化学药物与适宜的高分子材料制成的一种薄片状贴膏剂，主要由褙衬层、药物贮库层、黏胶层以及防黏层组成。常用基质有乙烯－醋酸乙烯共聚物、硅橡胶和聚乙二醇等。贴剂的制备将在"经皮给药制剂"中进行讲解。

3. 贴膏剂常用的褙衬材料有棉布、无纺布、纸等；常用的盖衬材料有防黏纸、塑料薄膜、铝箔－聚乙烯复合膜、硬质纱布等。

4. 胶浆基质的制备方法。松香轧为细粉，橡胶切成长条，在压胶机上压成 2～3mm 的薄片。取橡胶薄片置汽油内，立即搅拌使胶片很快松散，搅拌 30min 后，密封浸泡 18～36h。

【功能主治】

祛风湿，活血止痛。用于风湿性关节炎、肌肉疼痛，关节肿痛。

【用法用量】

外用。将皮肤洗净拭干，贴于患处，每片 7cm×10cm 或 10cm×14cm 可贴 1 天。

（二）冻疮未溃膏

【处方】

干辣椒 480g　樟脑 140g　2.1% 颠茄流浸膏 40mL

【制备操作】

1. 药物的制备

干辣椒用乙醇作溶剂，制成辣椒浸膏80mL，与其他两味药混合。

2. 含药基质的制备

加入4.0～4.3倍重量由橡胶、松香等制成的基质，制成涂料，涂膏，切段，盖衬，切成小块，即得。

3. 制剂成型

进行涂膏，切段，盖衬，切成小块，即得。

【质量检查】

1. 含膏量

每100cm²应不少于1.6～2.0g。

2. 耐热性

同上。

3. 重量差异

同"伤湿止痛膏"。

4. 微生物限度

同"伤湿止痛膏"。

【注意事项与说明】

只能用于未溃冻疮。

【功能主治】

活血散瘀，用于未溃冻疮。

【用法用量】

外用，贴于患处。将患处皮肤表面洗净、擦干，撕去覆盖在膏布上的隔离层，将膏面贴于患处的皮肤上。

【设计性实验】

清脑醒神贴的制备工艺研究（案例教学法）

案例：薄荷脑是从薄荷叶及茎中提取出的，对皮肤或黏膜有清凉止痒的作用，同时也可用于头痛及鼻、咽、喉炎症等。樟脑是从樟科植物樟的枝、干、叶及根部中提取而得，具通关窍、利滞气、辟秽浊、杀虫止痒、消肿止痛的功效。

问题：试以上述两种成分为药物，设计清脑醒神贴的处方及制备工艺。

查阅资料：

1. 贴片不同产品的处方设计及工艺相关知识。

2. 在cnki等网站上查阅相关贴片产品的研制。

小组讨论:

> 1. 如何解决主药易挥发的问题?
> 2. 如何确定基质?
> 3. 请设计出处方,并写出制备工艺。

教师对学生的方案给出意见:

> 1. 利用 β–环糊精包合技术防止樟脑、薄荷脑在贴片中挥发。
> 2. 以聚丙烯酸钠、聚乙烯吡咯烷酮等新型辅料制备出优良的凝胶骨架型控释体系。
> 3. 采用具有传统中医学特色的穴位给药途径释放给药,是一种新型中药经皮给药机制。
> 4. 具有厚度轻薄、刺激性小、黏性高、可反复揭贴的优点,具有芳香开窍、清凉散热、醒脑提神之功效。
> 5. 应建立黏性分析方法(包括初黏力的测定、持黏力的测定、剥离强度的测定)。
> 6. 采用 L_9(3^4)正交试验设计,考察制备时间、温度和各组分加入顺序对载药贴剂质量的影响,优选最佳工艺。

方案实施及反馈:

五、思考题

1. 实例分析:

(1)某研究所研发一款新巴布剂,在基质成型时,放置一段时间后,发现表面不干,有水分,经低温烘干后,当时较好,但放置一段时间后,还是表面不干,即使是密封于干燥器内也会出现这种现象。此外,烘干后一段时间内,黏性、成型性均还可以,就是时间一长,基质表面就潮了,即表面有水,盖衬揭开后,盖衬表面亦带有水,试分析原因,并提出解决办法。

(2)某研究所熬制的黑膏药里发现了很多碳化了的颗粒,严重影响质量,试分析原因,并提出解决办法。

(3)某药厂在生产橡胶膏剂中涂布收筒时膏面出现"小疙瘩",调整温度稳定后"小疙瘩"减少很多但是还没有彻底消除,试分析原因,并提出解决办法。

2. 黑膏药制备过程中炼油程度的判断可有哪几点？

3. 简述橡胶硬膏中添加剂氧化锌的作用。

参考文献

1. 张兆旺. 中药药剂学. 北京：中国中医药出版社，2003

2. 杨志欣. 中药药剂学实验教程. 哈尔滨：东北林业大学出版社，2009

3. 李具双. "膏药"考. 中医文献杂志，2002，（2）：21 – 22.

4. 张浩，韩建伟. 黑膏药剂型发明及应用年代探讨. 湖北中医杂志，2008，30（7）：56 – 57

5. 张哲良. 黑膏药浅论. 中药通报，1985，11（10）：24 – 26

6. 陈德轩. 中医外科外用药膏药的教学与实践. 中华中医药学刊，2009，27（3）：601 – 603

7. 陈爱华，王森，刘红宁，等. 传统黑膏药发展近况探讨. 中成药，2014，36（2）：379 – 382

8. 王锐，吕邵娃，王艳宏，等. 清脑醒神贴制备及质量标准的研究. 时珍国医国药，2011，（3）：651 – 653

（杨　柳）

实验二十二　栓剂的制备

一、实验目的

1. 掌握熔融法制备栓剂的工艺；置换价测定方法的应用。

2. 了解各类栓剂基质的特点及应用情况。

3. 了解评定栓剂质量的方法。

二、实验指导

栓剂（suppository）系指药物与适宜基质制成的供腔道给药的固体制剂。栓剂按给药途径可分为肛门栓和阴道栓；按制备工艺与释药特点分为双层栓、中空栓、微囊栓、渗透泵栓、缓释栓剂等。2015年版《中国药典》收载了10个栓剂品种，包括化痔栓、双黄连栓、治糜康栓、保妇康栓、消糜栓、野菊花栓、银翘双解栓、康妇消炎栓、熊胆痔灵栓、麝香痔疮栓。

栓剂的基质不仅能使药物成型，而且对剂型和药物的释放具有重要影响。优良的栓剂基质应符合室温时具有适宜的硬度，当塞入腔道时不变形、不破裂；遇体温易软化、融化或溶解；对黏膜无刺激性、无毒性、无过敏性；释药速度须符合治疗要求；性质稳定，与主药混合后不起反应，不影响主药的作用和含量测定；具有润湿或乳化的能力，能混入较多的水分。常用的基质有油脂性基质和水溶性及亲水性基质。油脂性基质有天然的可可豆脂、半合成或全合成脂肪酸甘油酯、氢化油类；水溶性基质有甘油明胶、聚乙二醇类、聚氧乙烯（40）单硬脂酸酯类、泊洛沙姆等。

栓剂的制备基本方法有冷压法与热熔法。一般采用热熔法制备，其工艺流程为：基质（计算量）→熔化→混匀→浇模→冷却（完全凝固）→刮去溢出部分→脱模→质检→包装。

栓剂制备的各个环节都要引起重视：①为了保证栓剂含量准确，在制备脂肪性基质栓剂时应考虑药物的置换价。②为了使栓剂冷却后易从栓模中推出，模型应涂润滑剂。③浇模时注意基质的温度不能太高也不能太低；浇注要一次完成，以稍溢出为度。④模型应凉度适宜。⑤栓剂脱模时，栓模一定要放冷，完全凝固后才可刮去多余部分，开启模型，将栓剂推出，多余润滑剂用滤纸吸收。

栓剂在生产与贮藏期间应符合下列有关规定：

1. 栓剂可用挤压成形法和模制成形法制备。制备栓剂用的固体原料药物，除另有规定外，应预先用适宜方法制成细粉或最细粉。可根据施用腔道和使用需要，制成各种适宜的形状。

2. 原料药物与基质应混合均匀，其外形应完整光滑，放入腔道后应无刺激性，应能融化、软化或溶化，并与分泌液混合，逐渐释放出药物，产生局部或全身作用；并应有适宜的硬度，以免在包装或贮存时变形。

3. 除另有规定外，应在30℃以下密闭贮存和运输，防止因受热、受潮而变形、发霉、变质。生物制品原液、半成品和成品的生产及质量控制应符合相关品种要求。

4. 除另有规定外，栓剂应检查重量差异、融变时限、微生物限度等。

三、主要仪器与材料

阴道栓模，肛门栓膜，蒸发皿，水浴锅，冰浴，电炉，分析天平，崩解度测定仪。可可豆脂，鞣酸，醋酸洗必泰，吐温-80，冰片，乙醇等。

四、实验内容

验证性实验

（一）双黄连栓

【处方】

金银花25g　连翘50g　黄芩25g

【制备操作】

1. 药材前处理

以上3味，黄芩加水煎煮3次，第1次2h，第2、3次各1h，合并煎液，滤过，滤液浓缩至相对密度为1.03～1.08（80℃），在80℃时加2mol/L盐酸溶液，调节pH值至1.0～2.0，保温1h，静置24h，滤过，沉淀物加6～8倍量水，用40%氢氧化钠溶液调节pH值至7.0～7.5，加等量乙醇，搅拌使溶解，滤过。滤液用2mol/L盐酸溶液调节pH值至2.0，60℃保温30min，静置12h，滤过，沉淀用水洗至pH值至5.0，继用70%

乙醇洗至 pH 值 7.0。沉淀物加水适量，用 40% 氢氧化钠溶液调节 pH 值至 7.0~7.5，搅拌使溶解，备用。金银花、连翘加水煎煮 2 次，每次 1.5h，合并煎液，滤过，滤液浓缩至相对密度为 1.20~1.25（70℃~80℃）的清膏，冷却至 40℃ 时边搅拌边缓慢加入乙醇，使含醇量达 75%，静置 12h，滤取上清液，回收乙醇，浓缩液再加乙醇使含醇量达 85%，充分搅拌，静置 12h，滤取上清液，回收乙醇至无醇味。加上述黄芩提取物水溶液，搅匀，并调节 pH 值至 7.0~7.5，减压浓缩成稠膏，低温干燥，粉碎。

2. 含药基质的制备

取半合成脂肪酸酯 7.8g，加热溶化，温度保持在 40℃±2℃，加入上述干膏粉，混匀。

3. 涂布润滑剂

用脱脂棉蘸取适当润滑剂，涂于栓模内部。

4. 浇模

将制好的含药基质倾入已涂有润滑剂的阴道栓膜内，共制成 10 颗。

5. 出模

冷却，削去多余栓块，启模，取出，包装即得。

【质量检查】

1. 外观

本品为棕色或深棕色的栓剂。外观应完整光滑，硬度适宜，无变形、发霉及变质等。

2. 鉴别

（1）取本品 1 粒，加水 20mL，置温水浴中使熔化，用 10% 氢氧化钠溶液调节 pH 值至 7.0~7.5，置冷处使基质凝固，滤过，取滤液 1mL，加无水乙醇 4mL，置水浴中振摇数分钟，静置，取上清液作为供试品溶液。另取黄芩苷对照品、绿原酸对照品分别用乙醇制成每 1mL 各含 0.4mg 的溶液，作为对照品溶液。照薄层色谱法（通则 0502）试验，吸取上述 3 种溶液各 3~5μL，分别点于同一硅胶 G 薄层板上，以乙酸丁酯-甲酸-水（7:4:3）的上层溶液为展开剂，置展开缸中预饱和 30min，展开，取出，晾干，置紫外光灯（365nm）下检视。供试品色谱中，在与黄芩苷对照品色谱相应的位置上，显相同颜色的斑点；在与绿原酸对照品色谱相应的位置上，显相同颜色的荧光斑点。

（2）取本品 1 粒，加水 20mL，置热水浴中加热使溶解，取出，置冷处使基质凝固，滤过，取滤液 10mL，蒸干，残渣加甲醇 5mL 超声处理使溶解，取上清液作为供试品溶液。另取连翘对照药材 0.5g，加甲醇 10mL，加热回流 20min，滤过，滤液作为对照药材溶液。照薄层色谱法（通则 0502）试验，吸取上述 2 种溶液各 10μL，分别点于同一硅胶 G 薄层板上，以三氯甲烷-甲醇（5:1）为展开剂，展开，取出，晾干，喷以 10% 硫酸乙醇溶液，在 105℃ 加热至斑点显色清晰。供试品色谱中，在与对照药材色谱相应的位置上，显相同颜色的斑点。

3. 含量测定

（1）黄芩　照高效液相色谱法（通则0512）测定。

色谱条件与系统适用性试验　以十八烷基硅烷键合硅胶为填充剂；以甲醇–水–冰醋酸（40:60:1）为流动相；检测波长为276nm。理论板数按黄芩苷峰计算应不低于1500。

对照品溶液的制备　取黄芩苷对照品适量，精密称定，加50%甲醇制成每1mL含0.1mg的溶液，即得。

供试品溶液的制备　取本品10粒，精密称定，研碎，取约0.3g，精密称定，置烧杯中加水40mL，置温水浴中使溶解，用10%氢氧化钠溶液调节pH值至7.0～7.5，移至50mL量瓶中，放冷，加水至刻度，摇匀，滤过，精密量取续滤液2mL，置10mL量瓶中，加水至刻度，摇匀，即得。

测定法　分别精密吸取对照品溶液与供试品溶液各20μL，注入液相色谱仪，测定，即得。

本品每粒含黄芩以黄芩苷（$C_{21}H_{18}O_{11}$）计，应不少于65mg。

（2）连翘　照高效液相色谱法（通则0512）测定。

色谱条件与系统适用性试验　以十八烷基硅烷键合硅胶为填充剂；以乙腈–水（21:79）为流动相；检测波长为278nm。理论板数按连翘苷峰计算应不低于6000。

对照品溶液的制备　取连翘苷对照品适量，精密称定，加甲醇制成每1mL含0.1mg的溶液，即得。

供试品溶液的制备　取本品10粒，精密称定，研碎，取约1.5g，精密称定，置具塞锥形瓶中，精密加水50mL，密塞，置水浴中加热80min使溶散，摇匀，取出，迅速冷冻（–4℃～–3℃）80min（以不结冰为准），滤过，精密量取续滤液10mL，蒸干，残渣加水1mL使溶解，置中性氧化铝柱（100～200目，6g，内径为1cm）上，用70%乙醇60mL洗脱，收集洗脱液，浓缩至干，残渣加50%甲醇适量，温热使溶解，移至5mL量瓶中，并加50%甲醇至刻度，摇匀，即得。

测定法　分别精密吸取对照品溶液与供试品溶液各10μL，注入液相色谱仪，测定，即得。

本品每粒含连翘以连翘苷（$C_{27}H_{34}O_{11}$）计，不得少于2.0mg。

4. 重量差异检查

按2015年版《中国药典》四部栓剂项下的重量差异限度，应符合下列规定：取栓剂10粒，精密称定总重量，求得平均粒重后，再分别精密称定每粒的重量。每粒重量与平均粒重相比较（有标示粒重的中药栓剂，每粒重量应与标示粒重比较），按表7-8中的规定，超出重量差异限度的栓剂不得多于1粒，并不得超出限度1倍。

表 7－8　栓剂重量差异限度表

平均重量	重量差异限度	平均重量	重量差异限度
1.0g 以下至 1.0g	±10%	3.0g 以上	±5%
1.0g 以上至 3.0g	±7.5%		

5. 融变时限

照 2015 年版《中国药典》四部融变时限检查法（通则 0922）检查，取栓剂 3 粒，在室温放置 1h 后，除另有规定外，脂肪性基质的栓剂 3 粒均应在 30min 内全部融化软化或触压时无硬心；水溶性基质的栓剂 3 粒均应在 60min 内全部溶解。如有 1 粒不合格，应另取 3 粒复试，均应符合规定。

6. 微生物限度

除另有规定外，照非无菌产品微生物限度检查。微生物计数法（通则 1105）和控制菌检查法（通则 1106）及非无菌药品微生物限度标准（通则 1107）检查，应符合规定。

【注意事项与说明】

熔融法制备栓剂时应注意：

1. 为了保证栓剂含量准确，在制备脂肪性基质栓剂时应考虑药物的置换价。在已知置换价时，可按式（$E = G - \dfrac{y}{DV}$）计算制备每枚栓剂所需基质的理论用量。

式中：E 为所需基质量；G 为空白栓剂的重量；y 为每枚栓剂中的药量；DV 为置换价。

2. 为了使栓剂冷却后易从栓模中推出，模型应涂润滑剂。水溶性基质涂油性润滑剂，如液状石蜡；油溶性基质涂水性润滑剂，如软肥皂:甘油:90% 乙醇 = 1:1:5 的混合液。

3. 浇模时注意基质的温度不能太高也不能太低（一般以 45℃为宜），否则易出现中空、凹陷；浇注要一次完成，以稍溢出为度。

4. 模型应凉度适宜（太冷易出现中空现象；太热易引起药物沉淀）。

5. 栓剂脱模时，栓模一定要放冷，完全凝固后才可刮去多余部分，开启模型，将栓剂推出，多余润滑剂用滤纸吸收。

（二）蛇黄栓

【处方】

蛇床子 1.0g　黄连 0.5g　硼酸 0.5g　葡萄糖 0.5g　甘油 10g　明胶 10g　制阴道栓 10 枚。

【制备操作】

1. 药物的制备

将蛇床子和黄连分别粉碎成细粉，并过十号筛。取硼酸、葡萄糖和适量甘油置于研钵中研成糊状，待用。

2. 含药基质的制备

将甘油明胶置水浴上加热，待熔化后，再将上述蛇床子等糊状物加入，不断搅拌均匀。

3. 涂布润滑剂

用脱脂棉蘸取适当液状石蜡，涂于栓模内部。

4. 浇模

将制好的含药基质倾入已涂有润滑剂的阴道栓膜内，共制成 10 颗。

5. 出模

冷却，削去多余栓块，启模，取出，包装即得。

【质量检查】

同"双黄连栓"。

【注意事项与说明】

1. 健康妇女的阴道分泌液应维持在 pH3.8～4.2，而阴道滴虫适于在 pH5～6 的环境中生长，栓剂中加入硼酸调 pH 值至正常范围，可防止病原虫及致病菌生长，葡萄糖分解为乳酸以保持阴道的酸性，恢复阴道的生物特性和自洁作用。

2. 甘油明胶多用作阴道栓剂基质，具有弹性，在体温时不熔融，而是缓缓溶于体液中释放出药物，故作用持久。制备时须轻轻搅拌，以免胶液中产生不易消除的气泡，使成品含有气泡，影响质量。应注意基质中含水量过多栓剂太软，含水量过少栓剂又太硬。

3. 甘油明胶由明胶、甘油和水三者按一定比例组成。制备时明胶需先用水浸泡使之溶胀变软，加热时才易溶解，否则溶胀时间会延长，且含有一些未溶解的明胶小块或颗粒。

4. 注模时如果混合物温度太高会使稠度变小，所制栓剂易发生顶端凹陷现象，故应在适当的温度下于混合物稠度较大时注模，并以注至模口稍有溢出为度，且一次注完。

【功能主治】

消炎杀虫。用于治疗阴道滴虫。

【用法用量】

纳入阴道内。一次 1 颗，日 1 次。

【贮藏】

密闭，置阴凉干燥处。

（三）半合成山苍子鞣酸栓

【处方】

处方组成及用量见表 7-9。

表7－9 半合成山苍子鞣酸栓处方

	每枚用量/g	5枚用量/g
鞣酸	0.2	1.0
半合成山苍子油	适量	适量
可可豆脂	适量	适量

【制备操作】

1. 鞣酸可可豆脂的置换价计算

取可可豆脂置蒸发皿内，水浴上加热，至可可豆脂已有2/3熔融时，立即取下蒸发皿，搅拌使全部熔融，注入涂过软肥皂润滑剂的栓模中，凝固后整理启模，取出栓剂，称重，其平均值即为该栓的重量大小。将鞣酸加入同一栓模中，称重。根据置换价定义：药物的重量与同体积栓剂基质的重量之比值称为置换价，得到鞣酸的置换价，标准值为1.6。

2. 鞣酸的半合成山苍子油的置换价测定

制备纯基质栓 称取半合成山苍子油9g，置蒸发皿中，于水浴上熔化，倒入涂有润滑剂的栓模中，室温下冷却，刮平，取出栓剂，得纯基质栓剂5粒，每粒平均重G。

制备含药栓 称取半合成山苍子油10.8g，置蒸发皿中，于水浴上熔化，温度控制在35℃~38℃，加入鞣酸细粉1.2g，搅匀后倒入栓剂模具中，冷却，刮平，取出药栓5粒，称重，每粒平均重m，每粒含主药W（$W = m \times$ 药物含量%）。填写表7－10。

表7－10 实验设计

	浓度%	空白栓
半合成山苍子油	10.8g	9g
鞣酸	1.2g	
5个栓剂总重		
栓剂平均量m		
平均含主药量W		
置换价f		

3. 鞣酸栓的制备

要求制成肛门栓10枚，每枚含主药0.2g。请按实验测定的鞣酸对山苍子油的置换价，计算出基质用量，并自拟制备方法。

（建议：①涂布润滑剂。将适量软肥皂涂抹在栓模内部。②浇模。将含药基质趁热倾入涂有润滑剂的模具中，冷却后取出。③脱模。放冷，完全凝固后刮去多余部分，开启模型，将栓剂推出，多余润滑剂用滤纸吸收。）

【注意事项与说明】

制备鞣酸栓时，可可豆脂用水浴加热过程中应严格控制温度勿超过36℃，以免可可豆脂转变晶型。鞣酸与可可豆脂搅拌均匀，放冷至近凝固时，边搅拌边倾入栓模中，栓模应预先冰冷降温，以便倾入后迅速凝固，避免药物沉积栓模底部。

【功能主治】

肛门栓剂。局部收敛止血，治疗痔疮。

【用法用量】

纳入腔道内。一次 1 颗，一日 1 次。

五、实验结果与讨论

将各项实验结果列于表 7-11、7-12、7-13 内，并对结果进行分析与讨论。

表 7-11　外观检查结果

	外观	硬度	发霉变质	切面均匀度
数据				

表 7-12　栓剂的重量差异限度检查结果

	重量	平均重量	重量差异	超出重量差异限度的药粒数
数据				

表 7-13　实验数据和质量检查结果

栓剂名称	实验结果			质量检查结果			
	基质温度/℃	注模温度/℃	冷却温度/℃	外观	重量/g	重量差异限度	融变时限/min
＿＿＿栓							
＿＿＿栓							
＿＿＿栓							

六、思考题

1. 实例分析：

某药厂仿制一种栓剂，基质为混合脂肪酸甘油酯，结果发现原料不溶，制成后很均匀无分层，但再加热到 40℃ 融化后马上分层，加入吐温分层加剧。而上市品种融化后也相当均匀。试分析原因，并提出解决办法。

2. 简述热熔法制备栓剂时应注意的问题。

参考文献

1. 张兆旺. 中药药剂学. 北京：中国中医药出版社，2003

2. 杨志欣. 中药药剂学实验教程. 哈尔滨：东北林业大学出版社，2009

（杨　柳）

实验二十三 胶剂的制备

一、实验目的

1. 掌握胶剂制备的操作方法和操作要点。
2. 熟悉影响胶剂质量的主要因素及控制方法。
3. 了解胶剂的制备原理，正确选择基质与冷却剂。

二、实验指导

胶剂（animalglue）系指用动物皮或骨、甲或角用水煎取胶汁，浓缩成稠胶状，经干燥后制成的固体块状内服剂型。《五十二病方》中记载了 1 例胶剂，即先煮葵汁，再用葵汁煮胶治疗瘿病之记载。胶剂的主要成分为含多种微量元素的动物胶原蛋白及其水解产物。常常在制备时加入一定量的糖、油、黄酒等辅料。胶剂多切成长方块或小方块供内服。不同的胶剂功效有所侧重。阿胶主要是补血止血，滋阴润燥；龟甲胶主要是滋阴养血，益肾健骨；鳖甲胶主要是滋阴潜阳，软坚散结；豹骨胶、狗骨胶主要是祛风定痛，强筋健骨；鹿角胶主要是温补肝肾，益精养血。胶剂服用需加水或黄酒慢慢烊化后服用，使用不便，目前已将阿胶制成"阿胶泡腾冲剂"正式投放市场，该制剂的特点是可直接加温开水冲服，酸甜适口，不需另加调味品。

胶剂的制备工艺一般可分为：原料的处理→煎取胶汁→滤过澄清→浓缩收胶→凝胶与切胶→干燥与包装。

胶剂的制备关键在于熬胶和收胶。熬胶一般在锅中放一层多孔的假底或竹帘，将原料处理后，置锅中加水浸没原料。保持锅内煎液微沸，注意火力不宜太大，避免焦化。应及时补充因蒸发所失去的水分，以免因水不足而影响胶汁的煎出。煎煮时间随原料而异，除特殊规定外，一般以 8～48h，反复 3～7 次，至无新胶质煎出为止。煎出的胶汁注意趁热过滤，否则将过滤困难。一般在每 100 kg 胶液中加入明矾 60～90g，最高可加至 120g，同时搅拌静置数小时，待细小杂质沉降后，分取上层澄清胶液，或用细筛或丝棉滤过后，再置锅中以文火进行浓缩。

浓缩收胶时如采取直火加热，火力不宜过大，并应不断搅拌，如有泡沫产生，应及时除去。应时刻防止胶汁焦化。胶液浓缩至糖浆状后取出，静置 24h，待沉淀下降后倾出上清液，再置锅中继续浓缩至一定程度，即可加入糖，搅拌至完全溶解后继续浓缩，使胶液浓缩至接近出胶，即开始"挂旗"时，搅拌加入黄酒。此时火力必须减弱，并强力搅拌，以促进水分蒸发并防止焦化。此时，锅底将产生较大气泡，如馒头状，俗称"发锅"，挑起胶液则黏附棒上呈片状而不坠落（也叫"挂旗"），胶液浓缩至以无水蒸气逸出为度。胶剂熬成后，趁热倾入已涂有油的凝胶盘内使其胶凝，即将胶汁凝固成块状。

胶剂在生产与贮藏期间应符合下列规定：①胶剂所用原料应用水漂洗或浸漂，除去非药用部分，切成小块或锯成小段，再次漂净。②加水煎煮数次至煎煮液清淡为度，合并煎煮液，静置，滤过，浓缩。浓缩后的胶液在常温下应能凝固。③胶凝前可按各品种制法项下规定加入辅料（如黄酒、冰糖、食用植物油等）。④胶凝后按规定重量切成块状，阴干。⑤胶剂应为色泽均匀、无异常臭味的半透明固体。⑥一般应检查总灰分、重金属、砷盐等。⑦胶剂应密闭贮存，防止受潮。⑧除另有规定外，胶剂应进行水分、微生物限度检查。

三、主要仪器与材料

水池，刀铲，洗皮机，蒸锅，包装纸，塑料袋等。

四、实验内容

验证性实验

（一）阿胶

【处方】

驴皮 100.0g　冰糖 66g　豆油 3.4g　黄酒 2.0g

【制备操作】

1. 原料处理

将驴皮置水池中浸泡 2～3 天，每天换水 1 次，浸透后取出，用刀铲除附肉，切成 20cm 左右的方块，置洗皮机中洗去泥沙，再置蒸锅中，加投料量 0.5%～2.5% 的 Na_2CO_3，加水 2.7 倍量，焯皮加热 75min 左右，至皮皱缩卷起，用水冲洗至中性，备煎胶用。

2. 煎取胶汁

驴皮经处理后加入驴皮 1 倍量的水，以 0.08～0.15MPa 蒸汽压力（表压）煎提 2～4h，每隔 1h 排气 1 次，放出煎液。再如法煎提 3～5 次，每次煎提时间可逐渐缩短，直至充分煎出胶汁为止。

3. 滤过澄清

将各次煎取的胶汁，用细筛趁热滤过，并将滤液加明矾沉淀处理，分取上层胶汁，再用板框压滤机滤过，或用蝶片式离心机分得澄清胶汁。

4. 浓缩收胶

将澄清胶汁先用薄膜蒸发法去除部分水分，再移至蒸汽夹层锅中继续浓缩，并不断搅拌，防止黏锅，随时打去浮沫，至胶液相对密度为 1.25 左右时，加入豆油、冰糖，使混合均匀、不显油花，继续浓缩至"挂旗"，加入黄酒，搅拌"发锅"，至无水蒸气逸出时，倾入凝胶盘内，置 5℃～10℃ 自然冷凝成胶坨。加入油时要注意强力搅拌使其分散均匀，以免出现小油泡。

5. 切块

将胶盘洗净，揩干，涂少量麻油，倾入热胶汁后置于8℃～12℃的室温中12～24h，即可凝成胶块。胶汁凝固后即可切成小片状，称为"开片"。手工操作时要求刀口平，一刀切成45～60g重的长方块或小方块，以防出现重复刀口痕迹。

6. 闷胶

胶片切成后应置于有干燥防尘设备的晾胶室内，并放在胶床上，也可用竹帘分层置于干燥室内，使其在微风阴凉的条件下干燥。每48h或3～5天将胶片翻动一次，使两面水分均匀散发，以免成品发生弯曲现象。一个星期之后，待胶面干燥后，便装入木箱内，密闭闷之，使胶片内部水分向外扩散。2～3天后将胶片取出擦去表面水分，再放竹帘上晾。数日之后，再将胶片置于木箱中密闭2～3天，如此反复操作2～3次，方能彻底干燥。

7. 包装

胶片充分干燥后，用微湿毛巾拭其表面使之光泽，用朱砂或金箔印上品名，装盒。胶剂应贮存于密闭容器中，并置于阴凉干燥处，防止受潮、受热、发霉、软化、黏结及变质等；但也不可过分干燥，以免胶片碎裂。

【质量检查】

1. 水分检查

取供试品1g，置扁形称量瓶中，精密称定，加水2mL，置水浴上加热使溶解再干燥，使厚度不超过2mm。取供试品2～5g，平铺于干燥至恒重的扁形称量瓶中，厚度不超过5mm，疏松供试品不超过10mm，精密称定，打开瓶盖在100℃～105℃干燥5h，将瓶盖盖好，移置干燥器中冷却30min，精密称定重量，再在上述温度干燥1h，冷却，称重，至连续两次称重的差异不超过5mg为止。根据减失的重量，计算供试品中含水量（%），不得过15.0%。

2. 微生物限度检查

照2015年版《中国药典》微生物限度检查法（通则1105、1106、1107）检查，应符合规定。

【注意事项与说明】

1. 皮胶类是胶剂中重要的类型，系指用动物的皮为原料，经提取浓缩制成。主要原料为驴皮、牛皮、猪皮等。牛皮制成的胶现称黄明胶，猪皮制成的胶现称新阿胶，驴皮制成的胶则为阿胶。

2. 以往人们多认为阿胶是因用阿井水制胶而得名，并流传出一些具有神秘色彩的阿井之说。梁代陶弘景《本草经集注》中明确记载，阿胶"出东阿，故名阿胶"。《神农本草经》所载阿胶的原料为牛皮，自宋代起，阿胶全部用驴皮制作。1976年因驴皮紧缺，阿胶产量供不应求，故以猪皮为原料制作而成。现在改称猪皮胶为"新阿胶"。

3. "福字阿胶"处方中除驴皮外，尚有多种用量较小的药材作辅料。制胶时，除驴皮按阿胶工艺制备外，其余药材提取挥发油至尽，药渣滤过，滤液在驴皮胶汁浓缩至适当程度后加入，再加豆油、冰糖、黄酒，继续浓缩至稠膏状，加入挥发油，冷凝，切块，阴干即得。

【功能主治】

补血，益精。治肾气不足，虚劳赢瘦，腰痛，阴疽，男子阳痿、滑精，妇女子宫虚冷、崩漏、带下。

【用法用量】

口服。一次 1 丸，一日 2 次。

（二）鹿角胶

【处方】

梅花鹿或马鹿的角

【制备操作】

1. 原料处理

每年 11 月到翌年 3 月，将鹿角锯成小段，长 10~15cm，置水中浸漂，每日搅动并换水 1~2 次，漂至水清，取出，置锅中煎取胶液，所复煎至胶质尽出，角质酥融易碎时为止。

2. 胶汁制备、过滤、澄清、收胶

将煎出的胶液过滤合并，加入黄酒 3%、冰糖 5% 煎至稠膏状，倾入凝胶槽内。

3. 切胶

自然冷凝后取出，分切为每块重约 5g 的小块，阴干。

【质量检查】

同"阿胶"。

【注意事项与说明】

1. 角胶类主要指鹿角胶，其原料为雄鹿角化的角。提取胶质后的角渣，称为鹿角霜，亦供药用。此外，还有骨胶类，系以动物的骨骼提取浓缩制成，有豹骨胶、狗骨胶及鱼骨胶等。甲胶类系以龟科动物乌龟的背甲及腹甲或鳖科动物鳖的背甲为原料，经提取浓缩制成，前者称龟甲胶，后者称鳖甲胶。

2. 鹿角胶含胶质、磷酸钙、碳酸钙、磷酸镁、氨基酸及氮化物等，阴虚阳亢者忌服。鹿角分砍角和退角 2 种，砍角是指在每年 10 月至翌年 2 月间，将鹿杀死后连脑盖砍下，除去残肉，洗净风干者。退角是指雄鹿于换角期自然脱落者，多不带脑骨。

3. 各种胶剂浓缩程度不同。如鹿角胶应防止"过老"，否则成品色泽不够光亮，易碎裂；而龟甲胶浓缩稠度应大于驴皮胶、鹿角胶、虎骨胶等，否则不易凝成胶块。因此，浓缩程度要适当，若水分过多，成品在干燥过程中常出现四面高、中间低的塌顶现象。

【功能主治】

补血，益精。治肾气不足，虚劳赢瘦，腰痛，阴疽，男子阳痿、滑精，妇女子宫虚冷、崩漏、带下。

【用法用量】

内服。用开水或黄酒烊化，2~5g；或入丸、散、宫剂。

(三) 龟鹿二仙胶

【处方】

鹿角 5000g　龟甲 2500g　人参 450g　枸杞 900g

【制备操作】

1. 药物的制备

取新鲜麋鹿去角脑梢骨后的角 6.6cm，绝断劈开，洗净待用。龟甲去弦，洗净，捶碎待用。

2. 煎取胶汁

取鹿角、龟甲 2 味，袋盛，放长流水内浸 3 日，用 2 个铅坛或在陶瓷坛中放一大片铅，将鹿角和龟甲放入坛内，用高 10~15cm 的水浸泡，并用 90g 黄蜡封口，放大锅内，用桑柴火煮 7 昼夜。煮时坛内 1 日添热水 1 次，勿令沸起。锅内 1 昼夜添水 5 次，候角酥取出，洗净去滓（其滓即鹿角霜，龟甲霜），将清汁另放。将角渣置石臼中用木槌捣细，用水 3.5L 再次煎熬，同时过滤、捣碎，反复 3 次，以滓无味为度。将人参、枸杞置于铜锅内，加水 9L 熬至药面无水，以新布绞取清汁。

3. 浓缩收胶

将龟甲、鹿角汁和人参、枸杞汁一起倒入锅内，用文火熬至滴水成珠不散，乃成胶也。放在太阳下暴晒 2 个星期。

4. 切胶

自然冷凝后取出，分切为每块重约 4.5g 的小块，阴干。

【质量检查】

同 "阿胶"。

【注意事项与说明】

1. 气温过高时，胶易溶化，应置于冰箱内冷藏。

2. 龟鹿二仙胶属于一种混合胶剂。角类必须选用活麋鹿杀后取角，马鹿角等都不能用。龟甲为龟的腹甲，以甲大质厚、颜色鲜明者为佳，称血甲；而以产于洞庭湖一带者最为著名，俗称汉甲，对光照之微呈透明、色粉红，又称血片。

3. 胶剂根据治疗需要，常加入糖、油、酒等辅料。辅料既有矫味及辅助成型的作用，亦有一定的医疗辅助作用，辅料的优劣，也直接关系到胶剂的质量。冰糖：以色白洁净无杂质者为佳。加入冰糖能矫味，且能增加胶剂的硬度和透明度。如无冰糖，也可以白糖代替。酒：多用黄酒，以绍兴酒为佳，无黄酒时也可以白酒代替。胶剂加酒主要为矫臭矫味。绍兴酒气味芳香，能改善胶剂的气味。油类：制胶用油常用花生油、豆油、麻油 3 种。以纯净新鲜者为佳，已酸败者不得使用。油类能降低胶之黏性，便于切胶，且在浓缩收胶时，也使锅内气泡容易逸散。熬炼虎骨胶时，有专用的虎骨油为润滑剂。明矾：以白色纯净者为佳，用明矾主要是沉淀胶液中的泥土等杂质，以保证胶块成型后具有洁净的澄明度。

【功能主治】

填补精血，益气壮阳。用于男、妇真元虚损，久不孕育；梦泄遗精，瘦削少气，目视不明。

【用法用量】

内服。用开水或黄酒烊化 2 ~ 5g；或入丸、散剂。每服初起 4.5g，10 日加 1.5g，加至 9g 止，空腹时用酒化下。通常成人一日 8 ~ 12g，分 3 次服用。小孩依症状及年龄递减，病后体虚之调养，可增加用量。每日晨起空腹时或睡前服用。

五、思考题

1. 实例分析：

某研究所在开发新胶剂品种时，需要测定水分，但是此胶剂极易黏结成块，质硬而脆。如何将其粉碎成规定的粒度呢？试提出解决办法。

2. 常用的中药胶剂有哪些？

参考文献

1. 张兆旺 . 中药药剂学 . 北京：中国中医药出版社，2003

2. 杨志欣 . 中药药剂学实验教程 . 哈尔滨：东北林业大学出版社，2009

（杨　柳）

第八章　灭菌制剂的制备 ▷▷▷▷

实验二十四　中药注射剂的制备

I　中药注射剂的制备与质量检查

一、实验目的

1. 掌握中药注射剂的制备工艺过程及其操作注意事项。

2. 掌握制备中药注射剂常用的提取与精制的方法：水蒸气蒸馏法、双提法、水醇法、醇水法等。

3. 熟悉中药注射剂常规质量要求及其检查方法。

4. 了解空安瓿与垂熔玻璃容器的处理方法。

二、实验指导

中药注射剂（injections）是以中药为原料，提取纯化其中药理作用明确的有效成分或有效部位制备而成。中药注射剂处方组分可以是有效成分、有效部位或药材。中药注射剂是根据有效成分的特性，选择适宜提取、精制方法和溶剂，尽可能地除去杂质和保留有效成分得到的一种中药新剂型。注射剂对药材的处理要求十分高，常用的提取方法有水醇法、醇水法、蒸馏法、双提法、透析法、超滤法、酸碱沉淀法、离子交换法等。其中，以水醇法应用最广。水醇法是中药注射液提取精制常用的方法之一，根据有效成分既溶于水又溶于乙醇的性质，采用水提取、乙醇沉淀，以达到除去杂质、保留有效成分的目的。2015年版《中国药典》收载了3个注射剂品种，即止喘灵注射液、灯盏细辛注射液、清开灵注射液。

目前中草药注射剂存在的主要问题是澄明度问题和安全问题。澄明度问题即在灭菌后或贮藏过程中药液产生浑浊或沉淀，其主要原因是杂质未除尽、pH不适当等。其解决方法一般是采用明胶沉淀法、醇溶液调pH法和聚酰胺吸附法进一步除去杂质，调节药液至适宜pH，热处理与冷藏，合理使用增溶剂等。中药注射液中含有树脂、黏液质等胶态杂质，用一般过滤方法不易得到澄明溶液，且滤速极慢，故应在过滤时加入助滤剂，常用的助滤剂有针用活性炭、滑石粉、纸浆等。过滤方法有加压滤过、减压滤过和高位静压滤过等。滤过是保证注射液澄明度的重要操作，一般分为初滤和精滤，常用滤器的种类较多，如滤纸、滤棒、垂熔玻璃滤器、微孔滤膜等。

中药注射剂的制备工艺流程一般为：原、辅料的准备→药料的提取、精制→配液→滤过→灌注→熔封→灭菌→质量检查→印字包装→成品。

提高安全性是中药注射剂最为关键的问题。为确保和提高质量，必需严格控制从处方设计到生产制备中的每一个环节。如注射剂的原、辅料必须符合《中国药典》或卫生部（药监局）药品标准中的有关规定：①经初滤、精滤、质检合格后，注射液应立即灌封。对主药易氧化的注射液，配液和灌注时可通入惰性气体。滤清的药液应立即灌封，灌封方法有机械法和手工法。灌注时要求剂量准确，药液不能沾附在安瓿颈壁上，以免熔封时产生焦头，且应按《中国药典》规定增加附加量，以保证注射用量不少于标示量。②溶剂、容器用具等质量经检查均应符合各有关规定。注射液灌封后应立即灭菌。常用灭菌方法有流通蒸汽灭菌法、煮沸灭菌法和热压灭菌法。具体的灭菌方法可根据灌装容量、成分稳定性等因素选择。既要保证灭菌效果，又不能影响主药的有效成分。一般小容量的中药注射剂多采用100℃30min湿热灭菌法，10～20mL的安瓿可酌情延长15min灭菌时间，对热稳定的产品可以选择热压灭菌法。③生产注射剂的厂房、设施必须符合GMP的规定。灌封等关键工序、场所应采用层流洁净空气技术，使洁净室或洁净工作台的洁净度达到100级标准。

中药注射剂的质量要求，除应有制剂的一般要求外，还必须符合下列各项质量要求：①无菌。注射剂内不应含有任何活的微生物，必须符合《中国药典》无菌检查的要求。②无热原。注射剂内不应含热原，特别是用量一次超过5mL以上、供静脉注射或脊椎注射的注射剂，必须是热原检查合格的。③澄明度。溶液型注射剂内不得含有可见的异物或混悬物，应符合卫生部关于澄明度检查的有关规定。④安全。注射剂必须对机体无毒性反应和刺激性。⑤等渗。用量大、供静脉注射的注射剂应具有与血浆相同的或略偏高的渗透压。⑥pH值。注射剂应具有与血液相等或相近的pH值。⑦稳定。注射剂必须具有必要的物理稳定性和化学稳定性，以确保产品在贮存期安全、有效。此外，有些注射剂还应检查是否有溶血作用、致敏作用等，对不合规格要求的严禁使用。现我国已开始逐步实施通过指纹图谱控制注射剂质量的方法。

三、主要仪器与材料

不锈钢锅，烧杯，电炉，水浴锅，蒸发皿，三角烧瓶，安瓿，安瓿割颈器，酒精喷灯，减压抽滤装置，垂熔玻璃滤器，灌注器，熔封装置，普通天平，澄明度检查装置，热压灭菌器，印字装置。

中药材，亚硫酸氢钠，注射用水，乙醇，20% NaOH溶液，氨溶液，吐温-80，苯甲醇，活性炭，pH试纸，滤纸，包装盒等。

四、实验内容

验证性实验

（一）柴胡注射液

【处方】

柴胡 500g　氯化钠 9g　聚山梨酯 – 80 5mL　注射用水适量　共制成 1000mL。

【制备操作】

1. 药物的制备

取柴胡 500g，洗净，粉碎成粗粉，用水蒸气蒸馏法蒸馏，收集馏液 1000mL。所得馏液重蒸馏，收集重蒸馏液 475mL。待用。

2. 安瓿的处理

（1）切割与圆口：手工操作可用安瓿切割器，按规定长度调好砂石和挡板之间的距离，并加以固定，将安瓿底部紧靠挡板，安瓿颈置于砂石上划痕，再半拉半掰折断安瓿颈。要求切割口整齐、无缺口、无裂口、无双线、长短一致。安瓿切割后用强烈的火焰圆口，以防在操作中瓶口的玻璃屑掉入药液中，造成废品，圆口时瓶口边缘一旦呈红色即可。

（2）洗涤与干燥：手工洗涤，将蒸馏水灌入安瓿内，经 100℃ 加热 30min，趁热甩水，再用滤清的蒸馏水、注射用水灌满安瓿，甩水，如此反复 3 次，以除去安瓿表面微量游离碱、金属离子、灰尘等杂质。将洗净合格的安瓿倒置或平放在铝盒内，置烘箱内100℃ 以上干燥，用于无菌操作的安瓿需 200℃ 以上干燥、干热灭菌 45min 待用。

3. 配液

加入氯化钠 4.5g、聚山梨酯 – 80 2.5mL，搅拌溶解，用 G4 垂熔玻璃漏斗滤过至澄明。

4. 灌封

在无菌室内，用手工灌注器灌装，每支 2mL，封口。

5. 灭菌

热压灭菌 100℃ 30min，即得。

6. 检漏

7. 灯检

剔除有白点、色点、纤维、玻璃屑及其他异物的成品安瓿。

8. 印字

擦净安瓿，用手工印上品名、规格、批号等。

9. 包装

将安瓿装入衬有瓦楞格纸的空盒内，盒面印上标签。

【质量检查】

1. 定性鉴别

本品为无色澄明液体。取本品 2mL 加品红亚硫酸试液 2 滴，摇匀，5min 后即显玫瑰红色。

2. 含量测定

精密吸取本品 5mL 置 50mL 容量瓶中，加蒸馏水稀释至刻度，摇匀。另精密吸取本品 5mL 置蒸发皿中，于水浴上蒸发至干，再加蒸馏水稀释至 50mL。将两稀释液分别置于 1mL 比色杯中，以后者为空白。用紫外 – 可见分光光度计在 240～300nm 测定吸收曲线，其最大与最小吸收峰应分别在 270nm ± 1nm 及 247nm ± 1nm 处，在 276nm ± 1nm 处的光密度应为 0.45 以上。

3. 不溶性微粒

（1）标示装量为 25mL 或 25mL 以上的静脉用注射液，除另有规定外，取供试品用水将容器外壁洗净，小心翻转 20 次，使溶液混合均匀，立即小心开启容器，先倒出部分供试品溶液冲洗开启口及取样杯，再将供试品溶液倒入取样杯中，超声处理（80～120W）30s 脱气或静置适当时间脱气。将供试品置于取样器上，开启搅拌或手动缓缓转动，使溶液均匀（避免气泡产生），依法测定至少 3 次，每次取样应不少于 5mL，记录数据；另取至少 2 个供试品同法测定。每个供试品第 1 次数据不计，取后续测定结果的平均值计算，计算每个容器所含的微粒数。

（2）标示装量为 25mL 以下的静脉用注射液，除另有规定外，取供试品，用水将容器外壁洗净，小心翻转 20 次，使溶液混合均匀，超声处理（80～120W）30s 脱气或静置适当时间脱气，小心开启容器，直接将供试品容器置于取样器上，不加搅拌，由仪器直接抽取适量溶液（以不吸入气泡为限），记录数据；另取至少 2 个供试品，同法测定。第 1 个供试品的数据不计，取后续测定结果的平均值计算。也可采用适宜的方法，在层流净化台上小心合并至少 3 个供试品的内容物（使总体积不少于 20mL），置于取样杯中，超声处理（80～120W）30s 脱气或静置适当时间脱气后，置于取样器上，开启搅拌或手动缓缓转动，使溶液均匀（避免气泡产生），依法测定至少 3 次，每次取样应不少于 5mL，第 1 次数据不计，取后续测定结果的平均值，计算每个容器所含的微粒数。

4. 装量差异

开启注射剂 5 支，开启时注意避免损失，将内容物分别用相应体积的干燥注射器及注射针头抽尽，然后注入经标化的量具内（量具的大小应使待测体积至少占其额定体积的 40%），在室温下检视。测定有溶液或混悬液的装量时，应先加温摇匀，再用干燥注射器及注射针头抽尽后，同前法操作，放冷，检视，每支注射液的装量均不得少于其标示量。

5. 热原

取注射剂，剂量按家兔体重每 1kg 注射 0.5mL。取适用的家兔 3 只，测定其正常体温后 15min 内，自耳静脉缓缓注入规定剂量并温热至约 38℃ 的供试品溶液，然后每隔 30min 按前法测量其体温 1 次，共测 6 次，以 6 次体温中最高的一次减去正常体温，即为该家兔体温的升高温度（℃）。如3只家兔中有1只体温升高0.6℃或0.6℃以上，或3只家兔体温升高均低于0.6℃，但体温升高的总和达1.4℃或1.4℃以上，应另取5只家兔复试，检查方法同上。体温升高0.6℃或0.6℃以上的家兔不超过1只，并且初试、复试合并8只家兔的体温升高总和为3.5℃或3.5℃以下，均判为供试品的热原检查符合规定。在初试3只家兔中，体温升高0.6℃或0.6℃以上的家兔超过1只；或在复试的5只家兔中，体温升高0.6℃或0.6℃以上的家兔超过1只；或在初试、复试合并8只家兔的体温升高总和超过3.5℃，均判为供试品的热原检查不符合规定。当家兔升温为负值时，均以0℃计。

6. 毒性

取体重18~22g健康小白鼠5~10只，将注射剂0.2mL以注射用生理盐水稀释成0.5mL，从尾部静脉注射，观察48h，应无1只死亡。

7. 鞣质

除另有规定外，取注射液1mL，加新配制的含1%鸡蛋清的生理盐水5mL，必要时用微孔滤膜（0.45μm）滤过，放置10min，不得出现浑浊或沉淀。如出现浑浊或沉淀，取注射液1mL，加稀醋酸1滴，再加氯化钠明胶试液4~5滴，不得出现浑浊和沉淀。因为含有聚乙二醇、聚山梨酯等聚氧乙烯基物质的注射液，虽有鞣质也不产生沉淀，所以应取未加附加剂前的半成品检查。

8. 树脂

除另有规定外，取注射液5mL，加盐酸1滴，放置30min，不得出现沉淀。如出现沉淀，另取注射液5mL，加三氯甲烷10mL振摇提取，分取三氯甲烷液置水浴上蒸干，残渣加冰醋酸2mL使溶解，置具塞试管中，加水3mL，混匀，放置30min，不得出现沉淀。

9. 草酸盐

除另有规定外，取溶液型静脉注射液适量，用稀盐酸调节pH值至1~2，滤过，取滤液2mL，滤液调节pH值至5~6，加3%氯化钙溶液2~3滴，放置10min，不得出现浑浊或沉淀。

10. 钾离子

除另有规定外，取静脉注射用注射液2mL，蒸干，先用小火炽灼至炭化，再在500℃~600℃炽灼至完全灰化，加稀醋酸2mL使溶解，置25mL量瓶中，加水稀释至刻度，混匀，作为供试品溶液。取10mL纳氏比色管2支，甲管中精密加入标准钾离子溶液0.8mL，加碱性甲醛溶液（取甲醛溶液，用0.1mol·L^{-1}氢氧化钠溶液调节pH值至8.0~9.0）0.6mL、3%乙二胺四醋酸二钠溶液2滴、3%四苯硼钠溶液0.5mL，加水稀释成10mL；乙管中精密加入供试品溶液1mL，与甲管同时依法操作，摇匀。甲、乙两管同置黑纸上，自上向下透视，乙管中显出的浊度与甲管比较，不得更浓。

11. 蛋白质

取注射液1mL，加新配制的30%磺基水杨酸试液1mL，混匀，放置5min，不得出现浑浊。注射液中如含有遇酸能产生沉淀的成分，可改加鞣酸试液1~3滴，不得出现浑浊。

12. 可见异物

可见异物是指存在于注射剂、滴眼剂中，在规定条件下目视可以观测到的不溶性物质，其粒径或长度通常大于50μm。

检查法　除另有规定外，取供试品20支（瓶），除去容器标签，擦净容器外壁，轻轻旋转和翻转容器使药液中存在的可见异物悬浮（注意不使药液产生气泡），必要时可将药液转移至洁净透明的专用玻璃容器内；置供试品于遮光板边缘处，在明视距离（指供试品至人眼的距离，通常为25cm），分别在黑色和白色背景下，手持供试品颈部使药液轻轻翻转，用目检视。20支（瓶）供试品中，均不得检出可见异物。如检出可见异物的供试品超过1支（瓶），应另取20支（瓶）同法检查，均不得检出。

【注意事项与说明】

1. 如果安瓿的质量不佳，可用0.1% HCl灌满安瓿瓶，流通蒸汽加热20min，甩去水，灌蒸馏水，反复甩洗数次，并注射用水冲洗，至水呈中性，再于150℃干燥3h。

2. 大量生产可用灌水机、甩水机以甩水洗涤法洗涤安瓿，或用加压喷射气水洗涤机进行洗涤，干燥时多以隧道式烘箱或远红外线加热技术干燥。

3. 供试用的家兔应健康合格，体重1.7～3.0kg，雌兔应无孕。预测体温前7日即应用同一饲料饲养，在此期间内，体重应不减轻，精神、食欲、排泄等不得有异常现象。未曾用于热原检查的家兔；或供试品判定为符合规定，但组内升温达0.6℃的家兔；或3周内未曾使用的家兔，均应在检查供试品前3～7天预测体温，并进行挑选。挑选实验的条件与检查供试品时相同，仅不注射药液，每隔30min测量体温1次，共测8次，8次体温均在38.0℃～39.6℃，且最高与最低体温的差不超过0.4℃的家兔，方可供热原检查用。用于热原检查后的家兔，如供试品判定为符合规定，至少应休息48h方可再供热原检查用。如供试品判定为不符合规定，则组内全部家兔不再使用。每一只家兔用于一般药品检查的使用次数，不应超过10次。

4. 2015年版《中国药典》四部注射剂通则（通则0102）中规定：罐装标示装量不大于50mL的注射剂，应按表8-1适当增加装量。除另有规定外，多剂量包装的注射剂，每一容器的装量不得超过10次注射量，增加装量应能保证每次注射用量。

表8-1　注射剂装量规定

标示装量/mL	增加量/mL	
	易流动液	黏稠液
0.5	0.10	0.12
1	0.10	0.15
2	0.15	0.25
5	0.30	0.50
10	0.50	0.70
20	0.60	0.90
50	1.0	1.5

5. 装量检查标准

供试品标示装量不大于 2mL 者，取供试品 5 支（瓶）；2mL 以上至 50mL 者，取供试品 3 支（瓶）。开启时注意避免损失，将内容物分别用相应体积的干燥注射器及注射针头抽尽，然后缓慢连续地注入经标化的量入式量筒内（量筒的大小应使待测体积至少占其体积的 40%，不排尽针头中的液体），在室温下检视。测定油溶液、乳浊液或混悬液时，应先加温（如有必要）摇匀，再用干燥注射器及注射针头抽尽后，同前法操作，放冷（加温时），检视。每支（瓶）的装量均不得少于其标示量。

标示装量为 50mL 以上的注射液及注射用浓溶液照最低装量检查法（通则 0942）检查，应符合规定。

6. 装量差异

除另有规定外，注射用无菌粉末照下述方法检查，应符合规定。取供试品 5 瓶（支），除去标签、铝盖，容器外壁用乙醇擦净，干燥，开启时注意避免玻璃屑等异物落入容器中，分别迅速精密称定；容器为玻璃瓶的注射用无菌粉末，首先小心开启内塞，使容器内外气压平衡，盖紧后精密称定，然后倾出内容物，容器用水或乙醇洗净，在适宜条件下干燥后再分别精密称定每一容器的重量，求出每瓶（支）的装量与平均装量。每瓶（支）的装量与平均装量相比较，如有 1 瓶（支）不符合规定，应另取 10 瓶（支）复试，应符合表 8-2 的规定。

表 8-2 注射用无菌粉末装量差异限度表

平均装量或标示装量	装量差异限度	平均装量或标示装量	装量差异限度
0.05g 及 0.05g 以下	±15%	0.15g 以上至 0.50g	±7%
0.05g 以上至 0.15g	±10%	0.50g 以上	±5%

凡规定检查含量均匀度的注射用无菌粉末，一般不再进行装量差异检查。

【功能主治】

升阳散热，解郁疏肝。用于普通感冒及流行性感冒。

【用法用量】

肌肉注射。一次 2~4mL，一日 2~3 次。

（二）黄芩苷注射液

【处方】

黄芩饮片 200g　葡萄糖 100g　注射用水　共制成 1000mL。

【制备操作】

1. 黄芩苷的提取

取黄芩饮片 200g，加水 1600mL，煎煮 1h，双层纱布滤过，药渣再加水 1200mL，煎煮 0.5h，同法滤过。合并滤液，滴加浓盐酸酸化至 pH 为 1~2，80℃保温 0.5h，使

1

黄芩苷沉淀析出。弃去上清液，抽滤沉淀物，取滤饼加入 10 倍量水使之呈混悬液，用 40%氢氧化钠溶液调 pH 至 7，待混悬物溶解后加入等量乙醇，滤去杂质，滤液加浓盐酸调 pH 至 1~2，加热至80℃，保温 0.5h，黄芩苷即析出，滤过，沉淀物以少量50%乙醇洗涤后，再以 5 倍量乙醇洗涤，干燥，磨粉，测定黄芩苷含量，备用。

2. 黄芩苷提取物含量测定（注射液原料含量测定）

取黄芩苷提取物细粉约15mg，精密称定，置100mL容量瓶中，加乙醇约90mL，加热溶解并冷却至室温，以乙醇稀释至刻度，摇匀。精密量取溶液1mL，置25mL容量瓶中，以乙醇稀释至刻度，摇匀，置1mL比色杯中，以乙醇作空白对照，用紫外-可见分光光度计在279nm±1nm处测定其吸收度（A），按下式计算，即得：

$$黄芩苷含量(\%) = \frac{A \times 25 \times 100}{0.673 \times 样品重} \times 100\%$$

3. 黄芩苷注射液的制备

称取含黄芩苷 1.0g 的黄芩苷提取物细粉，加适量注射用水溶解，用10%氢氧化钠溶液调节 pH 至 7.3，使黄芩苷全部溶解。再加入葡萄糖10g使溶解，加注射用水至100mL，加入0.2%活性炭，微沸，稍冷后滤过脱炭，用G4垂熔玻璃漏斗精滤。待用。

4. 安瓿的处理

同"柴胡注射液"。

5. 灌封

在无菌室内，用手工灌注器灌装，每支2mL，封口。

6. 灭菌

热压灭菌100℃，30min，即得。

7. 检漏

8. 灯检

剔除有白点、色点、纤维、玻璃屑及其他异物的成品安瓿。

9. 印字

擦净安瓿，用手工印上品名、规格、批号等。

10. 包装

将安瓿装入衬有瓦楞格纸的空盒内，盒面印上标签。

【质量检查】

1. 澄明度

本品为黄芩苷的淡黄色澄明灭菌水溶液。照卫生部关于注射剂澄明度检查的规定检查，应符合规定。

2. 装量差异

取注射剂 5 支，依法检查（2015 年版《中国药典》四部通则0102），每支注射液的装量均不得少于其标示量。

3. 热原

采用鲎试剂法。凝胶半定量实验，系通过确定反应终点浓度来量化供试品中内毒素的含量。按表 8 - 3 制备溶液 A、B、C 和 D。按鲎试剂灵敏度复核实验项下操作。

表 8 - 3 凝胶半定量实验

编号	内毒素浓度/配制 内毒素的溶液	稀释用液	稀释倍数	所含内毒素的浓度	平行管数
A	无/供试品溶液	检查用水	1	—	2
			2	—	2
			4	—	2
			8	—	2
B	2λ/供试品溶液	检查用水	1	2λ	2
C	2λ/检查用水	检查用水	1	2λ	2
			2	1λ	2
			4	0.5λ	2
			8	0.25λ	2
D	无/检查用水	—	—	—	2

注：A 为不超过最大稀释倍数（MVD）并且通过干扰实验的供试品溶液，从通过干扰实验的稀释倍数开始用检查用水稀释至 1 倍、2 倍、4 倍和 8 倍，最后的稀释倍数不得超过 MVD。B 为 2λ 浓度标准内毒素的溶液 A（供试品阳性对照）。C 为鲎试剂标示灵敏度的对照系列。D 为阴性对照。

结果判断：若阴性对照溶液 D 的平行管均为阴性，供试品阳性对照溶液 B 的平行管均为阳性，系列溶液 C 的反应终点浓度几何平均值在 0.5 ~ 2λ 之间，实验有效。系列溶液 A 中每一系列平行管的终点稀释倍数乘以 λ，为每个系列的反应终点浓度，所有平行管反应终点浓度的几何平均值即为供试品溶液的内毒素浓度 [按公式 $C_E = \lg^{-1} (\Sigma X/2)$]。如果检验时采用的是供试品的稀释液，则计算原始溶液内毒素浓度时要将结果乘以稀释倍数。如实验中供试品溶液的所有平行管均为阴性，应记为内毒素浓度小于 λ（如果检验的是稀释过的供试品，则记为小于 λ 乘以供试品进行半定量实验的初始稀释倍数）。如果供试品溶液的所有平行管均为阳性，应记为内毒素浓度大于或等于最大的稀释倍数乘以 λ。若内毒素浓度小于规定的限值，判供试品符合规定。若内毒素浓度大于或等于规定的限值，判供试品不符合规定。

4. 毒性

取体重 18 ~ 22g 健康小白鼠 5 ~ 10 只，将注射剂 0.2mL 以注射用生理盐水稀释成 0.5mL，从尾部静脉注射，观察 48h，应无 1 只死亡。

【注意事项与说明】

1. 每 2mL 内含黄芩苷 20mg，含量应为标示量的 90.0% ~ 110.0%。

2. 凝胶法系通过鲎试剂与内毒素产生凝集反应的原理来检测或半定量内毒素的方法。

3. 注射液的装量检查，符合 2015 年版《中国药典》四部通则 0102 规定。

【功能主治】

清热解毒。用于治疗急慢性肝炎。

【用法用量】

肌肉注射。一次 2~4mL，一日 1 次。

五、实验结果与讨论

1. 澄明度检查结果

将澄明度检查结果列于表 8-4 中。

表 8-4　注射剂澄明度检查结果

| 注射剂名称 | 检查总数 | 废品数（支） | | | | | | 成品数（支） | 成品率（%） |
		白点	焦头	纤维	玻璃屑	其他	总数		

2. 装量差异检查结果

将装量差异检查结果列于表 8-5 中。

表 8-5　注射剂装量差异检查结果

	第1支	第2支	第3支	第4支	第5支
装量					

3. 家兔热原检查结果

将家兔热原检查结果列于表 8-6、8-7 中。

表 8-6　家兔热原检查初试结果

	实验前检查	30min	60min	90min	120min	150min	180min
家兔1							
家兔2							
家兔3							

表 8-7　家兔热原检查复试结果

	实验前检查	30min	60min	90min	120min	150min	180min
家兔1							
家兔2							
家兔3							
家兔4							
家兔5							

4. 毒性检查结果

将毒性检查结果列于表 8 – 8 中。

表 8 – 8　毒性检查结果

	体重/g	0h	12h	24h	36h	48h
1						
2						
3						
4						
5						

Ⅱ 维生素 C 注射液的处方设计及制备

一、实验目的

1. 掌握注射剂的制备方法及工艺过程中的操作要点。

2. 掌握考察药物溶液稳定性的实验方法。

3. 熟悉影响药物氧化速度的因素及提高易氧化药物稳定性的基本方法及处方设计要点。

二、实验指导

维生素 C（即抗坏血酸，Vitamin C 或 Ascorbic Acid）用于防治坏血病、促进创伤及骨折愈合、预防冠心病等，临床应用十分广泛。

维生素 C 在干燥状态下较稳定，但在潮湿状态或溶液中，其分子结构中的烯二醇式结构被很快氧化，生成黄色双酮化合物，虽仍有药效，但会迅速进一步氧化、断裂，生成一系列有色的无效物质。氧化反应式如下：

处方设计应主要从制剂的稳定性（物理、化学和生物学稳定性）、安全性（毒副作用）和有效性三个方面考虑，统筹兼顾，抓主要矛盾，进行原辅料选择。此外还应考虑到生产条件和成本等。

针对维生素 C 易于氧化的特点，在本注射液的处方设计中应重点考虑如何延缓药物的氧化分解，通常采取的措施有：①除氧。尽量减少药物与空气的接触，在配液和灌封时同时通入惰性气体（氮气、二氧化碳）。②加抗氧剂。用于偏酸性水溶液的抗氧剂有焦亚硫酸钠、硫代硫酸钠；用于偏碱性水溶液的抗氧剂有亚硫酸氢钠、硫代硫酸钠等。

用量一般为溶液量的 $0.1\% \sim 0.2\%$。其他还可以作为抗氧剂的有半胱氨酸、维生素 E、卵磷脂等。③调节 pH。调节 pH 在最稳定 pH 范围。④加入金属离子络合剂。金属离子对药物的氧化反应有很强的催化作用，例如维生素 C 溶液中含有 $0.0002mol \cdot L^{-1}$ 铜离子时，其氧化速度可增大 104 倍，故常用依地酸二钠或依地酸钙钠络合金属离子。

三、主要仪器与材料

烧杯（100mL），量筒（100mL），普通天平，3 号垂熔玻璃漏斗，安瓿（2mL），水浴锅，电炉，pH 计，测氧仪，熔封灯，手提式热压灭菌器，澄明度检查台，灌注器。

维生素 C，碳酸氢钠，二氧化碳钢瓶，注射用水，甲基红，$0.001mol \cdot L^{-1}CuSO_4$ 溶液等。

四、实验内容

验证性实验

（一）维生素 C 溶液稳定性影响因素的考察

【处方】

维生素 C 适量　碳酸氢钠适量　CO_2 适量

【制备操作】

1. 加热时间的影响

取 80mL 注射用水，加维生素 C 12.5g，分次加入碳酸氢钠 5g，随加随搅拌使完全溶解，添加注射用水至 100mL，测定 pH5.8 ~ 6.2，用 3 号垂熔玻璃漏斗过滤 2 ~ 3 次使澄明。取 10mL 样液另置，其余均灌封于 2mL 安瓿中，每次灌装 2mL，将安瓿放入沸水中煮沸，间隔一定时间取出 6 支安瓿，放入冷水中冷却。将此 6 支安瓿内的溶液混合均匀，用可见分光光度计在波长 420nm 处测定各溶液加热后的透光率，按式 8 – 1 计算透光率比，记录结果于表 8 – 9 中。

表 8 – 9　加热时间对维生素 C 稳定性的影响

煮沸时间/min	透光率/%	透光率比/%
0		
15		
30		
60		

$$透光率比（\%）= \frac{T_0 - T_1}{T_0} \times 100\% \qquad (8-1)$$

式中：T_0 为加热后各溶液透光率；T_1 为加热前溶液透光率。以加热时间为横坐标，透光率比为纵坐标作图，所得曲线最低处对应的时间即对稳定性影响最小。

2. 溶液 pH 值对维生素 C 氧化的影响

取维生素 C 12.5g 配成 12.5% 的溶液 100mL，用 3 号垂熔玻璃漏斗过滤，取样，在波长 420nm 处如前测定透光率。精确量取 10mL 该溶液 6 份分置于 50mL 烧杯中，分别加 $NaHCO_3$ 粉末 0.2、0.6、0.8、1.0、1.2、1.3g，使溶液 pH 值相应为 4.0、5.0、5.5、6.0、6.5、7.0（用 pH 计测定），然后将它们灌封于 2mL 安瓿中，做好标记，放入沸水中煮沸 45min，取出冷却，各取安瓿 6 支，将其中溶液混匀，以蒸馏水为空白，测定透光率，记录结果，填于表 8-10 中，并依据式 8-2 计算透光率比。

$$透光率比（\%）= \frac{T_0 - T_p}{T_0} \times 100\% \qquad (8-2)$$

式中：T_p 为不同 pH 溶液加热后的透光率；T_0 为未调整 pH 值的溶液加热前的透光率。以 pH 值为横坐标，透光率比为纵坐标作图，所得曲线最低处对应的 pH 值即为最稳定 pH 值。

表 8-10　pH 值对维生素 C 稳定性的影响

样品号	pH	透光率/%	透光率比/%
0			
1			
2			
3			
4			
5			
6			

3. 含氧量的影响和抗氧剂的作用

取煮沸放冷的注射用水和通 CO_2 饱和 8min 的注射用水，按 1 项下工艺分别配成 12.5% 的 A、B 2 种维生素 C 溶液各 50mL，测定它们的透光率及含氧量。然后将 A、B 液各分成 2 份，按表 8-6 附加条件操作并将试液灌封于 2mL 安瓿中，做好标记，煮沸 45min，取出放冷，分别混匀各安瓿中的溶液，测定透光率并测定含氧量，将记录填于表 8-11 中。

$$透光率比（\%）= \frac{T_A - T_{A_1}}{T_A} \times 100\% \qquad (8-3)$$

$$透光率比（\%）= \frac{T_B - T_{B_1}}{T_B} \times 100\% \qquad (8-4)$$

式中：T_A 或 T_B 为 A 或 B 溶液加热前的透光率。T_{A_1} 或 T_{B_1} 为 A 或 B 溶液加热后的透光率。

表8-11　含氧量和抗氧剂对维生素C稳定性的影响

样品号	附加条件	透光率/%	透光率比/%	含氧量	
				加热前	加热后
A					
A₁					
B					
B₁					

4. 重金属离子的影响

按1项下工艺配制25%维生素C溶液80mL，精确量取12.5mL放入25mL容量瓶中，共4份。按表8-6所示加入多种试剂后，用注射用水稀释至刻度，第一份样液立即测定透光率后和其余样液均灌封于2mL安瓿内，做好标记，放入沸水中煮沸30min后取出。各取6支安瓿，将安瓿内溶液混匀，以蒸馏水作空白测定透光率和计算透光率比（式8-5），结果填于表8-12中。

$$透光率比（\%）= \frac{T_0 - T_m}{T_0} \times 100\% \tag{8-5}$$

式中：T_0为加热前透光率；T_m为加热后透光率。

表8-12　重金属离子对维生素C稳定性的影响

样品液	添加试剂	透光率/%	透光率比/%
0	/		
1	0.001mol·L⁻¹ CuSO₄ 2.5mL		
2	0.001mol·L⁻¹ CuSO₄ 5mL		
3	0.002mol·L⁻¹ CuSO₄ 2.5mL		
	+5% EDTA-2Na 1mL		

（二）维生素C注射液处方设计及工艺流程

【处方】

请学生设计处方（参考处方见表8-13）

表8-13　参考处方

	用量	处方分析
维生素C	25g	主药
注射用水	加至200mL	溶剂

【制备操作】

1. 工艺流程

请学生拟定。

2. 原辅料准备

按需要请学生个人拟定并填于表 8 – 14 中。

表 8 – 14 制备维生素 C 注射液用料、用具清单

	药品（试剂和仪器）	规格	用量或数量
1	维生素 C	药用原料	25g
2			
3			
4			
5			
6			

3. 制备

参考工艺：取注射用水 180mL，用二氧化碳饱和，依次加入稳定剂、药物等，用 3 号垂熔玻璃漏斗静压过滤至澄明。从滤器上添加经二氧化碳饱和的注射用水至全量，测定 pH，灌注至洁净、灭菌、干燥的 2mL 安瓿中，在二氧化碳气流下熔封后，置沸水中煮沸 15min，趁热转移至 1% 亚甲蓝溶液中检漏，冲洗、擦瓶。

4. 灯检

剔除有白点、色点、纤维、玻璃屑及其他异物的成品安瓿。

5. 印字

擦净安瓿，用手工印上品名、规格、批号等。

6. 包装

将安瓿装入衬有瓦楞格纸的空盒内，盒面印上标签。

【质量检查】

1. 玻璃安瓿的外观检查

剔除色泽不佳、有未熔透的砂粒或不透明节点、有铁锈或油迹及空气细丝的安瓿。

2. 玻璃安瓿的化学稳定性检查

取 2mL 安瓿 9 支进行割口、圆口、洗涤、烘干后，分别取 3 支做下列实验：①甲基红中性检查。取安瓿注入甲基红酸性溶液 2mL，熔封，置热压灭菌器中，灭菌 30min。取出放冷，与盛有混合液的安瓿进行色泽比较，黄色不得相同或更深。②耐酸性能检查。取安瓿注入 $0.01mol \cdot L^{-1}$ 盐酸液 2mL，熔封，置热压灭菌器中，灭菌 3min，取出放冷，检查，不得有易见脱片。③耐碱性能检查。取安瓿注入 $0.001mol \cdot L^{-1}$ 氢氧化钠液 2mL，熔封，置热压灭菌器中，灭菌 3min，取出放冷，检查，不得有易见脱片。

3. 注射液的装量

同"柴胡注射液"。

4. 澄明度检查

同"柴胡注射液"。

5. 无菌检查

同"柴胡注射液"。

6. 热原或细菌内毒素检查

同"柴胡注射液"。

【注意事项与说明】

1. 维生素 C 显强酸性，加入碳酸氢钠使其部分中和成钠盐，既可调节维生素 C 溶液至较稳定的 pH 值 6.0 左右，又可避免酸性太强在注射时产生疼痛。维生素 C 溶液中加入碳酸氢钠时应缓慢，以防溶液溢出，并应充分搅拌以免局部碱性过强。维生素 C 易氧化变色、含量下降，尤其当溶液中存在金属离子，特别是铜离子存在时变化更快。故在处方中加入 NaHSO$_3$ 作抗氧剂，EDTA 作金属离子络合剂，并在药液内和灌封时均通二氧化碳，以减少氧化。为减少维生素 C 氧化变色，灭菌时间应控制在 100℃ 15min。尽量避免维生素 C 与金属工具接触。

2. 安瓿的切割与圆口

切割前安瓿须先经外观检查，清洁度实验，耐热、耐酸、耐碱性实验以及中性实验等。切割后断面须用火焰圆口，以免玻璃屑掉入安瓿内。

3. 安瓿洗涤

为提高洗涤效果，在洗涤前安瓿内应先灌入去离子水（或 0.1% 盐酸），经 100℃ 蒸煮 30min 的热处理后，再趁热甩水，以滤净的去离子水（或蒸馏水）灌洗数次。大生产时，1～2mL 小安瓿须经灌水机和甩水机反复数次操作以使安瓿洗净。洗净的安瓿应立即烘干备用。

4. 配液

配液用的一切容器、用具均需保持清洁，避免污染热原。原、辅料必须符合规定。配液方法有稀配法和浓配法两种，可根据原料纯度加以选用。

5. 药液过滤

常用方法有减压过滤、加压过滤以及高位自然过滤等。过滤用滤器的种类较多，砂滤棒、压滤机等常用作初滤，再依次经垂熔玻璃滤器和微孔滤膜精滤，使药液澄明并除去微粒。

6. 惰性气体的使用

对维生素 C 等易氧化药物的注射液，除加入抗氧剂、金属离子络合剂等外，较有效的方法是在配液和灌封时通入高纯度氮气或二氧化碳等惰性气体。惰性气体应先通过洗气装置，除去微量杂质。氮气应依次通过碱式焦性没食子酸溶液和 10% 高锰酸钾溶液（除去氧和有机物质）。焦性没食子酸溶液的配制系取氢氧化钠 160g 溶于 300mL 蒸馏水中，加入焦性没食子酸 10g 溶解即得。二氧化碳应依次通过硫酸铜溶液（除去硫化物）、高锰酸钾溶液（除去有机物）和注射用水（除去可溶性杂质及二氧化硫）。若惰性气体纯度较高时，只需通过甘油和注射用水洗涤即可。

7. 灌封

灌封药液时尽量不使药液碰到安瓿口，以免封口时产生炭化和白点等。灌封后随即封口。手工熔封时，火焰应调节至细而呈蓝色，待玻璃烧红后用镊子夹去顶部并在火焰中断丝。

8. 灭菌、检漏

封口后应及时灭菌，并趁热放入亚甲蓝溶液中检漏。

9. 实验操作中药剂卫生的要求

注射剂属于无菌制剂，在制备过程中应尽量在避菌、避尘条件下操作。对灌封等关键操作，生产上多采用层流洁净空气技术，以将微粒数控制在规定范围内。所用的容器、用具、管道等须清洗干净，原辅料及溶媒须符合规定，灭菌操作要正确控制温度、时间，以有效灭菌又不使主药分解。

10. 由于本实验在强调训练学生基本操作技能的同时，又着眼于培养学生的独立思考能力，故整个实验内容的安排有一定的连续性。建议实验指导教师应在实验前组织学生进行讨论，通过讨论引导学生学习设计处方及工艺的基本方法。

Ⅲ 冻干粉针注射剂的制备

一、实验目的

1. 掌握中药冻干粉针注射剂的制备工艺过程及其操作注意事项。
2. 掌握制备中药冻干粉针注射剂常用的提取与精制的方法。
3. 熟悉中药冻干粉针注射剂常规质量要求及其检查方法。
4. 了解西林瓶与垂熔玻璃容器的处理方法。

二、实验指导

注射用粉剂俗称粉针剂，系指将某些对热不稳定或容易水解的药物按无菌操作法制成的供注射用的灭菌干燥粉末。临用前加溶剂溶解、分散供注射用。依据生产工艺不同，可分为注射用冷冻干燥制品和注射用无菌分装产品。前者是将灌装了药液的西林瓶进行冷冻干燥后封口而得，如双黄连；后者是将已经用灭菌溶剂法或喷雾干燥法精制而得的无菌药物粉末在避菌条件下分装而得，常见于抗生素药品，如青霉素。

真空冷冻干燥是先将物料冻结到共晶点温度以下，使物料中的水分变成固态的冰，然后在适当的真空度下，使冰直接升华为水蒸气。再用真空系统中的水汽凝结器（捕水器）将水蒸气冷凝，从而获得干燥制品的技术。冷冻粉针剂含水量低，溶解速度快，冻干前后主药成分基本不变，稳定性好。一般采取先将药物配制成注射液，然后除菌过滤，在无菌条件下分装入注射容器中，经冷冻干燥，除去药液中的水分，得干燥粉末或海绵块状物，在无菌条件下密封而成注射用粉针剂。

三、主要仪器与材料

冷冻干燥机、不锈钢锅、烧杯、电炉、水浴锅、蒸发皿、三角烧瓶、安瓿、安瓿割颈器、酒精喷灯、减压抽滤装置、垂熔玻璃滤器、灌注器、熔封装置、普通天平、澄明度检查装置、热压灭菌器、印字装置等。

中药材、亚硫酸氢钠、注射用水、乙醇、20% NaOH、氨溶液、吐温 – 80、苯甲醇、活性炭、pH 试纸、滤纸、包装盒等。

四、实验内容

实训实验

参观药厂注射剂车间：

1. 了解药厂注射剂生产设备、规模、管理制度等。

2. 熟悉注射剂生产的 GMP 要求以及注射剂生产的品种、生产工艺流程和主要设备。

3. 听取药厂负责人介绍药厂概况、生产规模注射剂生产品种等情况。

4. 分组参观学习生产、质检、包装等部门，了解生产、质量管理等的各项制度。

5. 参观学习返校后写一份参观学习体会。

参观学习体会

姓名	班级	药厂名称	时间

验证性实验

双黄连冻干粉针剂

【处方】

金银花 2500g　连翘 5000g　黄芩 2500g　制成 1000 瓶

【制备操作】

1. 药物制备

取金银花提取物和连翘提取物，用注射用水约 8000mL 加热溶解，并添加注射用水至 10000mL，冷藏 24h，上清液滤过，超滤，超滤液中加入黄芩苷粉末，调至 pH6.5 ~ 7.0，加热煮沸 15min，冷藏 48h，上清液滤过，滤液浓缩至密度为 1.35（热测）。

2. 冷冻干燥

请学生自行设计方案，并绘制冻干曲线。

3. 灌装

百级洁净条件下，分装成 1000 瓶，冷冻干燥，压盖，密封，即得。

4. 灯检

剔除有白点、色点、纤维、玻璃屑及其他异物的成品。

5. 印字

擦净西林瓶，用手工印上品名、规格、批号等。

6. 包装

将西林瓶装入衬有瓦楞格纸的空盒内，盒面印上标签。

【质量检查】

1. 装量差异

取供试品 5 瓶（5 支），除去标签、铝盖，容器外壁用乙醇擦净，干燥，开启时注意避免玻璃屑等异物落入容器中，分别迅速精密称定，倾出内容物，容器可用水、乙醇洗净，在适宜的条件下干燥后，再分别精密称定每一容器的重量，求出每瓶（支）的装量与平均装量。每 1 瓶（支）中的装量与平均装量相比较，应符合表 8 - 15 中的规定。如有 1 瓶（支）不符合规定，应另取 10 瓶（支）复试，均应符合规定。凡规定检查含量均匀度的注射用无菌粉末，一般不再进行装量差异检查。

表 8 - 15 粉针剂装量差异限度表

平均装量	装量差异限度
0.05g 及 0.05g 以下	±15%
0.05g 以上至 0.15g	±10%
0.15g 以上至 0.50g	±7%
0.5g 以上	±5%

2. 可见异物

可见异物是指存在于注射剂、滴眼剂中，在规定条件下目视可以观测到的不溶性物质，其粒径或长度通常大于 $50\mu m$。检查法除另有规定外，取供试品 20 支（瓶），除去容器标签，擦净容器外壁，轻轻旋转和翻转容器使药液中存在的可见异物悬浮（注意不使药液产生气泡），必要时将药液转移至洁净透明的专用玻璃容器内；置供试品于遮光板边缘处，在明视距离（指供试品至人眼的距离，通常为 25cm），分别在黑色和白色背景下，手持供试品颈部使药液轻轻翻转，用目检视。20 支（瓶）供试品中，均不得检出可见异物。如检出可见异物的供试品超过 1 支（瓶），应另取 20 支（瓶）同法检查，均不得检出。

3. 不溶性微粒

取供试品，用水将容器外壁洗净，小心开启瓶盖，精密加入适量微粒检查用水（或适宜的溶剂），小心盖上瓶盖，缓缓振摇使内容物溶解（注射用浓溶液直接操作），超声处理（80~120W）30 秒脱气或静置适当时间脱气或静置适当时间脱气，小心开启容器，直接将供试品容器置于取样器上，不加搅拌，由仪器直接抽取适量溶液（以不吸入气泡为限），测定并记录数据；另取至少 2 个供试品，同法测定。第一个供试品的数据不计，取后续测定结果的平均值计算。也可采用适宜的方法，取至少 3 个供试品，在净化台上用水将容器外壁洗净，小心开启瓶盖，分别精密加入适量微粒检查用水（或适宜的溶剂），缓缓振摇使内容物溶解（注射用浓溶液直接操作），小心合并容器中的溶液（使总体积不少于 20mL），置于取样杯中，超声处理（80～120W）30s 脱气或静置适当时间脱气后，置于取样器上。开启搅拌或手动缓缓转动，使溶液均匀（避免气泡产生），依法测定至少 3 次，每次取样应不少于 5mL。第一次数据不计，取后续测定结果的平均值，计算每个容器所含的微粒数。

结果判定：①标示装量为 100mL 或 100mL 以上的静脉用注射液，除另有规定外，每 1mL 中含 10μm 以上的微粒不得过 25 粒，含 25μm 以上的微粒不得过 3 粒。②标示装量为 100mL 以下的静脉用注射液、静脉注射用无菌粉末及注射用浓溶液，除另有规定外，每个供试品容器中含 10μm 以上的微粒不得过 6000 粒，含 25μm 以上的微粒不得过 600 粒。

4. 其他

同"柴胡注射液"。

【注意事项与说明】

1. 本品为黄棕色无定形粉末或疏松固体状物，味苦、涩，有引湿性。

2. 配制注射剂所用的金银花提取物、连翘提取物均以水煎醇沉法制得，可购买符合国家标准的原料或参照药典制备。

3. 配制注射剂所用的黄芩苷粉末，用水煎法提取，并经酸碱法纯化处理制得。

4. 用高效液相色谱法测定成品中绿原酸和黄芩苷的含量，作为质量控制指标。

5. 学生自行设计冻干曲线时，应遵循以下步骤和要点：

（1）预冻　是恒压降温过程。药液随温度的下降冻结成固体，温度一般应降至产品共熔点以下 10℃～20℃ 以保证冷冻完全。若预冻不完全，在减压过程中可能产生沸腾冲瓶的现象，使制品表面不平整。

（2）升华干燥　首先是恒温减压过程，然后是在抽气条件下恒压升温，使固态水升华逸去。升华干燥法分为两种，一种是一次升华法，适用于共熔点为 -10℃～-20℃ 的制品，且溶液黏度不大。它首先将预冻后的制品减压，待真空度达到一定数值后，启动加热系统缓缓加热，使制品中的冰升华，升华温度约为 -20℃，药液中的水分可基本除尽。另一种是反复冷冻升华法，该法的减压和加热升华过程与一次升华法相同，只是预冻过程须在共熔点与共熔点以下 20℃ 之间反复几降预冻，而不是一次降温完成。通过反复升温降温处理，制品晶体的结构被改变。由致密变为疏松，有利于水分的升华。因此，本法常用于结构较复杂、稠度大及熔点较低的制品，如蜂蜜、蜂王浆等。

（3）再干燥　升华完成后，温度继续升高至 0℃ 或室温，并保持一段时间，可使已升华的水蒸气或残留的水分被抽尽。保证冻干制品含水量 <1%，并有防止回潮的作用。

【功能主治】

清热解毒，辛凉解表。用于治疗急性上呼吸道感染、急性支气管炎、急性扁桃体炎、轻型肺炎等症。

【用法用量】

静脉滴注。临用前先以适量注射用水充分溶解，再用生理盐水或15%葡萄糖注射液500mL稀释。每次每公斤体重使用60mg，每日一次，或遵医嘱。

五、思考题

1. 实例分析：

某药厂生产中药复方注射剂，蛋白质、鞣质检查均合格，但是在未灭菌的情况下密封保存或常温下放置几个小时就会变浑浊，灭菌之后保存就不会，其中富含多糖等营养成分。这样的情况是否正常？是不是有细菌污染？试分析原因，并提出解决办法。

2. 注射剂中防止氧化的方法有哪些？各起什么样的作用？

3. 注射剂使用的抗氧剂有哪些种类？

4. 中药注射液注射时产生疼痛的原因有哪些？

5. 中药注射液精制时除鞣质的方法有哪些？

6. 简述活性炭在注射液制备中的作用及使用用法。

参考文献

1. 张兆旺. 中药药剂学. 北京：中国中医药出版社，2003

2. 杨志欣. 中药药剂学实验教程. 哈尔滨：东北林业大学出版社，2009

（刘　艳）

第九章 药物制剂处方设计前工作 ▷▷▷

药物制剂处方前研究（pharmaceutical prefomulation studies）是指在设计制剂处方前对药物的一系列基本的物理性质、化学性质和制剂性质的了解、分析、利用或改进。它要求研究者具有一定的收集资料、从事科学研究和分析实验结果的能力。对于不同的药物剂型，应对该剂型的特点有充分的了解，从而能够有选择地了解和研究药物的相关性质。例如，对于某一难溶性药物的口服固体剂型，其溶解度、溶出速率和晶型可能是很重要的性质之一；而对于乳浊型注射剂，除溶解度外，药物的油水分配系数及其分析方法都是需要掌握的重要内容。

实验二十五 文献检索练习

一、实验目的

1. 通过查阅科技文献的练习，掌握药物制剂处方设计文献检索的方法。
2. 掌握《中国药典》的查阅方法。

二、实验指导

文献是前人积累的宝贵经验，通过查阅文献能了解其研究工作的进展、已达到的水平和发展动向；通过对文献资料的整理分析，也能获得研究工作的重要启示和线索。科研文献的种类可分为图书、期刊、会议文献、报纸和新闻稿、科技档案等。常用的中药书籍类文献资料很多，例如《中华人民共和国药典》《局颁标准》《中药大辞典》《全国中草药汇编》《中药志》《中草药成分化学》《药用辅料大全》等。常用的中药期刊类文献资料，例如《中草药》《中成药》《中药材》《中国中药杂志》《Japan Pharm. Sci. 》《Japan Pharm. Pharmacol. 》《Int. Japan Pharm. 》等。常用期刊查询网址有 http：//www. cnki. net. com、http：//www. chinafo. gov. cn、http：//www. ncbi. nlm. nih. gov/PubMed 等。当有关资料很少时，可以查阅与该问题近似的有关文献，从而得到启发。

药典是药物制剂处方设计的法律依据，应首先从药典中获取处方中各味药材、拟采用的剂型的质量要求等有关信息。《中国药典》的英文名称为 Pharmacopoeia of The People's Republic of China；英文简称为 Chinese Pharmacopoeia；英文缩写为 ChP。2015 年版《中国药典》由一部、二部、三部和四部构成，收载品种总计 5608 种，其中新增

1082 种。一部收载药材和饮片、植物油脂和提取物、成方制剂和单味制剂等，品种共计 2598 种，其中新增 440 种、修订 517 种，不收载 7 种。二部收载化学药品、抗生素、生化药品以及放射性药品等，品种共计 2603 种，其中新增 492 种、修订 415 种，不收载 28 种。三部收载生物制品 137 种，其中新增 13 种、修订 105 种，不收载 6 种。为解决长期以来各部药典检测方法重复收录，方法间不协调、不统一、不规范的问题，2015 年版《中国药典》对各部药典共性附录进行整合，将原附录更名为通则，包括制剂通则、检定方法、标准物质、试剂试药和指导原则，重新建立规范的编码体系，并首次将通则、药用辅料单独作为《中国药典》四部。四部收载通则总计 317 个，其中制剂通则 38 个、检验方法 240 个、指导原则 30 个、标准物质和试液试药相关通则 9 个；药用辅料 270 种，其中新增 137 种、修订 97 种，不收载 2 种。

三、主要仪器与材料

2015 年版《中国药典》一部、二部、三部和四部。

四、实验内容

（一）文献检索练习

温阳通痹汤是临床上用于治疗肠梗阻的有效方剂，它是由附子、炒山楂、细辛、大黄、代赭石、莱菔子、枳壳、川厚朴等中药组成的。查阅文献对处方中各味中药的来源、质量标准、有效成分、提取精制工艺、研究进展进行综述。了解肠梗阻的发病机制和治疗方法，设计出该药的一种新的给药剂型。

（二）查阅药典练习

根据表 9－1 所列项目，查阅《中国药典》，并回答所提问题。

表 9－1　实验内容的各项要求

顺序	查阅项目	药典页数	查阅结果
1	查阅"通则"中片剂的规定	部　页	
2	益母草片的制备工艺	部　页	
3	薄层色谱法的要求	部　页	
4	药材和饮片的取样法	部　页	
5	密闭、密封、冷处、阴凉处、常温的含义	部　页	
6	甘油的相对密度	部　页	
7	注射用水质量检查项目	部　页	
8	滴眼剂质量检查项目	部　页	
9	微生物限度检查法	部　页	
10	热原检查法	部　页	

续表

顺序	查阅项目	药典页数	查阅结果
11	黄芪药材的来源	部 页	
12	中药生物活性测定指导原则	部 页	
13	注射剂装量差异检查法	部 页	
14	崩解时限检查法的要求	部 页	
15	融变时限检查法的要求	部 页	
16	片剂脆碎度检查法的要求	部 页	
17	滴丸剂制备方法	部 页	
18	丸剂重量差异检查方法	部 页	
19	缓释、控释和迟释制剂指导原则	部 页	
20	粗粉、细粉、最细粉、极细粉的含义	部 页	
21	易溶、略溶、不溶的含义	部 页	
22	溶出度与释放度检查法	部 页	
23	脑得生片的含量测定方法	部 页	
24	基于基因芯片的药物评价技术与方法指导原则	部 页	
25	色谱测定方法指导原则	部 页	
26	挥发油测定法	部 页	

五、实验结果与讨论

1. 提供综述性研究论文

论文包括题目、论文摘要、正文、参考文献等方面内容。

2. 查阅药典结果

按照表9-1各项要求，查阅药典，记录查阅结果并写出所在页数。

六、思考题

1. 2015年版《中国药典》共分几部？每部收载内容是什么？

2. 2015年版《中国药典》四部中制剂通则都有哪些？

3. 2015年版《中国药典》一共收载了几种剂型？哪些是传统剂型？

参考文献

1. 崔福德. 药剂学. 北京：人民卫生出版社，2003

2. 崔福德. 药剂学. 北京：中国医药科技出版社，2002

（吕邵娃）

实验二十六 药物溶解度与分配系数的测定

一、实验目的

1. 掌握药物溶解度与分配系数测定的基本原理、测定方法和意义。
2. 掌握使用紫外分光光度计测定溶解度与分配系数的操作技术。
3. 熟悉影响药物溶解度与分配系数的因素。

二、实验指导

溶解度（solubility）是药品的一种物理性质，系指在一定温度（气体在一定压力）下，在一定量溶剂中达饱和时溶解的最大药量。溶解度常用一定温度下100g溶剂中（或100g溶液或100mL溶液）溶解溶质的最大克数来表示。例如某药物在20℃水溶液中溶解度为7.54%，即表示在100mL水中溶解7.54g药物时溶液达到饱和。2015年版《中国药典》收载7种溶解度表达：极易溶解（very soluble）、易溶（freely soluble）、溶解（soluble）、略溶（sparingly soluble）、微溶（slightly soluble）、极微溶解（very slightly soluble）、几乎不溶或不溶解（practically insoluble）。2015年版《中国药典》对药物溶解性的评判标准见表9-2。

表9-2 药物溶解度评判标准

溶解度	标准
溶质1g（mL）能在溶剂不到1mL中溶解	极易溶解
溶质1g（mL）能在溶剂1~不到10mL中溶解	易溶
溶质1g（mL）能在溶剂10~不到30mL中溶解	溶解
溶质1g（mL）能在溶剂30~不到100mL中溶解	略溶
溶质1g（mL）能在溶剂100~不到1000mL中溶解	微溶
溶质1g（mL）能在溶剂1000~不到10000mL中溶解	极微溶解
溶质1g（mL）在溶剂10000mL中不能完全溶解	几乎不溶或不溶解

药物的溶解度数据可查阅默克索引（Themerk Index）、各国药典、专门性的理化手册等。对一些查不到溶解度数据的药物，可通过实验测定。2015年版《中国药典》规定溶解度的测定方法为称取研成细粉的供试品或量取液体供试品，于25℃±2℃一定容量的溶剂中，每隔5min强力振摇30s；观察30min内的溶解情况，如无目视可见的溶质颗粒或液滴时，即视为完全溶解。为了确定药物的溶解性质，根据剂型及制剂的要求，常需要在多种溶剂系统中测定溶解度。常用的溶剂有水、0.9%氯化钠溶液、稀盐酸溶液（0.1mol·L^{-1}HCl）、稀碱溶液（0.1mol·L^{-1}NaOH）、pH 6.8磷酸盐缓冲溶液和乙醇、甲醇等某些特定溶剂。因为这种测定方法的结果受药物的pK_a、纯度或溶液中其他

成分、同离子效应、药物表面对空气的吸附程度等多种因素的影响，故称为表观溶解度（apparent solubility）或平衡溶解度（equilibrium solubility），所以不同于药物的特性溶解度（intrinsic solubility）。在测定药物的溶解度时，应保证溶解过程达到平衡。影响药物溶解度的因素主要有药物溶解度与分子结构、药物分子的溶剂化作用与水合作用、药物的多晶型与粒子的大小、温度的影响、pH 与同离子效应、混合溶剂的影响及添加物的影响等。

药物分配系数的大小是反映药物经生物膜转运的重要物理参数，细胞膜是具有亲脂性的脂质双分子层，一般而言，具有较大油水分配系数的药物更容易穿透细胞膜转运，但分配系数过大的药物则相对不易分配进入水性体液。因此对于分配系数较小，即水溶性较大的药物而言，影响药物向体内转运的限速过程主要是从水性体液向细胞膜分配的过程。相反，对于分配系数较大即难溶性的药物，影响药物转运的限速过程主要是在水性体液中的溶解。

分配系数（partition coefficient，P）是指物质在两个不相混溶的溶剂中溶解并达平衡时浓度的比值。

$$P = 药物在溶剂 1 中的浓度/药物在溶剂 2 中的浓度$$

分配系数与药物在不同溶剂中的溶解度有关。在以水为其中的一相时，测得的分配系数称为油/水分配系数。在科学文献或物理参数手册上，较常收载的分配系数是物质在正辛醇/水溶剂系统中测得的分配系数。

测定药物分配系数的简便方法是，量取体积分别为 V_1 和 V_2 的药物饱和水溶液和不相混溶的有机溶剂，在恒定温度下振摇达平衡，测定实验前后水相中药物浓度 C_0 与 C_1，或者分别测定水相及溶剂相中的药物浓度 C_1 及 C_2，将所得数值代入公式（9 – 1 或 9 – 2），即可计算出该药的分配系数。

$$P = （C_0 - C_1）V_1/C_1V_2 \qquad (9-1)$$

$$P = C_2/C_1 \qquad (9-2)$$

在很多情况下，所应用的两相溶剂或多或少有一定的互溶度，故实际测得的分配系数并非真实的分配系数，而是表观分配系数。所以，如果溶剂完全不互溶，分别测定药物在两相中的溶解度即可以计算出药物在该系统中的分配系数。

三、主要仪器与材料

碘瓶，注射器，容量瓶，微孔滤膜，烧杯，紫外分光光度计，磁力搅拌器。

5 – 氟尿嘧啶，正辛醇等。

四、实验内容

（一）5 – 氟尿嘧啶的溶解度测定

1. 5 – 氟尿嘧啶饱和溶液的制备　称取 5 – 氟尿嘧啶约 1g 置于碘瓶中，加水 50mL，将碘瓶放在磁力搅拌器上进行搅拌。

2. 药物浓度平衡时间的确定 当操作 1 的溶液在室温下搅拌到 30min、60min、90min、120min、150min、180min 时，分别用除去针头的注射器吸取溶液 3mL，经 0.45μm 的微孔滤膜滤过，弃去初滤液，收集续滤液于烧杯中，用移液管吸取续滤液 0.1mL 于 100mL 容量瓶中，然后加水稀释至刻度，混匀后于波长 265nm 处测定吸收度 (A) 值，药物浓度的平衡时间为开始出现相邻样品测定后的吸收度值相差小于 ±0.004 时所对应的时间。测定平衡时温度并记录。

3. 饱和溶液浓度的测定 将操作 2 中达到平衡时间所对应的样品静置，同上法用除去针头的注射器吸取饱和溶液 3 份（每份 3mL），分别经 0.45μm 的微孔滤膜滤过，弃去初滤液，收集续滤液于烧杯中，用移液管吸取续滤液 0.1mL 于 100mL 容量瓶中，然后加水稀释至刻度，混匀后于波长 265nm 处测定吸收度 (A) 值，根据吸收系数 ($E_{1cm}^{1\%}$) 552，计算饱和溶液浓度。

(二)5 - 氟尿嘧啶在正辛醇/水中分配系数的测定

1. 5 - 氟尿嘧啶在水溶液中浓度的测定 称取 5 - 氟尿嘧啶约 0.5g 置于锥形瓶中，加水 100mL 摇匀，静置 1h。用除去针头的注射器吸取溶液 20mL，经 0.45μm 的微孔滤膜滤过，弃去初滤液，收集续滤液于烧杯中，得 A 溶液。用移液管吸取 A 溶液 0.1mL 于 100mL 容量瓶中，然后加水稀释至刻度，混匀后于波长 265nm 处测定吸收度 (A) 值。根据吸收系数 ($E_{1cm}^{1\%}$) 552，计算出 5 - 氟尿嘧啶在水溶液中浓度 C_1。

2. 5 - 氟尿嘧啶在正辛醇/水中分配平衡后水溶液中浓度的测定 取 A 溶液 10mL 置于碘瓶中，加入 10mL 正辛醇，室温下用磁力搅拌器搅拌 1h，静置至分层。用移液管小心吸取碘瓶底部溶液 0.1mL 于 100mL 容量瓶中，然后加水稀释至刻度，混匀后于波长 265nm 处测定吸收度 (A) 值。根据吸收系数 ($E_{1cm}^{1\%}$) 552，计算出 5 - 氟尿嘧啶在正辛醇/水中分配平衡后水溶液中浓度 C_2。

五、实验结果与讨论

(一) 测定结果

5 - 氟尿嘧啶理化性质测定结果见表 9 - 3、9 - 4、9 - 5、9 - 6。

表 9 - 3 5 - 氟尿嘧啶溶液的吸收度

时间/min	30	60	90	120	150	180
吸收度 (A)						

根据表 9 - 3 中数据确定 5 - 氟尿嘧啶在水中溶解的平衡时间为　　分钟。

表9-4　5-氟尿嘧啶在室温水中的溶解度

编号	1	2	3	平均
吸收度（A）				
浓度 g/100mL				

表9-5　5-氟尿嘧啶在水溶液中吸收度的结果

编号	1	2	3	平均
吸收度（A）				
浓度（C_1）				

表9-6　5-氟尿嘧啶在正辛醇/水中分配平衡后水溶液中的吸收度

编号	1	2	3	平均
吸收度（A）				
浓度（C_2）				

（二）油水分配系数测定结果

5-氟尿嘧啶在正辛醇/水中分配系数（P）的计算：

$$P = C_2/C_1 =$$

式中：C_1 为 5-氟尿嘧啶在水溶液中的平均浓度；C_2 为 5-氟尿嘧啶在正辛醇/水中分配平衡后水溶液中的平均浓度。

六、思考题

1. 药物溶解度与分配系数的测定有何意义？
2. 影响测定药物溶解度与分配系数的主要因素有哪些？
3. 药物的特性溶解度与表观溶解度有何区别？
4. 如何求出弱酸性药物的特性溶解度？

参考文献

1. 崔福德. 药剂学. 北京：人民卫生出版社，2003
2. 平其能. 现代药剂学. 北京：中国医药科技出版社，1998

（张文君）

实验二十七　粉体性质的考察

一、实验目的

1. 掌握测定粉体的粒子形态、粒径分布、流动性和吸湿性的方法。
2. 熟悉粉体粒子径的表示方法。

二、实验指导

制剂的原料和中间体多以粉体形式出现。粉体的粒子形态、粒径分布、流动性和吸湿性等性质对固体药物制剂的制备、质量控制、体内吸收和生物利用度等方面会产生不同程度的影响。

1. 粉体粒子大小的测定

粒子的大小是决定粉体其他性质最基本的性质。由于组成粉体各粒子的形态不规则，各方向的长度不同，故很难像球体、立方体等规则粒子以特征长度表示其大小，如球的直径、立方体的边长等。对于一个不规则粒子，其粒子径的测定方法不同物理意义不同，测定值也不同。粒子径的表示方法有以下几种：几何学粒子径、筛分径、有效径、比表面积等价径。粒子径的测定原理不同有不同的测定方法，2015 年版《中国药典》第四部规定了两种方法用于测定药物制剂的粒子大小或限度，即显微镜法和筛分法。

2. 粉体粒度分布的测定

粒度分布常用频率分布（frequency size distribution）和累积分布（cumulative size distribution）表示。频率分布表示各个粒径相对应的粒子在全粒子群中的含量百分量（微分型）；累积分布表示小于（或大于）某粒径的粒子在全粒子群中所含百分量（积分型）。百分含量基准可用个数基准（count basis）、质量基准（mass basis）、面积基准（surface basis）、体积基准（volume basis）、长度基准（length basis）等表示。测定基准不同粒度分布曲线大不一样，表示粒度分布时必须注明测定基准。不同基准的粒度分布理论上可以互相换算。在粉体处理过程中，实际应用较多的是质量和个数基准分布。用筛分法测定累积分布时，小于某筛孔直径的累积分布叫筛下分布（under size distribution）；大于某筛孔直径的累积分布叫筛上分布（over size distribution）。

3. 粉体流动性的测定

粉体的流动性（flow ability）与粒子的形状、大小、表面状态、密度、空隙率等有关，加上颗粒之间的内摩擦力和黏附力等的复杂关系，粉体的流动性无法用单一的物性值来表达。然而粉体的流动性对颗粒剂、胶囊剂、片剂等制剂的重量差异影响较大，是保证产品质量的重要环节。粉体的流动形式很多，如重力流动、振动流动、压缩流动、流态化流动等，相对应的流动性的评价方法也有所不同，当定量地测量粉体的流动性时，最好采用与处理过程相对应的方法。表 9－7 列出了流动形式与其相应的流动性评价方法。

表 9 - 7　流动形式与其相对应的流动性评价方法

种类	现象或操作	流动性的评价方法
重力流动	瓶或加料斗中的流出旋转容器型混合器，充填	流出速度，壁面摩擦角、休止角，流出界限孔径
振动流动	振动加料，振动筛充填，流出	休止角，流出速度，压缩度，表观密度
压缩流动	压缩成形（压片）	压缩度，壁面摩擦角、内部摩擦角
流态化流动	流化床干燥，流化床造粒颗粒或片剂的空气输送	休止角，最小流化速度

4. 休止角测定方法

粉体的流动性受休止角、流出速度、压缩度等方面因素影响。休止角（angle of repose）是粉体堆积层的自由斜面与水平面形成的最大角。常用的测定方法有注入法、排出法、倾斜角法等，如图 9 - 1 所示。

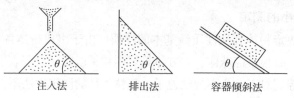

注入法　　　　　排出法　　　　容器倾斜法

图 9 - 1　休止角的测定方法

休止角是检验粉体流动性好坏的最简便的方法。休止角越小，摩擦力越小，流动性越好，一般认为 $\theta \leqslant 30°$ 时流动性好，$\theta \leqslant 40°$ 时可以满足生产流动性的需要。黏附性粉体（sticky powder）或粒子径小于 $100\mu m$ 的粉体粒子间相互作用力较大而流动性差，相应地所测休止角较大。值得注意的是，测量方法不同所得数据有所不同，重现性差，所以不能把它看作是粉体的一个物理常数。

5. 粉体流出速度测定方法

流出速度（flow velocity）是将物料加入漏斗中测定全部物料流出所需的时间，测定装置如图 9 - 2 所示。如果粉体的流动性很差不能流出时，可加入 $100\mu m$ 的玻璃球助流，测定自由流动所需玻璃球的量（$w\%$），以表示流动性。加入量越多流动性越差。

6. 粉体压缩度测定方法

压缩度（compressibility）是将一定量的粉体轻轻装入量筒后测量其最初松体积。采用轻敲法（tapping method）使粉体处于最紧状态，测量最终的体积。根据公式 9 - 3 计算压缩度 C，式中 ρ_0 为最松密度，ρ_f 为最紧密度。

$$c = \frac{\rho_f - \rho_0}{\rho_f} \times 100 \quad (\%) \tag{9 - 3}$$

压缩度是粉体流动性的重要指标，其大小反映粉体的凝聚性、松软状态。压缩度为 20% 以下时流动性较好，压缩度增大时流动性下降，当 C 值达到 40%~50% 时粉体很难从容器中自动流出。

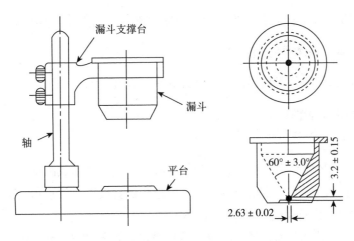

图 9 - 2　粉体的流动性实验装置（JIS Z2502）

三、主要仪器与材料

休止角测定仪，压缩度测定仪，流出速度测定仪，紫外分光光度仪，分析天平，恒温箱，干燥箱，标准筛，磁力搅拌器，显微镜，碘瓶，称量瓶，量筒，注射器，容量瓶，微孔滤膜，烧杯。

5 - 氟尿嘧啶，甘草药粉（粒度在 $100 \sim 500 \mu m$），中药浸膏粉，正辛醇，蔗糖，乳糖，葡萄糖，淀粉，微晶纤维素，氢氧化钠，微晶纤维素球形颗粒，硬脂酸镁，微粉硅胶，滑石粉等。

四、实验内容

（一）粉体粒子径与粒度分布的测定

1. 显微镜法测定粉体的粒子径与粒度分布

（1）量取甘草粉体放在显微镜的载玻片上，覆以盖玻片，轻压使颗粒分布均匀，观察定方向外接线径，记录 200 个以上粒子的粒径，按大小分成几组。记录实验结果。

（2）量取药用淀粉放在显微镜的载玻片上，覆以盖玻片，轻压使颗粒分布均匀，观察定方向外接线径，记录 200 个以上粒子的粒径，按大小分成几组。记录实验结果。

2. 筛分法测定粉体的粒子径与粒度分布

（1）固定标准筛，按大小顺序从上到下排列。称取 30g 粉体，置于最上面的标准筛中，振荡至少 3min。记录实验结果。

（2）称取 30g 甘草粉体，置于最上面的标准筛中，振荡至少 3min。记录实验结果。

（3）称取 30g 药用淀粉，置于最上面的标准筛中，振荡至少 3min。记录实验结果。

【注意事项与说明】

1. 量取粉体放在显微镜的载玻片上，覆以盖玻片，轻压使颗粒分布均匀，要注意防止气泡混入，避免粒子间的重叠，以免产生测定的误差。

2. 过筛时可既有敲打又有旋转运动，但注意不要用手挤压，否则数据会不准确。

（二）粉体平均粒径的测定

根据粒子径和粒度分布数据，按公式计算平均粒径。

（三）粉体流动性的测定

1. 休止角的测定

将预测物料轻轻地、均匀地落入圆盘的中心部，使粉体形成圆锥体，当物料从粉体斜边沿圆盘边缘自由落下时停止加料，可以用量角器直接测定休止角（或测定粉体层的高度和圆盘半径后计算而得，即 $\tan\theta =$ 高度/半径）。

（1）分别称取甘草药粉、微晶纤维素球形颗粒、淀粉30g，测定休止角，比较不同形状与粒子大小对休止角的影响。记录测定结果。

（2）称取乳糖30g，分成3份，分别向其中加入1%的硬脂酸镁、微粉硅胶、滑石粉，混合均匀后测定休止角，比较不同润滑剂的助流作用。记录测定结果。

（3）称取甘草药粉30g，分成5份，依次向其中加入0.5%、1.0%、2.0%、3.0%、5.0%的滑石粉，混合均匀后测定其休止角，比较助流剂的量对休止角的影响。记录测定结果。

2. 粉体流出速度的测定

将欲测物料轻轻装入流出速度测定仪（或三角漏斗）中，打开下部流出口，测定全部物料流出所需的时间。

（1）分别称取20g甘草药粉、微晶纤维素球形颗粒和淀粉，测定流出速度，比较不同形状与粒子大小对流出速度的影响；然后再在甘草药粉与淀粉中加入100μm的玻璃球助流，比较加入的玻璃球的量。记录结果。

（2）称取甘草药粉30g，分成3份，分别向其中加入1%的硬脂酸镁、微粉硅胶、滑石粉，混合均匀后测定流出速度，比较不同润滑剂的助流作用。记录测定结果。

（3）称取甘草药粉30g，分成5份，依次向其中加入0.5%、1.0%、2.0%、3.0%、5.0%的滑石粉，混合均匀后测定流出速度，比较助流剂的量对流动性的影响。

3. 粉体压缩度的测定

将欲测定物料分别精密称定，轻轻加入量筒中，测量体积，记录最松密度；再安装于轻敲测定仪中进行多次轻敲，直至体积不变为止，测量休积，记录最紧密度。

（1）分别称取20g甘草药粉、微晶纤维素球形颗粒和淀粉，测定压缩度，比较不同形状与粒子大小对压缩度的影响；记录结果。

（2）称取甘草药粉30g，分成3份，分别向其中加入1%的硬脂酸镁、微粉硅胶、滑石粉，混合均匀后测定压缩度，比较不同润滑剂的助流作用；记录结果。

（3）称取甘草药粉30g，分成5份，依次向其中加入0.5%、1.0%、2.0%、3.0%、5.0%的滑石粉，混合均匀后测定其压缩度，比较助流剂的量对流动性的影响；记录结果。

五、实验结果与讨论

1. 绘制以个数为基准分布的频率直方图和累积分布图。

2. 求出中位径，也叫中值径，在累积分布中累积值正好为50%所对应的粒子径，用 D_{50} 表示。

3. 称量各级标准筛中截留的粒子的重量，绘制以重量为基准分布的频率直方图和累积分布图，并求出中位径（D_{50}）。

4. 休止角的测定结果

以休止角为纵坐标、加入量为横坐标，绘出曲线，选择出最适宜的助流剂的加入量。将测定结果记录于表9–8、9–9、9–10中。

表9–8　不同形状与粒子大小对休止角影响的测定结果

物料	甘草药粉	微晶纤维素球形颗粒	淀粉
休止角			

表9–9　不同类型1%润滑剂对休止角影响的测定结果

润滑剂	硬脂酸镁	微粉硅胶	滑石粉
休止角			

表9–10　不同加入量的滑石粉对休止角影响的测定结果

加入量	0.5%	1.0%	2.0%	3.0%	5.0%
休止角					

5. 流出速度的测定结果

以流出速度为纵坐标、加入量为横坐标，绘出曲线，选择出最适宜的助流剂的加入量。将测定结果记录于表9–11、9–12、9–13中。

表9–11　不同形状与粒子大小及加入玻璃球后对流出速度影响的测定结果

物料	甘草药粉	微晶纤维素球形颗粒	淀粉	乳糖中加入玻璃球后	淀粉中加入玻璃球后
流出速度					

表9–12　不同类型1%润滑剂对流出速度影响的测定结果

润滑剂	硬脂酸镁	微粉硅胶	滑石粉
流出速度			

表9–13　不同加入量的滑石粉对流出速度影响的测定结果

加入量	0.5%	1.0%	2.0%	3.0%	5.0%
流出速度					

6. 压缩度的测定结果

以压缩度为纵坐标、加入量为横坐标，绘出曲线，选择出最适宜的助流剂的加入量。

将测定结果记录于表 9 – 14、9 – 15、9 – 16 中。

表 9 – 14 不同形状与粒子大小对压缩度影响的测定结果

物料	甘草药粉	微晶纤维素球形颗粒	淀粉
压缩度			

表 9 – 15 不同类型 1% 润滑剂对压缩度的测定结果

润滑剂	硬脂酸镁	微粉硅胶	滑石粉
压缩度			

表 9 – 16 不同加入量的滑石粉对压缩度影响的测定结果

加入量	0.5%	1.0%	2.0%	3.0%	5.0%
压缩度					

六、思考题

1. 粒子径的表示方法及测定方法有哪些？

2. 粉体学特性对制剂工艺有哪些影响？

参考文献

1. 王艳宏，管庆霞，韩华. 药剂学实验教程. 哈尔滨：东北林业大学出版社，2007

2. 张兆旺. 中药药剂学. 北京：中国中医药出版社，2003

3. 平其能. 现代药剂学. 北京：中国医药科技出版社，1998

（刘　艳）

实验二十八　物料吸湿性及吸湿速度的测定

一、实验目的

1. 掌握水溶性药物与水不溶性药物及其混合物的吸湿特性。

2. 掌握药物临界相对湿度的测定方法。

3. 熟悉空气相对湿度与药物临界相对湿度的概念。

4. 熟悉吸湿平衡曲线的绘制方法。

二、实验指导

吸湿性（moisture absorption）是在固体表面吸附水分的现象。将药物粉末置于湿度较大的空气中时容易发生不同程度的吸湿现象以至于使粉末的流动性下降、固结、润湿、液化等，甚至促进化学反应而降低药物的稳定性，因此防湿对策是药物制剂中的一个重要研究内容。

药物的吸湿性与空气状态有关。如图 9 - 3，图中 P 表示空气中水蒸气分压，P_w 表示物料表面产生的水蒸气压。当 P 大于 P_w 时发生吸湿（吸潮）；P 小于 P_w 时发生干燥（风干）；P 等于 P_w 时吸湿与干燥达到动态平衡，此时的水分称平衡水分。可见将物料长时间放置于一定空气状态后，物料中所含水分为平衡含水量。平衡水分与物料的性质及空气状态有关，不同药物的平衡水分随空气状态的变化而变化。

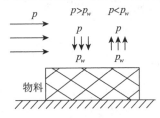

图 9 - 3 物料的吸潮与风干示意图

（一）水溶性药物的吸湿性

具有水溶性的药物粉末在较低相对湿度环境下一般不吸湿，但当相对湿度提高到某一定值时，吸湿量急剧增加，此时的相对湿度叫临界相对湿度（critical relative humidity，CRH）。在一定温度下，当空气中相对湿度达到某一定值时，药物表面吸附的平衡水分溶解药物形成饱和水溶液层，饱和水溶液产生的蒸汽压小于纯水产生的饱和蒸汽压，因而不断吸收空气中的水分，溶解，致使整个物料润湿或液化，含水量急剧上升。CRH 是水溶性药物的固有特征，药物吸湿性大小的衡量指标。CRH 越小则越易吸湿，反之，则不易吸湿。将药物贮存在该药物的临界相对湿度以下的环境内，能够延长药物达到吸湿平衡的时间。

在药物制剂的处方中，多数为两种或两种以上的药物或辅料的混合物。水溶性药物混合物的 CRH 值比其中任何一种药物的 CRH 值为低，更易于吸湿。根据 Elder 假说，水溶性药物混合物的 CRH 约等于各成分 CRH 的乘积，与各成分的量无关。即

$$CRH_{AB} = CRH_A \cdot CRH_B \qquad (9 - 4)$$

公式 9 - 4 中，CRH_{AB} 表示 A 与 B 物质混合后的临界相对湿度，CRH_A 表示 A 物质的临界相对湿度，CRH_B 表示 B 物质的临界相对湿度。如枸橼酸和蔗糖的 CRH 分别为 70% 和 84.5%，混合处方中的 CRH 为 59.2%。使用 Elder 方程的条件是各成分间不发生相互作用，因此含共同离子或水溶液中形成复合物的体系不适合。

CRH 值的测定通常采用粉末吸湿法或饱和溶液法。已精密称重的带盖的称量瓶

(m_1)，加药后精密称重（m_2），吸湿后精密称重（m_3），求出增加的重量（$m_3 - m_2$），即得平衡吸湿量，再根据公式 9-5，求出平衡含水量（%，$g \cdot g^{-1}$）。

$$平衡含水量（\%）= \frac{m_3 - m_2}{m_3 - m_1} \times 100\% \tag{9-5}$$

测定 CRH 值有如下意义：①测定 CRH 值可作为药物吸湿性指标，一般 CRH 值愈大，愈不易吸湿；②控制生产、贮藏的环境条件，应将生产以及贮藏环境的相对湿度控制在药物 CRH 值以下，以防止吸湿；③为选择防湿性辅料提供参考，一般应选择 CRH 值大的物料作辅料。

（二）水不溶性药物的吸湿性

水不溶性药物的吸湿性在相对湿度变化时，缓慢发生变化，没有临界点。平衡水分吸附在固体表面，相当于水分的等温吸附曲线。水不溶性药物混合物的吸湿性具有加和性。

（三）药物的吸湿性试验

药物的吸湿性试验一般在自动恒温恒湿设备中进行，也可以将适宜的饱和无机盐溶液放置在一定温度的密闭容器中形成湿度环境。例如在 25℃时，饱和氯化钠溶液所形成的相对湿度（RH）为 75%，饱和硝酸钾溶液所形成的相对湿度为 92.5%。以样品的平衡吸湿量对各个相对湿度作图，从曲线斜率急剧变化处即可得到该样品的临界相对湿度。在新药研制中，一般可以通过加速吸湿试验进行处方筛选，例如比较不同处方样品在 75% 和 92.5% 两种高相对湿度下放置 10 天的平衡吸湿量。《中国药典》对容易吸湿的许多中药制剂，如颗粒剂、胶囊剂，特别是含有大量蔗糖等引湿性成分的制剂均有水分限量规定，如颗粒剂水分不得超过 5.0%，胶囊剂和散剂不得超过 9.0% 等。

三、主要仪器与材料

干燥箱，分析天平，恒温箱，干燥器，称量瓶。
蔗糖，葡萄糖，淀粉，微晶纤维素，氢氧化钠等。

四、实验内容

（一）水溶性药物的临界相对湿度的测定

【处方】
蔗糖　葡萄糖及蔗糖与葡萄糖混合物（1:2）
【制备操作】
1. 用氢氧化钠配制相对湿度分别为 25%、35%、45%、55%、65%、75%、85%、95% 的溶液，分别置于一系列干燥器内的下部，于 25℃ ±1℃恒温箱中平衡至少 24h。
2. 分别称取约 5g 的蔗糖、葡萄糖与蔗糖 - 葡萄糖混合物（1:2），在 50℃ 干燥箱中干燥 2h，然后从中称取 1～3g 分别置于已精密称重的带盖的称量瓶（m_1）中，铺平使药的厚度约 3mm，盖好瓶盖，精密称重（m_2），打开瓶盖放入已调好的干燥器内的上部。

3. 恒温恒湿放置 24h，盖好称量瓶的盖子，精密称重（m_3），求出增加的重量（$m_3 - m_2$），即得平衡吸湿量，再根据公式算出平衡含水量（%，$g \cdot g^{-1}$）。

4. 以相对湿度为横坐标，以各个平衡含水量为纵坐标作图，即得样品的吸湿平衡曲线，从曲线斜率急剧变化处即可得到该样品的临界相对湿度。

（二）水不溶性药物的临界相对湿度的测定

【处方】

淀粉　微晶纤维素及淀粉与微晶纤维素混合物（1:2）

【制备操作】

1. 用氢氧化钠配制相对湿度分别为 25%、35%、45%、55%、65%、75%、85%、95% 的溶液，分别置于一系列干燥器内的下部，于 25℃±1℃ 恒温箱中平衡至少 24h。

2. 分别称取约 5g 的淀粉、微晶纤维素及淀粉与微晶纤维素混合物（1:2），在 50℃ 干燥箱中干燥 2h，然后从中称取 1～3g 分别置于已精密称重的带盖的称量瓶（m_1）中，铺平使药的厚度约 3mm，盖好瓶盖，精密称重（m_2），打开瓶盖放入已调好的干燥器内的上部。

3. 恒温恒湿放置 24h，盖好称量瓶的盖子，精密称重（m_3），求出增加的重量（$m_3 - m_2$），即得平衡吸湿量，再根据公式算出平衡含水量（%，$g \cdot g^{-1}$）。

4. 以相对湿度为横坐标，以各个平衡含水量为纵坐标作图，即得样品的吸湿平衡曲线，从曲线斜率急剧变化处即可得到该样品的临界相对湿度。

【注意事项与说明】

1. 将样品干燥后得到绝干物品，在一定相对湿度下，达平衡后的增重即为平衡吸湿量。平衡含水量（%，$g \cdot g^{-1}$）为增重量除以样品吸湿后的总重量。称重要快速，以免影响实验结果。

2. 称量瓶中的样品不宜过多、过厚，以使物料与空气充分均匀地接触。

3. 物料中的水分和空气之间的平衡需要一定的时间，物料不同平衡所需要的时间也不同，有时甚至需要几日。在给定相对湿度下，增重或减重不变时为平衡状态。本实验是按药物引湿性试验指导原则，将样品恒温恒湿放置 24h。

4. 配制各种相对湿度的溶液，除了用氢氧化钠外，还可以用硫酸、氯化钙，具体情况参见附录。

五、实验结果与讨论

不同空气相对湿度下平衡水分含量测定结果见表 9－17、9－18。

表 9－17　各种物料在不同空气相对湿度下平衡水分含量（%，g·g⁻¹）结果表

相对湿度（%）	25	35	55	65	75	85	95
蔗糖							
葡萄糖							
蔗糖与葡萄糖混合物							

表 9－18　各种物料在不同空气相对湿度下平衡水分含量（%，g·g⁻¹）结果表

相对湿度（%）	25	35	55	65	75	85	95
淀粉							
微晶纤维素							
淀粉与微晶纤维素混合物							

六、思考题

1. 测定临界相对湿度（CRH）有何意义？在生产过程中如何控制环境湿度才能避免药物吸湿？

2. 为什么说临界相对湿度（CRH）是水溶性药物的固有特征？

3. 测定吸湿平衡曲线时应注意哪些事项？为什么？

4. 如何区别相对湿度（RH）和临界相对湿度（CRH）？

参考文献

1. 王艳宏，管庆霞，韩华. 药剂学实验教程. 哈尔滨：东北林业大学出版社，2007

2. 张兆旺. 中药药剂学. 北京：中国中医药出版社，2003

3. 平其能. 现代药剂学. 北京：中国医药科技出版社，1998

（刘　艳）

实验二十九　药物制剂处方的优化设计
——制剂提取工艺优化

一、实验目的

1. 掌握正交试验的设计原理及数据处理方法。

2. 掌握正交试验在中药制剂制备工艺优选中的应用。

二、实验指导

中药制剂处方前研究还涉及筛选处方和优化工艺等方面的内容。这就涉及合理安排

试验、科学准确地分析试验结果的问题。在科学试验中，一种结果的产生往往要受到很多因素的影响，而每一个因素又有若干等级（即水平）会对试验结果产生影响，为得到最优化的结果当然可以对每个因素不同水平的相互搭配进行全面试验，然而这样做结果虽然可靠但是试验次数太多，如果有 5 个因素每个因素取 4 个水平，全面试验的次数为 $4^5 = 1024$ 次。这在实践中往往是不可能做到的。

常用的试验设计与优化方法有单因素轮换法、正交试验设计法、回归正交试验设计法、均匀设计法、单纯形法、人工神经网络法等多种试验优化设计方法。其中应用最广泛的就是正交试验设计法。正交试验是选用正交表进行整体试验、综合比较和分析试验结果的方法。用正交设计安排试验相对于全面试验而言，它只是部分试验，但由于所选取的点在全面试验中具有代表性，有"均匀分散""整齐可比"的特点，安排的试验次数仅为水平数平方的整数倍，可用比全面试验少得多的试验，获得能基本上反映全面情况的试验资料。

所谓均匀分散是保证实验条件均衡地分散在配合完全的水平组合之中，且代表性强，易出现好的条件（任何两列的同行数码构成的有序数对包含了该水平下所有可能的搭配，并且每种数对出现的次数一样多）；所谓整齐可比是对于每列因素在各个位级的结果之中，其他因素的各个水平的出现次数都是相等的，保证了效果中最大限度地排除了其他因素的干扰，因而能有效地进行比较（任何一列，各水平出现的次数都相等）。每张正交表的表头都有一个符号，一般写法是 $L_R\ (m^j)$，其中 L 代表正交表，R 代表试验次数，m 代表各因素的水平数，j 代表最多容许安排的试验因素及其效应数（包括误差项）。如 $L_4\ (2^3)$ 即为 3 因素 2 水平 4 次实验的正交表，$L_8\ (4 \times 2^4)$ 表示该表适用于 1 个 4 水平的因素和 4 个有 2 水平因素的研究，通过 8 次实验即可进行一次分析对比的混合正交表。

正交试验设计的步骤如下：

首先，明确实验目的，确立考核指标，挑选影响考核指标的因素及水平。

其次，确定因素是否存在交互作用及观察的交互作用项。所谓交互作用是指因素间的联合作用。

第三，挑选因素水平选择合适的正交表，正交表是进行正交实验的设计方案。一般根据两条原则选择正交表。一是由水平数找同水平数的正交表，例如 3 水平有这样的表 $L_9\ (3^4)$、$L_{27}\ (3^{13})$、$L_{18}\ (2^1 \times 3^7)$；二是由因素找出合适的正交表，例如"4 因素"就选 $L_9\ (3^4)$ 最合适。

第四，表头设计。所谓表头设计就是指把因素、交互作用放在表上合适的位置。表选得合适，表头设计得好，不仅节约人力、物力和时间，同时还可以得到满意的结果。

第五，列出试验方案，按方案进行试验，记录试验结果并且对其进行分析。

分析实验结果常用"直观分析法"和"方差分析法"。

直观分析法。首先确定因素各水平的优劣。计算每一因素同一水平下试验指标的和值（K）、平均值（$\overline{K}$），某列因素的和值的大小用来衡量该因素各水平的优劣，K 大的相应的水平为优。其次是分析因素的主次。一个因素对试验结果影响大，通常称它为主要因素。所谓影响大，是指这一因素的不同水平对应的平均收率的差异大。反之，一个因素对试验结果影响小，称它为次要因素，即这个因素的不同水平所对应的平均收率的差异小。最后确定最佳工艺条件。在交互作用可以忽略时，把各主要因素的最优水平组合起来，次要因素可视生产条件取一水平，就是确定较佳工艺条件并进行验证试验。直观分析法的优点是简单直观、计算量小，但不能估计试验中必然存在的误差的大小，因而就不知道分析的精度。

方差分析法可以将因素水平（或交互作用）变化所引起的试验结果的差异和由于试验误差的波动所引起的试验结果的差异区分开来。方差分析法的基础是对总的离均差平方和进行分解，总离均差平方和可以分解为各因素的离均差平方和，即 $S_{总}$ 可用公式 9 – 6或9 – 7 计算得到。

$$S_{总} = \sum_{i=1}^{n} (y_i - \bar{y})^2 \tag{9-6}$$

$$S_{总} = \sum_{i=1}^{n} y_i^2 - CD \tag{9-7}$$

$$CD = \frac{G^2}{n} \tag{9-8}$$

$$G = \sum_{i=1}^{n} y_i \tag{9-9}$$

自由度 $f_{总} = n - 1$

$S_{总}$ 反映了试验结果的差异。$S_{总}$ 大，说明试验结果之间差异大（数据离散程度大）；反之，就小。试验结果的差异，一是由因素（A，B，C…）的水平变化所引起，二是因为存在试验误差。各因素水平变化所引起的差异 S_A 可通过公式（9 – 10）计算。

$$S_A = \frac{I_1^2 + II_1^2 + \cdots}{n} - CD \tag{9-10}$$

其中 n 是 A 在某一个 i 水平正交表的列中"l"的个数，S_A 反映在了 A 的两个水平所引起的试验结果的差异，其中包括试验误差的影响，同理求出离差平方的 S_B、S_C……$S_{A×B}$及空白列 $S_{空}$。$S_{空}$ 没有放因素，所以它们的离差平方和中不包含反映因素水平间的差异，认为仅反映了试验误差的大小。因此，在正交设计中可用空白列的离差平方和作为试验误差的估计（S_E）。各因素的离差平方和有大有小，小的说明因素的水平不同对指标影响大；反之就小。但是离差平方和大到什么程度可认为试验结果差异主要是由因素水平的改变所引起的，小到什么程度才认为试验结果的差异主要是由试验误差所引起的，这就需要一个比较标准，这个标准就是 F 值，所谓 F 值是指因素水平的改变所引起的平均离差平方和与误差的平均离差平方和的比值，通过公式（9 – 11）得到。

$$F = \frac{S_{因素}/f_{因素}}{S_E/f_E} \tag{9-11}$$

判断某一因素的水平变化对试验结果影响是否显著，可查 F 分布表进行判断。

上面讨论的正交试验，衡量试验效果的指标只有一个，即单指标试验，在实际生产中，用来衡量试验效果的指标常不止一个，叫作多指标试验。综合评分法和综合平衡法是多指标试验常采用的评价方法。综合评分法是多指标试验中根据具体情况和要求，对每项试验评出各项指标的得分，然后计算综合得分，再把每个试验号的综合分数作为单一试验指标进行分析。综合平衡法是分别把各项指标按单一指标进行分析，然后再把对各项指标计算分析的结果进行综合平衡，从而确定各个因素的最优或较优的组合。

获得的最佳条件常常是一个优化区，可在各因素间进行多种可能的最佳搭配。通常正交试验设计做完第一轮后，可以找到一个优化条件，围绕着优化条件可以进行第二轮试验设计，第二轮数据出来后，就利用这组数据计算，进行优化。正交试验结果尚需放大及重复性试验进行验证。

综上所述，正交设计以其"均匀分散、整齐可比、计算简便"的突出优点正广泛应用于药物制剂的处方筛选，工艺优化及制剂质量等研究中。同时，计算机技术也深入该设计和数据分析程序之中。

三、主要仪器与材料

恒温水浴锅，分析天平，紫外 - 可见分光光度仪，旋转蒸发仪，圆底烧瓶，冷凝管，量筒，容量瓶，烧杯，纱布，锥形瓶。

淫羊藿，淫羊藿苷对照品，大黄素，95% 乙醇等。

四、实验内容

验证性实验

（一）正交试验法优化大黄提取工艺

【处方】

大黄（制）50g　制成汤剂 50mL。

【制备操作】

1. 大黄汤提取条件的优选

采用正交试验法，讨论大黄汤中的有效成分，以总蒽醌类化合物的煎出量为指标。

2. 选表

首先确定考察因素和水平，在实验中影响大黄汤有效成分煎出的主要因素是提取时间、加水量和提取次数，每个因素选择三个水平，见表9 – 19。

表9 – 19　回流法正交试验因素水平表

	A	B	C
	提取时间（h）	加水量（mL）	提取次数
1	0.5	300	1
2	1	600	2
3	1.5	900	3

3. 表头设计

在 L_9 (3^4) 中，把 A、B、A×B 三个因素依次放在表中的前三列上，如第 1、2、3 列上，见表 9 – 19。

4. 安排试验

对做完表头设计的正交表，不考虑未安排因素的空列；把放有因素的列中的数字 1、2、3 分别换成该因素相应的水平就得到试验设计表 9 – 20。

表 9 – 20 正交试验设计表

试验号	1 (A)	2 (B)	3 (C)	4 空白	结果 总蒽醌的含量（mg·mL⁻¹）
1	1	1	1	1	y_1
2	1	2	2	2	y_2
3	1	3	3	3	y_3
4	2	1	2	3	y_4
5	2	2	3	1	y_5
6	2	3	1	2	y_6
7	3	1	3	2	y_7
8	3	2	1	1	y_8
9	3	3	2	1	y_9

注：$R = I_j^2 + II_j^2 + III_j^2$；$S = Q - CD$

5. 大黄汤的制备

取大黄 50g，按正交表 L_9 (3^4) 要求的条件用烧杯提取，滤取药液，得含生药量 $1g·mL^{-1}$ 的提取液，备用。

6. 含量的测定

（1）标准溶液的配制 取大黄素对照品适量，精密称定。配成浓度约为 80mg·mL^{-1} 的对照品储备液。

（2）标准曲线的制备 精密吸取标准溶液 0.5、1.0、2.0、3.0、4.0mL，分别置于 10mL 量瓶中，在水浴上蒸去甲醇，加 5% 氢氧化钠 – 2% 氢氧化铵混合液至刻度，摇匀后放置 30min，在 535nm 波长处测定光密度，以光密度为纵坐标、浓度为横坐标，绘制标准曲线，并求出回归方程。

（3）含量测定 精密吸取汤剂上清液 2.0mL，置圆底烧瓶中，加 8% 盐酸 8.0mL（或 2.5mol·L^{-1} 硫酸），在沸水浴上回流 30min，以棉花过滤到分液漏斗中，并以 20mL 乙醚分 2 次洗涤，与滤液合并，在冷却情况下向分液漏斗中加 6mol·L^{-1} 氢氧化钠 25mL 和 5% 氢氧化钠 – 2% 氢氧化铵混合液 5mL，振摇提取，以冷水冷却放置分层，分出红色的碱水层，乙醚液再用混合碱液（每次 20mL）提取 2 次，将提得的碱水置 100mL 容量瓶中，在沸水浴中加热30min，冷至室温后加混合碱液置刻度，混匀。精密吸取上述液体5.0mL置25mL容量瓶中，加混合碱液至刻度，混匀，在535nm波长处测定光密度，由标准曲线查出相应浓度并按式9-12计算出汤剂中总蒽醌的含量（mg·mL^{-1}）。

$$A = M \times 5 \times 50/1000 \qquad (9-12)$$

式中：A 为总蒽醌的含量；M 为标准曲线求得的相应浓度。

记录各次试验的大黄游离蒽醌收率。

（二）正交实验法优化淫羊藿提取工艺

【处方】

淫羊藿27g　乙醇1000 mL

【制备操作】

1. 正交试验设计

采用正交试验法，以总淫羊藿苷收率为指标，按 $L_9(3^4)$ 正交表进行实验，讨论淫羊藿的最佳提取工艺条件。通过查找文献和系列考察预试验，最终确定对乙醇浓度（A）、溶媒用量（B）、提取时间（C）进行考察。因素水平表见表9-21，正交试验设计表见表9-22。

表9-21　回流法正交试验因素水平表

	A	B	C
	乙醇浓度（%）	加醇量（倍数）	提取时间（min）
1	50	6	30
2	70	8	60
3	95	10	90

表9-22　正交试验设计表

试验号	1 （A）	2 （B）	3 （C）	4 空白	结果 淫羊藿总苷含量（%）
1	1	1	1	1	y_1
2	1	2	2	2	y_2
3	1	3	3	3	y_3
4	2	1	2	3	y_4
5	2	2	3	1	y_5
6	2	3	1	2	y_6
7	3	1	3	2	y_7
8	3	2	1	3	y_8
9	3	3	2	1	y_9

续表

试验号	1 (A)	2 (B)	3 (C)	4 空白	结果 淫羊藿总苷含量（%）
I_j					
II_j					
III_j					
I_j^2					
II_j^2					$G = \sum\limits_{i=1}^{n} \times j$
III_j^2					$CD = \dfrac{G^2}{9}$
R					
Q					
S					

注：$R = I_j^2 + II_j^2 + III_j^2$；$S = Q - CD$

2. 淫羊藿样品溶液的制备

称取淫羊藿 3g，按编号进行回流提取 1 次，收集提取液，滤过，回收乙醇至无醇味，减压浓缩至稠膏，以 70% 乙醇定容至 100mL，摇匀，即为供试液。

3. 淫羊藿苷对照品溶液的制备

精密称取淫羊藿苷对照品约 1mg，加 70% 乙醇适量使溶解，并稀释成每 1mL 中含淫羊藿苷 25μg 的对照品溶液。

4. 淫羊藿苷含量测定方法的考察

以 70% 乙醇为空白，样品与对照品分别于 200～400nm 波长范围内进行扫描，得紫外吸收图谱，并比较异同。（淫羊藿苷于 270nm 波长处有最大吸收，样品图谱与对照品图谱应基本一致，而阴性对照液的干扰很小。）

5. 标准曲线的制备

精密吸取对照品溶液 1.0、2.0、3.0、5.0、7.0 与 9.0mL，分别置 10mL 量瓶中，加 70% 乙醇至刻度，摇匀。以 70% 乙醇为空白，于 270nm 波长处测定吸收度。以含量为横坐标，以吸光度为纵坐标，绘制标准曲线。

6. 含量测定

精密吸取供试液 0.5mL，置 50mL 容量瓶中，用 70% 乙醇稀释至刻度，摇匀后再精密吸取 0.5mL，置 50mL 容量瓶中，用 70% 乙醇稀释至刻度，摇匀。以 70% 乙醇为空白，于 270nm 处测定吸收度，通过标准曲线计算即得。

【注意事项与说明】

1. 实验过程中注意对待测的各样品进行编号。

2. 各样品组实验条件应控制一致，包括粉碎度、药渣挤压、药液转移等。

3. 时间应在沸腾或回流开始时计。

4. 滤过时应尽量避免损失。

5. 含量测定前应对各待测样品进行定容。

6. 淫羊藿苷于 270nm 波长左右有最大吸收，样品图谱与对照品图谱基本一致，而阴性对照液的干扰很小，说明样品中主要成分结构与对照品类似，270nm 可作为含量测定的检测波长。

7. 在采用醇提取法的影响因素中，除醇浓度、用量、提取时间外，提取次数也是重要的影响因素。由于考虑到开展学生实验的可操作性，本次试验从设计上固定了提取次数这一影响因素，而仅考察另外三个因素的影响。如果开展研究工作时，应将提取次数考虑进去，在实验数据处理时，以方差最小的一列作为对照进行比较。

五、实验结果与讨论

1. 计算综合平均值和极差

以因素 A 为例，把包括 A 的 1 水平的 3 次试验结果归为第一组，同法把 A 的 2 水平和 A 的 3 水平的 3 次试验结果归为第二组和第三组，分别计算各组试验结果（含量）的总和及其综合平均值，求出极差 K。

2. 因素对含量影响程度

极差大的因素是影响有效成分收率的主要因素，故收率主次关系如下：

主→次_____。

3. 最优水平的组合

某列因素的某一组水平的大小用来衡量该因素各水平的优势。即 K_i 大的相应水平为优，确定各因素的优水平为：A 与 B 的交互作用选取列出二元表，见下表 9 - 23。

表 9 - 23　因素水平表

因素 A	因素 B		
	B_1	B_2	B_3
A_1			
A_2			
A_3			

4. 最优组合的特征

按最优水平组合进行实验，考察结果。

5. 方差分析

方差分析结果见表 9 - 24。

表 9 - 24　方差分析表

方差来源	离差平方和	自由度	均方	F 值	显著性
A					
B					
C					

注：$F_{0.01}$ (2，2) =99；$F_{0.05}$ (2，2) =19。

由方差结果可以看出，对实验结果有显著影响的因素是_____。

六、思考题

1. 采用正交试验法的步骤是什么？

2. 在某同学自己设计的正交实验中，得到的最佳工艺均为各因素的最高水平值（$A_3B_3C_3$），试分析问题出现的原因，并提出解决方案。

3. B因素的1水平和2水平对试验结果影响一样，应根据什么原则选择1水平？

4. 为了提高紫草油的质量，用正交试验安排制备工艺，选用的因素水平如表9-25所示，请问选用哪种正交表合适？并用正交表安排试验。

表9-25　因素水平表

水平	植物油种类（A）	浸渍温度（B）	紫草种类（C）	紫草粉碎度（D）	浸渍时间（E）	搅拌情况（F）	投料比（G）
1	大豆油	70℃	新疆	整枝	0.5h	搅拌	1:10
2	芝麻油	120℃	内蒙古	小段	1.0h	不搅拌	1:6.6
3	花生油	150℃	辽宁	粗粉	2.0h	纱布包扎	1:4

参考文献

1. 张兆旺. 中药药剂学. 北京：中国中医药出版社，2003

2. 陆彬. 药剂学实验. 北京：人民卫生出版社，1994

3. 姚石祥，李百强，崔晓彪，等. 淫羊藿总黄酮大孔树脂精制工艺研究. 临床论著，2008，8（58）：927-928

（刘　艳）

第十章　药物制剂稳定性研究 ▷▷▷▷

药物制剂稳定性是指药物制剂从制备到使用期间保持稳定的程度，通常指药物制剂的体外稳定性。药物制剂最基本的要求是安全、有效、稳定。药物制剂在生产、贮存、使用过程中，会因各种因素的影响发生分解变质，从而导致药物疗效降低或副作用增加，有些药物甚至产生有毒物质，也可能造成较大的经济损失。通过对药物制剂稳定性的研究，考察影响药物制剂稳定性的因素及增加稳定性的各种措施、预测药物制剂的有效期，从而既能保证制剂产品的质量，又可减少由于制剂不稳定而导致的经济损失。

实验三十　维生素 C 注射液稳定性加速试验

一、实验目的

1. 掌握处方设计过程中稳定性试验的一般方法。
2. 掌握恒温加速试验法测定药物制剂贮存期和有效期的方法。
3. 了解新药稳定性试验方法。

二、实验指导

药物制剂的稳定性一般包括化学、物理和生物学三方面。化学稳定性是指药物由于水解、氧化等化学降解反应，使药物含量（或效价）、色泽产生变化。物理稳定性如混悬剂中药物颗粒结块，结晶增长，乳浊液的分层、破裂，胶体制剂的老化，片剂崩解、溶出速度的改变等，主要是制剂的物理性能发生变化。生物学稳定性一般指药物制剂由于受微生物的污染，而产品变质、腐败。研究药物制剂稳定性的任务，就是探讨影响药物制剂稳定性的因素与提高制剂稳定性的措施，同时研究药物制剂稳定性的试验方法，制定药物产品的有效期，保证药物产品的质量，为新产品提供稳定性依据。

药物制剂稳定性试验方法是根据 2015 年版《中国药典》四部 9001 原料药物与制剂稳定性试验指导原则和有关文献制定的。稳定性试验的目的是考察原料药或制剂在温度、湿度、光线的影响下随时间变化的规律，为药品的生产、包装、贮存、运输条件提供科学依据，同时通过试验建立药品的有效期。

药物制剂稳定性的研究，首先应查阅原料药物稳定性的有关资料，特别是了解温度、湿度、光线对原料药物稳定性的影响；并在处方筛选与工艺设计过程中，根据主药与辅料性质，参考原料药物的试验方法，进行影响因素试验（stress testing）、加速试验

（accelerated testing）、长期试验（long-term testing）。

影响因素试验的目的是考察制剂处方的合理性与生产工艺及包装条件。供试品用 1 批进行，将供试品如片剂、胶囊剂、注射剂（注射用无菌粉末如为西林瓶装，不能打开瓶盖，以保持严封的完整性），除去外包装，置适宜的开口容器中进行高温试验、高湿度试验、强光照射试验。

加速试验的目的是通过加速药物制剂的化学或物理变化，探讨药物制剂的稳定性，为处方设计、工艺改进、质量研究、包装改进、运输、贮存提供必要的资料。供试品要求 3 批，按市售包装，在温度 40℃ ±2℃、相对湿度 75% ±5% 的条件下放置 6 个月。所用设备应能控制温度 ±2℃、相对湿度 ±5%，并能对真实温度与湿度进行监测。在试验期间第 1 个月、第 2 个月、第 3 个月、第 6 个月末分别取样一次，按稳定性重点考察项目监测。在上述条件下，如 6 个月内供试品经检测不符合制订的质量标准，则应在中间条件下，即在温度 30℃ ±2℃、相对湿度 65% ±5% 的情况下进行加速试验，时间仍为 6 个月。溶液剂、混悬剂、乳浊液、注射液等含有水性介质的制剂可不要求相对湿度。试验所用设备与原料药物相同。

长期试验是在接近药品的实际贮存条件下进行，其目的是为制定药品的有效期提供依据。原料药与药物制剂均需要进行长期实验。要求用 3 批供试品。该法确定的有效期虽结果可靠，但所需时间较长（一般考察 2~3 年）。

加速试验是在超常的条件下进行，其目的是通过加速药物的化学或物理变化，预测药物的稳定性，为新药申报、临床研究与申报生产提供必要的资料。原料药物与药物制剂均需进行此项实验。该法可以在较短时间内对有效期做出初步的估计。

进行加速试验的一般思路：

1. 精心设计试验

（1）预试，建立含量测定方法（应能区别反应物与产品）；设计试验温度梯度和取样时间。

（2）进行加速试验，并对加速试验的样品进行含量测定。

2. 对试验数据进行正确的处理

（1）确定反应级数　图解法、半衰期法、代入公式法。

（2）求不同温度下的降解速度常数 k　通过建立各温度不同时间内样品相对浓度的对数值 $\log c$ 与加热时间的回归方程，按公式 10-1 求得。

$$\log c = -\frac{k}{2.303}t + \log c_0 \tag{10-1}$$

（3）求室温下降解速度常数 $k_{25℃}$　通过建立各温度的降解速度常数的对数值（$\log k$）与各温度的倒数（$1/T$）的回归方程将 $T=298$ 代入公式 10-2，求得。

$$\log k = -\frac{E}{2.303R} \cdot \frac{1}{T} + \log A \tag{10-2}$$

（4）求室温的有效期　由公式 10-3 求得。

$$t_{0.9}^{25℃} = \frac{0.1054}{k_{25℃}} \tag{10-3}$$

本试验以抗坏血酸（维生素 C）为模型药，其分子结构中具有不稳定的烯二醇基，极易被氧化。影响抗坏血酸溶液稳定性的因素主要有空气中的氧、金属离子、pH 值、水分、温度及光等；对于固体抗坏血酸，水分与湿度对其稳定性影响不大。处方设计过程中需要探讨这些因素对本品稳定性的影响。

由于药物在室温下变化比较慢，因此研究药物稳定性通常采用加速试验的方法，即在较高的温度下观察药物物理化学性质的变化。维生素 C 的氧化降解反应已由试验证明为一级反应。

三、主要仪器与材料

超级恒温水浴锅，酸式滴定管（25mL），锥形瓶（50~250mL）。

稀醋酸，维生素 C 注射液（2mL：0.25g），抗坏血酸粉，$0.1mol \cdot L^{-1}$ 碘液，NaHCO$_3$ 丙酮，淀粉指示液等。

四、实验内容

1. 经典恒温法加速试验

将同一批号的维生素 C 注射液样品（2mL：0.25g）分别置 4 个不同温度（如 70℃、80℃、90℃和100℃）的恒温水浴中，间隔一定时间（如 70℃为间隔24h，80℃为12h，90℃为6h，100℃为2h）取样，每个温度的间隔取样次数均为 4 次。样品取出后，立即冷却或置冰箱内保存，然后分别测定样品中的维生素 C 含量。

2. 测定含量

（1）维生素 C 含量测定方法　精密量取维生素 C 0.2g，置 150mL 锥形瓶中，加蒸馏水 15.0mL 与丙酮 2.0mL，摇匀，放置 5min，加稀醋酸 4.0mL 与淀粉指示液 1.0mL，用碘液（$0.1mol \cdot L^{-1}$）滴定，至溶液显蓝色或蓝紫色并持续30s不褪（每1mL的碘滴定液相当于 8.806mg 的 Vc）。

（2）样品含量测定　分别对在每个温度各加热时间内取出的样品与未经加热试验的原样品进行维生素 C 含量测定。由于所用的都是同一种碘液，故碘液的精确浓度不必加以考虑，只要记录并比较消耗碘液的毫升数即可。

【注意事项与说明】

1. 加速试验中采用的温度一般是 3~5 个（温差应控制在 ±0.1℃内），每个温度需进行 4 个以上时间间隔的取样测定。实验中所用维生素 C 注射液的批号应全部相同。按规定时间加热、取样后，立即终止反应（用冰或流水冷却）进行含量测定，以免含量发生变化。

2. 测定维生素 C 含量时，所用碘液的浓度应前后一致（宜用同一瓶的碘液），否则含量难以测准。因各次测定所用的是同一碘液，故碘液的浓度不必精确标定，注射液维生素

C 含量亦可不必计算，只比较各次消耗的碘液毫升数即可。一般样品消耗的碘液毫升数作为 100% 相对浓度，其他各时间消耗的碘液毫升数与它相比较，从而得出各时间的 $C_{相}$（%）。

3. 测定维生素 C 含量时，加丙酮是因为维生素 C 注射液中加有亚硫酸氢钠等抗氧剂，其还原性比烯二醇基更强，因此要消耗碘，加丙酮后就可避免发生这一作用，因为丙酮能与亚硫酸氢钠起反应。加稀醋酸是因为维生素 C 分子中的烯二醇基具有还原性，能被碘定量地氧化成二酮基，在碱性条件下更有利于反应的进行，但维生素 C 还原性很强，在空气中极易被氧化，特别是在碱性条件下，所以加适量醋酸可以减少维生素 C 受碘以外其他氧化剂的影响。

五、实验结果与讨论

1. 将未经加热的样品所消耗碘液的毫升数作为 100% 相对浓度，各个加热时间内的样品所消耗碘液的毫升数与其相比，得出各自的相对浓度百分数（$C_{相}$,%），将实验结果记录于表 10 - 1。

表 10 - 1　各温度加速试验各时间内样品的测定结果

温度 （℃）	加热间隔时间 （h）	消耗碘液（mL）				$C_{相}$（%）	$\log C_{相}$
		1	2	3	平均		
70	24						
	48						
	72						
	96						
80	24						
	36						
	48						
	60						
90	8						
	16						
	20						
	24						
100	2						
	4						
	6						
	8						

2. 求各试验温度的 Vc 氧化降解速度常数（$k_{70℃}$、$k_{80℃}$、$k_{90℃}$、$k_{100℃}$）

用各温度各时间内样品相对浓度的对数值（$\log C_{相}$）对加热时间的回归方程 $\log C = -\dfrac{k}{2.303}t + \log C_0$ 求各温度的 k 值，并将加热时间（t）与其对应的 $\log C_{相}$ 填于表 10 - 2 中。

表 10 − 2　加热时间及其相对浓度对数值的回归计算表

温度 (℃)	加热间隔时间 t (h)	$\log C_{相}$	$\log C_{相} - t$ 回归结果	k
70	24			
	48			
	72			
	96			
80	24			
	36			
	48			
	60			
90	8			
	16			
	20			
	24			
100	2			
	4			
	6			
	8			

根据回归方程，由斜率即可计算出降解速度常数 k，例如在70℃时，$k_{70℃} = -2.303 \times$ 斜率。

3. 求室温的降解速度常数 $k_{25℃}$

用各温度的降解速度常数的对数值（$\log k$）对各温度的倒数（$1/T$）求回归方程：将 $T = 298$ 代入公式，即可求出求室温下的 $k_{25℃}$。

4. 求室温的有效期

六、思考题

1. 药物制剂稳定性研究的范围是什么？
2. 维生素 C 注射液的稳定性主要受哪些因素的影响？

参考文献

1. 王艳宏，管庆霞，韩华. 药剂学实验教程. 哈尔滨：东北林业大学出版社，2007.
2. 张兆旺. 中药药剂学. 北京：中国中医药出版社，2003
3. 崔福德. 药剂学实验. 北京：人民卫生出版社，2004.
4. 杨志欣. 中药药剂学实验教程. 哈尔滨：东北林业大学出版社，2009

（李英鹏）

第十一章　药物新制剂与新技术 ▷▷▷▷

　　药物制剂新技术在中药制药过程中的应用是中药现代化所面临的主要问题之一，而以分子包合技术、脂质体技术、固体分散技术、纳米技术、微乳技术等为代表的现代药物制剂技术的发展，为实现中药现代化提供了现实可能性。这些技术的应用对提升中药产品的科技含量、提高中药的制剂水平、增强中药产业内在的竞争力，乃至使中药走向世界等诸多方面均具有重要意义。

实验三十一　复乳的制备

一、实验目的

　　1. 掌握二步乳化法制备复乳的方法。

　　2. 熟悉复乳的特点、影响成乳的因素及增加复乳稳定性的方法，了解复乳的乳化剂类型。

二、实验指导

　　复乳是在普通乳浊液的外相上又覆盖了一层或多层膜，是由初乳（一级乳）进一步乳化而成的复合型乳浊液，因此也称二级乳。其乳滴直径通常在 $50\mu m$ 以下，属热力学不稳定体系，其不稳定表现在液膜的聚集、内向的聚集、内向扩散通过液膜等。

　　复乳具有两层或多层液体乳膜结构，故可更有效地控制药物的扩散速率，因此药物做成复乳后可以缓释或控释，起到"药库"的作用；而且在体内具有淋巴系统的定向作用，可选择分布于肝、肺、肾、脾等网状内皮系统较丰富的器官中。复乳中的小油滴与癌细胞有较强的亲和力，可成为良好的靶向给药系统。复乳也可作为多肽、蛋白质等水溶液药物载体，避免药物在胃肠道中失活，从而增加药物稳定性；亦可作为药物超剂量或误服引起中毒的解毒系统。复乳可以口服也可以注射，通常外水相的 W/O/W 型复乳可用于口服、肌肉注射或静脉注射，外油相的 O/W/O 型复乳只可用于肌肉、皮下或腹腔注射。

　　W/O/W 依次叫内水相、油相和外水相，内外水相的组成可以相同，叫二组分二级乳，也有 O/W/O 型的二组分二级乳。若组成不同如 $W_1/O/W_2$ 或 $O_1/W/O_2$ 叫三组分二级乳。目前研究较多的是 W/O/W 型复乳。

　　复乳的制备主要有一步乳化法和二步乳化法。一步乳化法是将配方中油溶性成分配成油溶液，水溶性成分配成水溶液，一次加入适当的水溶性和油溶性乳化剂，一步乳化制成复乳。此法操作比较简单，但不易控制，通常多用二步乳化法。二步乳化法以 W/O/W 型复乳为例，首先制备稳定的 W/O 型初乳，在水中加入适合的形成 O/W 型乳浊液的乳化剂，将初乳缓缓倒入水相，轻微搅拌，即可得 W/O/W 型复乳。

影响复乳成乳的因素主要有以下几方面：

1. 油相的选择　常用于制备复乳的油相，如液状石蜡、长链脂肪酸的酯（如肉豆蔻酸异丙酯等）、精制豆油、茶油、芝麻油等植物油，也可用它们的混合物。油相与复乳的稳定性及释药特性关系很大，其黏度在 $0.05 \sim 0.2 Pa \cdot s$ 可制得粒径适宜、具塑性流体性质、稳定性高的复乳。

2. 乳化剂的影响　①*HLB* 值的影响。②复乳乳滴的结构。W/O/W 型复乳乳滴结构取决于乳化剂 II 的性质。用 2.5% 乳化剂 I 司盘 –80、50% 水、47.5% 肉豆蔻酸异丙酯做成初乳，用不同的非离子型亲水性表面活性剂作乳化剂 II，制得 A、B、C 3 种类型的 W/O/W 型复乳。其方法是将上述初乳再分散在等体积的外水相（含 $20g \cdot L^{-1}$ 乳化剂 II）中，乳化剂 II 可选用 Brij 30 制得 A 型复乳，用 Triton X 165 得 B 型复乳，用司盘 –80:吐温 –80（3:1）得 C 型复乳。这三类复乳的结构是：A 型复乳由小复乳滴组成，平均直径 $8.6 \mu m$；B 型复乳由较大的复乳滴组成，平均直径 $19 \mu m$；C 型复乳由很大的复乳滴组成，平均直径 $25 \mu m$。C 型复乳中的乳滴（初乳）为絮凝状的 W/O 型乳浊液。③乳化剂的用量。乳化剂一般用量是 1% ~ 10%，乳化剂的用量除可由三元相图确定外，亦可从复乳产率与乳化剂用量的关系考虑。在固定油相种类和相体积分数的条件下，可绘制水 – 乳化剂 I – 乳化剂 II 的三元相图，初步确定乳化剂用量。

3. 相体积分数　一般 W/O 型初乳中水的相体积分数 $\varPsi_{W/O}$ 愈大，复乳的产率愈低；而复乳中初乳占的相体积分数 $\varPsi_{W/O/W}$ 增大时，复乳的产率开始有不同程度的提高，$\varPsi_{W/O/W}$ 为 0.3 ~ 0.7 时，产率保持基本不变。

4. 搅拌速率和搅拌时间　采用二步乳化法制备 W/O/W 型复乳，成乳时应注意搅拌速率及搅拌时间。第一步加入溶液宜慢，搅拌速率应稍大于第二步，否则会引起乳滴的破裂。但第二步由 W/O 型初乳制备 W/O/W 型复乳时，应避免使用高速或长时间的搅拌。

三、主要仪器与材料

高压乳匀机，磁力恒温搅拌器，752 紫外分光光度计，离心机，马尔文粒度测定仪，生物显微镜。

丹皮酚原料，液状石蜡，明胶（药用，A 型），吐温 –40（Tween –40），司盘 –80（Span –80）等。

四、实验内容

验证性实验

W/O/W 丹皮酚复乳的制备

【处方】

1. W/O 初乳

丹皮酚 0.48g　液状石蜡 64mL　司盘 -80 16g　0.5% 明胶溶液 4mL　0.1% 氯化钠溶液 76 mL

2. W/O/W 复乳

W/O 初乳 40mL　吐温 -40 4g　蒸馏水 36mL

【制备操作】

1. W/O 初乳的制备

按处方将油相（含主药）和内水相分别置水浴中加热至 80℃，在搅拌下缓缓将内水相加至相同温度的含有初乳化剂（Span -80）的油相中，经磁力恒温搅拌器搅拌得 W/O 型初乳。

2. W/O/W 复乳的制备

将含有乳化剂（Tween -40）的外水相加热至 80℃，在搅拌下将未冷却的 W/O 型初乳缓缓加入外水相中，边加边搅拌，经磁力恒温搅拌器搅拌制得 W/O/W 型复乳，最后通过乳匀机乳化即得。

【质量检查】

1. 标准曲线的绘制

精密称取丹皮酚对照品 2.5mg 置 50mL 容量瓶中，加入甲醇并稀释成 $50.0\mu g \cdot mL^{-1}$ 的对照品溶液，取对照品液分别用甲醇稀释至 5.0、10.0、15.0、20.0、25.0 和 $30.0\mu g \cdot mL^{-1}$，在 274nm 波长处测定吸收度 A_i。以 $C - A$ 进行线性回归，得标准曲线方程。

2. 含量测定方法

精密称取复乳 4g，置 100mL 棕色容量瓶中，加入甲醇适量猛烈振摇，使乳浊液充分分散，待主药完全溶解后，用甲醇稀释至刻度，摇匀置冰浴中静置 2h 以上，取上层液离心 15min（3000r/min），精密吸取上清液 1mL 置 25mL 棕色容量瓶中，加甲醇稀释至刻度，摇匀，在 274nm 波长处测定吸收度 A_i。

3. 复乳的粒径测定及复乳稳定性的考察

（1）取制备的丹皮酚复乳 8g，用煮沸的新鲜蒸馏水 1000mL 稀释，采用马尔文粒径测定仪进行粒度测定。比较不同载药量对复乳粒径和粒径分布图形的影响；另观察复乳外观，考察不同载药量复乳稳定性（如均匀性、细腻度、稠度和分层程度）的区别。

（2）复乳的显微观察

取复乳适量涂在显微载玻片上，用生物显微镜仔细观察其形态，记录复乳的图形。

【注意事项与说明】

1. W/O/W 型复乳处方设计的关键是选择乳化剂，W/O 初乳的 *HLB* 值为 4～6，由 Span－80＋Tween－80 组成乳化剂Ⅰ，混合 *HLB* 值为 6 时初乳最稳定；外水相乳化剂由 Span－80＋Tween－80＋波洛沙姆 188 组成乳化剂Ⅱ，其混合 *HLB* 值为 12.1（一般 *HLB* 为 11～15）。

2. 复乳属热力学不稳定体系，提高复乳稳定性的措施主要有：可在内外水相中加入高分子材料作稳定剂。本实验是在内水相中加入亲水性高分子，如适量 0.5％ 明胶溶液，可增强油水界面膜的机械强度；也可在外水相中加入 PVP 溶液、RC 型微晶纤维素（MCC），使复乳的黏度增大，降低复乳乳滴膜的流动性，减小 W/O/W 型复乳的分层，以增加复乳的稳定性。

五、实验结果与讨论

1. 标准曲线测定结果

将上述对照品溶液测得的浓度（C）与吸收度（A）填入表 11－1，并进行线性回归，即得标准曲线方程为 C = ＿＿＿＿（r = ＿＿＿＿），线性范围为 ＿＿＿＿ $\mu g \cdot mL^{-1}$。

表 11－1　丹皮酚标准曲线数据

浓度 C（$\mu g \cdot mL^{-1}$）				
吸收度 A				

2. 含量测定结果

将结果列于表 11－2 内。

表 11－2　丹皮酚复乳含量测定结果

W_i（g）	A_i	标示量（％）	平均值	RSD（％）

3. 复乳的粒径及稳定性测定结果

将结果列于表 11－3 内。

表 11－3　载药量对复乳粒径及稳定性的影响

载药量（％）	观察结果	体积平均径（μm）	$d_{0.5}$（μm）	$d_{0.9}$（μm）
0.065				
0.1				
0.2				

六、思考题

1. 比较普通乳、亚微乳、微乳和复乳的区别。

2. 某同学在制备 W/O/W 型复乳过程中，发现出现分层问题，请查找原因并提出提高复乳稳定性的措施。

参考文献

1. 王艳宏，管庆霞，韩华．药剂学实验教程．哈尔滨：东北林业大学出版社，2007.

2. 张兆旺．中药药剂学．北京：中国中医药出版社，2003

3. 崔福德．药剂学实验．北京：人民卫生出版社，2004.

（杨　柳）

实验三十二　微球的制备

一、实验目的

1. 掌握乳化交联法制备微球的方法。

2. 熟悉微球常用的载体材料，了解制备微球的基本原理。

二、实验指导

微球（microsphere）是指药物溶解或分散在高分子材料基质中形成的微小球状实体。通常粒径在 1~250 μm 之间的称为微球，粒径在 0.1~1 μm 之间的称为亚微球，粒径在 10~100nm 之间的称为纳米球。

微球是 20 世纪 70 年代末发展起来的新型给药系统，国内外对其已进行了大量的研究。目前产品有阿莫西林微球，布洛芬微球，植入型黄体酮微球等。它作为一种新给药剂型，具有以下特点：可通过调节和控制药物的释放速度实现长效；提高药物稳定性，如防止药物氧化、降解，保护肽类和蛋白质类药物免受酶的破坏；掩盖药物的不良口味；降低药物胃肠道毒性和副作用，提高疗效；此外，微球还能被器官组织的网状内皮系统所内吞或被细胞融合，集中于靶区逐步扩散释出药物或被溶酶体中的酶降解而释出药物。因此，将药物制成微球后具有缓释性、靶向性和物理栓塞性等特点。

微球的制备方法根据材料和药物的性质不同，可以采用不同的技术，目前可归纳为物理化学法、物理机械法和化学法三大类，同时可以几种方法组合应用。物理化学法有单凝聚法，复凝聚法，溶剂－非溶剂法，改变温度法，液中干燥法。物理机械法有喷雾干燥法，喷雾冷凝法，空气悬浮法，多孔离心法。化学法有界面缩聚法，辐射化学法，乳化交联法；乳化交联法的基本原理是以药物与适宜的高分子材料（如明胶、白蛋白、壳聚糖）为水相，与含乳化剂的油相搅拌乳化，在搅拌下利用高分子溶液本身的表面张力形成球形乳滴，形成稳定的 W/O 型乳状液，用本法制备微球时须加入化学交联剂，使之发生胺醛缩合或醇醛缩合反应，从而制得粉末状微球，其粒径通常在 1～100 μm。

微球的制备工艺过程一般可分为：药物→溶解→成型→固化→干燥。

在微球制剂研究开发过程中，微球形状、药物包封率、载药量、体内生物降解程度以及有机溶剂残留量是必须关注的问题。微球的外观为形态圆整或椭圆形，流动性好的粉末。其中药物的包封率和释放度是评价微球制剂质量的两个最重要的指标，其好坏直接决定了微球制剂的成败。另外，微球给药系统引起的机体抗药性、药物稳定性、为实现靶向性而对载体材料改性时引发的材料生物相容性问题，以及如何简化生产工艺和降低生产成本等问题也不容忽视。

微球的质量检查包括形态学的检查、微球粒径大小的测定、粒径及其分布、微球流动性的测定、载药量或包封率的检查、突释效应与渗漏率检查等方面。同时，以微球为原料可制成其他剂型，微球应符合有关制剂通则的规定，微球制剂还应分别符合有关制剂通则（如片剂、胶囊剂、注射剂、眼用制剂、鼻用制剂、贴剂、气雾剂）的规定。

三、主要仪器与材料

电动搅拌器，烧杯，布氏滤器，恒温水浴锅，光学显微镜，FJ 2200 高速分散均质机，扫描电镜，激光散射粒度分析仪，旋转式黏度计，冷冻干燥机，高效液相色谱仪。

莪术油，明胶（B 型，等电点 pH 4.8～5.2），牛血清白蛋白（BSA），海藻酸钠，壳聚糖，PLGA（PLA－PGA ＝ 50:50 和 70:30），聚乙烯醇，液状石蜡，脂肪酸山梨坦 －80，37% 甲醛，20% 氢氧化钠，异丙醇，乙醚，吉玛酮对照品，色谱乙腈，甲醇等。

四、实验内容

验证性实验

（一）莪术油明胶微球的制备

【处方】

莪术油 2g　明胶 1g　脂肪酸山梨坦－80 1mL　液状石蜡 25mL　37% 甲醛适量　蒸馏水适量

【制备操作】

1. 明胶溶液的制备

称取处方量明胶，用蒸馏水适量浸泡膨胀后，水浴 60℃ 加热使溶解，加蒸馏水至 5mL 并保温。

2. 乳化

取处方量的莪术油置烧杯中，在快速搅拌下将明胶溶液滴入，形成 O/W 型初乳。然后加入处方量的液状石蜡与脂肪酸山梨坦－80，继续快速搅拌 15min 使充分乳化，形成 O/W/O 型复乳。

3. 化学交联剂固化

将上述乳液在搅拌下迅速冷却至 5℃，加入化学交联剂（37% 甲醛和异丙醇以 3:5 配制的溶液），用 20% 氢氧化钠调节 pH 值至 8～9，继续搅拌 3h，离心析出微球，倾去上清液，微球用异丙醇离心洗涤，镜检微球合格后抽滤至干，除去残留的异丙醇即得莪术油明胶微球。

【注意事项与说明】

1. 本实验采用乳化–化学交联法制备微球，在制备初乳及复乳阶段不能停止搅拌，且乳化搅拌时间不宜过长，否则会因分散液滴碰撞机会增加、液滴粘连而增大粒径。搅拌速度增加有利于减小微球粒径，但以不产生大量泡沫和漩涡为度。在实验条件下，微球粒径在 2～10mm。

2. 甲醛和明胶会产生胺醛缩合反应使明胶分子相互交联，达到固化目的。交联反应在 pH 8～9 容易进行，所以用 20% 氢氧化钠调节 pH 至偏碱性有利于交联完全。

3. 本验系制备含药明胶微球。制备不含药微球时可直接用明胶同液状石蜡和乳化剂制成 W/O 型乳浊液，再交联固化、分离、脱水、干燥，即得空白明胶微球。

（二）莪术油白蛋白微球的制备

【处方】

莪术油 2g　牛血清白蛋白 1g　　脂肪酸山梨坦 – 80 1mL　　液状石蜡 80mL　　蒸馏水适量

【制备操作】

1. 牛血清白蛋白溶液的制备

称取处方量牛血清白蛋白，用蒸馏水适量溶解并加蒸馏水至 5mL。

2. 乳化

取处方量的莪术油置烧杯中，在快速搅拌下滴入牛血清白蛋白溶液，形成 O/W 型初乳。然后加入处方量的液状石蜡与脂肪酸山梨坦 – 80，继续快速搅拌 15min 使充分乳化，形成 O/W/O 型复乳。

3. 加热交联固化

将上述乳液在继续搅拌下逐渐升温至 120℃，加热交联固化 30min，继续搅拌并降至室温。离心析出微球，倾去上清液，微球用乙醚洗涤，抽滤至干，挥去残留乙醚即得莪术油白蛋白微球。

【质量检查】

1. 形态学的检查与粒径的测定

粒径小于 2μm 的用扫描或透射电镜观察，粒径较大的可用光学显微镜测定微球的粒径。

取少许微球于载玻片上，加蒸馏水分散均匀，盖上盖玻片（注意除尽气泡），用有刻度标尺（刻度已校正其每格的微米数）的接目镜的显微镜，测量不少于 500 个微球的粒径。

2. 粒径的分布

以粒径为横坐标，以个数频率为纵坐标绘制积分布图，测定 D_{10}、D_{50}、D_{90}，计算跨距。跨距 = $(D_{90} - D_{10}) / D_{50}$。其中，$D_{10}$、$D_{50}$、$D_{90}$ 分别表示粒径的累积个数占 10%、50%、90% 时的粒径。

3. 载药量或包封率的检查

以莪术油中所含吉玛酮为考察指标，采用 HPLC 测定莪术油脂质体中吉玛酮的含量。

色谱条件为色谱柱：Hypersil ODS，C_{18}（416mm × 200mm，5μm）；流动相：乙腈 – 水（80∶20）；流速：1.0mL · min^{-1}；柱温：室温（25℃）；紫外检测波长：210nm；进样量：20μL。

标准曲线制备　取吉玛酮对照品约 10mg，精密称定，用 10mL 甲醇稀释配制成质量浓度为 1.0g · L^{-1} 的吉玛酮对照品溶液，然后配制成质量浓度为 1.0 ~ 200mg · mL^{-1} 的应用液。在色谱条件下进样，记录峰面积积分值，以峰面积积分值（Y）为纵坐标，质量浓度（ρ）为横坐标进行线性回归，得回归方程。

包封率的测定　精密吸取 0.1mL 微球于 10mL 锥形离心管中，加入 3mL 生理盐水搅匀，3000r · min^{-1} 离心 30min。吸取 0.1mL 上清液于 2mL 生理盐水中，作为游离药物（$W_{游}$），另吸取 0.1mL 微球，加 5.0mL 甲醇破乳，作为总药量（$W_{总}$），HPLC 测定游离药物量和总药量。包封率计算方法如下：

$$包封率 = (1 - W_{游}/W_{总}) \times 100\%$$

【注意事项与说明】

1. 本实验采用乳化 – 热交联法制备微球，在制备初乳及复乳阶段不能停止搅拌，且乳化搅拌时间不宜过长，否则可使分散液滴碰撞机会增加、液滴粘连而增大粒径。

2. 加热交联固化时，温度应控制在 120℃，固化时间为 30min 即可，温度的高低与时间的长短会影响微球释药的速度。

3. 本实验系制备含药白蛋白微球。制备不含药微球时可直接用白蛋白同液状石蜡和乳化剂制成 W/O 型乳浊液，在 120℃交联固化 30min，分离、乙醚洗净、干燥，即得空白的白蛋白微球。

五、实验结果与讨论

写出形态学的检查与粒径的测定结果，要求计算出不少于 500 个微球粒径的平均值，其他数据见表 11 – 4、11 – 5。

表 11 – 4 粒径的分布结果

	D_{10}	D_{50}	D_{90}	跨距
粒径分布				

表 11 – 5 载药量或包封率的测定结果

实验序号	总投药量	游离药物量	包封量	包封率（%）
1				
2				
3				

六、思考题

1. 影响微球质量的因素是什么？
2. 微球的质量要求主要有哪些？

参考文献

1. 任海霞，朱家壁，汤玥. 微球制剂的应用进展. 药学进展，2007，2（31）：59 – 63
2. 郑彩虹，梁文权，虞和永. 海藻酸 – 壳聚糖 – 聚乳酸羟乙醇酸复合微球的制备及其对蛋白释放的调节. 药学学报，2005，40（2）：182 – 186
3. 杨志文，杨木华，夏侯国论，等. 莪术油前体脂质体的制备及其质量评价. 中国药学杂志，2008，10（43）：1488 – 1491
4. 崔福德. 药剂学实验. 北京：人民卫生出版社，2004.
5. 王艳宏，管庆霞，韩华. 药剂学实验教程. 哈尔滨：东北林业大学出版社，2007
6. 杨志欣. 中药药剂学实验教程. 哈尔滨：东北林业大学出版社，2009

（杨　柳）

实验三十三　固体分散体的制备

一、实验目的

1. 掌握固体分散体中共沉淀物的制备方法。
2. 熟悉固体分散体的分类和常用固体分散体所用载体材料。
3. 了解固体分散体提高溶出速度的原理和应用。

二、实验指导

固体分散体（solid dispersion）是指药物以分子、胶态、无定形、微晶等状态均匀分散在某一固态载体物质中形成的一种固体分散体系。将药物制成固体分散体所采用的技术称为固体分散技术。按释药性能可将固体分散体分为三类：速释型、缓控释型、肠溶型。按药物分散状态可分为：低共熔混合物、固体溶液、玻璃溶液或混悬液、共沉淀物（也称共蒸发物），其中药物分别以微晶态、分子态、玻璃态、无定形态分散在载体中。

固体分散体的主要特点是：①利用性质不同的载体使药物高度分散，以达到不同要求的用药目的；增加难溶性药物的溶解度与溶出速率，提高生物利用度；控制药物释放。②利用载体的包蔽作用，可延缓药物的水解和氧化；掩盖药物的不良嗅味和刺激性；使液体药物固体化等。

固体分散体的主要缺点是药物分散状态的稳定性不高，久贮易产生老化现象。固体分散体为中间产物，也可以根据需要进一步制成胶囊剂、片剂、软膏剂、栓剂以及注射剂等。

固体分散体载体材料应具备的条件有：无毒、无致癌性，不与药物发生化学反应，不影响主药的化学稳定性，不影响药物的疗效与含量检测，能使药物得到最佳分散状态或缓释效果，廉价易得。

常用载体材料可分为水溶性载体材料、难溶性载体材料、肠溶性载体材料三大类。水溶性载体材料主要有聚乙二醇类、聚维酮（PVP）类、表面活性剂类、有机酸类以及糖类与醇类等；难溶性载体材料主要有纤维素类、聚丙烯酸树脂类、脂质类等；肠溶性载体材料主要有纤维素类、聚丙烯酸树脂类等。

固体分散体的制备方法有熔融法、溶剂法、熔融－溶剂法等。熔融法是将药物与载体混匀，加热至熔融，将熔融物在剧烈搅拌下迅速冷却成固体。溶剂法又称共沉淀法，是将药物与载体共同溶解于有机溶剂中，蒸去溶剂后得到药物分散在载体中形成的共沉淀物。溶剂－熔融法是将药物用少量有机溶剂溶解后加入熔融的载体中混合均匀，冷却固化后即得到固体分散体。

制备固体分散体的注意问题：①固体分散体适用于剂量小的药物，即固体分散体中药物含量不应太高，如占 5% ~ 20%。液态药物在固体分散体中所占比例一般不宜超过10%，否则不易固化成坚脆物，难以进一步粉碎。②固体分散体在贮存过程中会逐渐老化。老化程度与药物浓度、贮存条件及载体材料的性质有关。

制备的固体分散体可采用显微镜、热分析、X 射线衍射、红外光谱、核磁共振等方法加以鉴别。药物形成固体分散体后，溶解度和溶出速度会改变。因此可通过测定溶出度或溶出速度以评价固体分散体的质量。

三、主要仪器与材料

分析天平，恒温水浴锅，溶出度试验仪，紫外分光光度计，差热分析仪，真空干燥器，乳钵，烧杯等。

磺胺噻唑（ST），聚维酮 K_{30}（PVP K_{30}），95% 乙醇，蒸馏水，浓盐酸等。

四、实验内容

验证性实验

（一）水飞蓟素 – PVP K_{30} 固体分散体的制备

【处方】

水飞蓟素　　聚维酮 K_{30}

【制备操作】

1. 水飞蓟素 – PVP K_{30} 固体分散体的制备

按重量比为 1:5 和 5:1 的比例分别称取水飞蓟素和 PVP K_{30} 适量（共约 4g），先将水飞蓟素用一定量乙醇溶解，然后过滤；再加入 PVP K_{30} 搅拌使溶解，取此溶液在水浴条件下蒸发乙醇至干，取出半固体物于表面皿中摊成薄层，在减压及 50℃ 下干燥约 2h，取出干燥固体物研磨，过 80 目筛，即得不同比例 PVP 固体分散物。

2. 水飞蓟素 – PVP K_{30} 机械混合物的制备

按重量比为 1:5 的比例将水飞蓟素和 PVP K_{30} 置乳钵中，研磨混匀，制得水飞蓟素 – PVP K_{30} 机械混合物，过 80 目筛，备用。

【注意事项与说明】

1. 水飞蓟素 – PVP K_{30} 固体分散物的制备过程中，溶剂蒸发速度及熔融的固体分散物的冷凝速度是影响固体分散物均匀性的重要因素。通常在搅拌下快速蒸发均匀性好，否则固体分散物均匀性差。

2. 固体分散物蒸去溶剂后，倾入不锈钢板上（下面放冰块）迅速冷凝固化，有利于提高固体分散物的溶出速度。

（二）水飞蓟素固体分散物物态鉴定

1. 偏光显微镜观察

分别取水飞蓟素原料药、固体分散物及机械混合物粉末少许，置载玻片上，在偏光显微镜下观察药物晶体的双折射变化，说明不同样品的差异及其原因。

2. 差热分析和 X – 射线衍射

分别取水飞蓟素原料药、固体分散物及机械混合物粉末少许测定，差热分析可反映其热力学相变化情况；X – 射线粉末衍射峰及其相对强度分析可反映晶型与结晶度的改变，讨论药物物态可能的存在形式。

（三）水飞蓟素化学结构及性质比较

1. 红外光谱测定

分别取水飞蓟素原料药、固体分散物及机械混合物粉末少许，测定并比较红外光谱，分析有无新化合物生成及有无氢键形成。

2. 熔点测定

分别取水飞蓟素原料药、固体分散物及机械混合物粉末少许，测定熔点，说明水飞蓟素理化性质是否改变。

（四）水飞蓟素固体分散物溶出度测定

1. 溶出介质的配制

按 2015 年版《中国药典》四部（通则 0921 崩解时限检查法）人工胃液方法配制。即取稀盐酸 16.4mL，加水约 800mL 与胃蛋白酶 10g 摇匀后，加水稀释成 1000mL，即得。

2. 标准曲线的制作

取水飞蓟素约 10mg，精密称定。置 100mL 容量瓶中，加乙醇少许使完全溶解，加蒸馏水至刻度，作为对照品贮备液；精密吸取贮备液 0.2、0.5、0.8、1.1、1.4、1.7mL 于 10mL 容量瓶中，加溶出介质定容，作为标准对照溶液；以溶出介质为空白对照，采用紫外 – 可见分光光度法测定吸光度（A）值。波长为 288nm ±1nm，以 A 对浓度线性回归并绘制标准工作曲线。

3. 含量测定

按 2015 年版《中国药典》通则 0931 溶出度与释放度测定法第一法。转速 75r·min^{-1}，溶出介质为人工胃液 900mL，温度 37℃ ±0.5℃。

分别精密称取水飞蓟素原料药 50mg、固体分散物及机械混合物适量（相当于 50mg），置于溶出杯中，水浴温度 37℃ ± 0.5℃，转篮转速 100r·min^{-1}，溶出介质 500mL；分别于规定时间取溶出液 5mL，同时补回溶出介质 5mL，样品溶液用微孔滤膜（$\phi = 0.8\mu m$）过滤；精密吸取续滤液 1mL 于 10mL 容量瓶中，用蒸馏水稀释至刻度，作为样品液；用紫外 – 可见分光光度计（波长 288nm ± 1nm 处），以蒸馏水为空白对照，测定样品液吸收值，按工作曲线计算百分溶出量。

将样品测定及计算结果填入表 11 – 6 及 11 – 7 内，并以积累溶出量（%）为纵坐标、时间（t）为横坐标作图，绘制不同水飞蓟素样品溶出度曲线。

表 11 – 6　不同样品吸收度测定值

时间（min）	5	10	20	30	60	90
水飞蓟素原料药						
机械混合物（1:5）						
固体分散物（5:1）						
固体分散物（1:5）						

表 11 – 7　不同样品溶出度计算结果

时间（min）	5	10	20	30	60	90
水飞蓟素原料药						
机械混合物（1:5）						
固体分散物（5:1）						
固体分散物（1:5）						

五、实验结果与讨论

1. 根据偏振光显微镜、差热分析仪、X – 射线粉末衍射仪实验结果，说明水飞蓟素 – PVP K_{30} 固体分散物的形成，分析水飞蓟素在固体分散物中存在的可能形式。

2. 比较红外光谱图及熔点测定结果，讨论水飞蓟素 – PVP K_{30} 固体分散物样品中水飞蓟素溶出速度的提高方法。

六、思考题

1. 固体分散体常用的载体材料有哪些？

2. 固体分散体的类型有哪些？

3. 水飞蓟素是哪类化学成分？有什么用途？为什么其制剂制备时采用固体分散技术？

参考文献

1. 王艳宏，管庆霞，韩华. 药剂学实验教程. 哈尔滨：东北林业大学出版社，2007

2. 张兆旺. 中药药剂学. 北京：中国中医药出版社，2003

3. 崔福德. 药剂学实验. 北京：人民卫生出版社，2004

4. 杨志欣. 中药药剂学实验教程. 哈尔滨：东北林业大学出版社，2009

（杨　柳）

实验三十四　微囊的制备

一、实验目的

1. 通过实验进一步理解复凝聚法制备微囊的基本原理。

2. 掌握制备微囊的复凝聚及单凝聚工艺过程。

二、实验指导

微型包囊技术（microencapsulation）是近 40 年来应用于药物的新工艺、新技术，系利用天然的或合成的高分子材料（通称囊材）将固体或液体药物（通称囊心物）包裹而成的直径 1~5000μm 的微小胶囊。微囊剂其外形取决于囊心物的性质和囊材凝聚的方式，微囊可以呈球状实体，可以呈平滑的球状膜壳形，亦可以呈葡萄串形或表面平滑或折叠的不规则结构等各种形状，通常可根据临床需要将微囊制成散剂、胶囊剂、片剂、注射剂以及软膏剂等。制备微囊剂的过程称为微型包囊术，简称微囊化。药物微囊化后，具有延长药物疗效，提高药物的稳定性，掩盖不良嗅味，降低药物在胃肠道等中的副作用，减少复方的配伍禁忌，改进某些药物的物理特性（如可压性、流动性）以及可将液体药物制成固体制剂等优点。

囊心物（core material）除主药外可以包括提高微囊化质量而加入的附加剂，如稳定剂、稀释剂以及控制释放速率的阻滞剂、促进剂和改善囊膜可塑性的增塑剂等。它可以是固体，也可以是液体，如是液体则可以是溶液、乳状液或混悬液。通常将主药与附加剂混匀后微囊化，亦可先将主药单独微囊化，再加入附加剂。若有多种主药，可将其混匀再微囊化，或分别微囊化后再混合，这取决于设计要求、药物、囊材和附加剂的性质及工艺条件等。另外要注意囊心物与囊材的比例要适当，如囊心物过少，将生成无囊心物的空囊。囊心物也可形成单核或多核的微囊。

囊材（coating material）是指用于包裹囊心物所需的材料。对其一般要求是：①性质稳定；②有适宜的释药速率；③无毒、无刺激性；④能与药物配伍，不影响药物的药理作用及含量测定；⑤有一定的强度、弹性及可塑性，能完全包封囊心物；⑥具有符合要求的黏度、穿透性、亲水性、溶解性、降解性等特性。常用的囊材可以是天然的、半合成或合成的高分子材料。天然高分子材料是最常用的囊材，无毒、成膜性好、稳定，如明胶、桃胶、阿拉伯胶、海藻酸钠等。半合成高分子材料毒性小、黏度大、成盐后溶解度增加，但由于易水解，因此不宜高温处理，且需临用时新鲜配制；常用的有羧甲基纤维素钠（CMC-Na）、邻苯二甲酸醋酸纤维素（CAP）、甲基纤维素（MC）、乙基纤维素（EC）等。合成高分子材料的成膜性和化学稳定性好，常用的有聚乙烯醇（PVA）、聚乙二醇（PEG）、聚乙烯吡咯烷酮（PVP）、聚酰胺等。此外还包括体内可生物降解的囊材，如聚乳酸囊材在体内 6 个月降解，消旋丙交酯-乙交酯共聚物（85:15）微囊材在体内 3 个月降解。

目前微囊的制备方法可归纳为物理化学法、化学法、物理机械法三大类。可根据药物、囊材的性质以及所需微囊的粒度与释放性能选择不同的方法。

1. 物理化学法

本法在液相中凝聚成囊。又可分为凝聚法、溶剂-非溶剂法与复乳包囊法。

（1）凝聚法：根据采用单一或复合材料分为单凝聚法与复凝聚法。

单凝聚法　系以一种高分子化合物为囊材，将囊心物分散在囊材中然后加入凝聚剂

（如乙醇、丙醇等强亲水性非电解质或硫酸钠溶液、硫酸铵溶液等强亲水性电解质）。由于囊材胶粒上的水合膜的水与凝聚剂结合，致使体系中囊材的溶解度降低而凝聚出来形成微囊。

单凝聚法工艺流程：

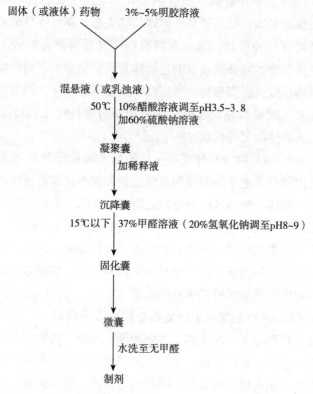

复凝聚法　是利用两种带有相反电荷的高分子材料为复合囊材，将囊心物分散在囊材的水溶液中，在一定的条件下，相反电荷的高分子材料相互交联形成复合物（即复合囊材）后，溶解度降低，自溶液中凝聚析出成囊。明胶是蛋白质，在水溶液中含有—NH$_2$、—COOH 及其相应的解离基团（—NH$_3^+$和—COO$^-$），但是溶液中所含正负离子的多少受介质酸碱度的影响。pH 值低时，—NH$_3^+$的数目多于—COO$^-$；相反，pH 值高时，—NH$_3^+$的数目少于—COO$^-$；在两种电荷相等时的 pH 值为等电点。当明胶 pH 在等电点以上时带负电荷，在等电点以下时带正电荷。而阿拉伯胶、桃胶、果胶、海藻酸盐、CMC、CAP 等均带有负电荷 —COO$^-$，均能与明胶复凝聚，故在复凝聚法制备微囊时常用它们作为复合囊材。

复凝聚法工艺流程：

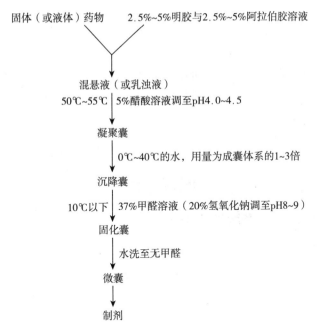

（2）溶剂－非溶剂法：在某种聚合物的溶液中，加入一种对该聚合物不可溶的液体（溶剂），引起相分离而将囊心物包成微囊。本法所用囊心物可以是水溶性、亲水性的固体或液体药物，但必须对体系中聚合物（溶剂与非溶剂）均不溶解，也不起反应。

（3）复乳包裹法：是一种水溶液的液滴分散于有机相溶液中，形成乳浊液（W/O）型，此乳浊液再与水相制成复乳（W/O/W）型，乳滴中的有机溶剂经常压（或减压）加热或透析除去，而得到自由流动的干燥粉末状的微囊。

2. 化学法

本法系指在液相中起化学反应成囊。

（1）界面缩聚法：是在分散相（水相）与连续相（有机相）的界面上发生单体的缩聚反应。

（2）辐射化学法：系用聚乙烯醇或明胶微囊材，以射线照射后，使囊材在乳浊液状态发生交联，经处理得到聚乙烯醇（或明胶）球状实体的微囊。然后将微囊浸泡于药物的水溶液中使其吸收，待水分干燥后即得含有药物的微囊。

3. 物理机械法

本法是将固体或液体药物在气体中进行微囊化。有喷雾干燥法、喷雾冻结法、流化床包衣或空气悬浮法、多孔离心法、静电沉积法和锅包衣法等。依采用的工艺不同，对囊心物具有的要求不同。采用相分离－凝聚法时，囊心物可以用溶于水亦可不溶于水的固体药物或液体药物；采用界面缩聚法时，囊心物必须具有水溶性。囊心物除主药外还可以加入附加剂，如稳定剂、稀释剂以及控制释放速度的阻滞剂或加速剂等。通常将主药与附加剂混匀后进行微囊化，亦可单独将主药先微囊化然后再按需要加入赋形剂。

微囊的制备工艺流程一般为：囊心物的分散→囊材的加入→囊材的沉积→囊材的

固化。

三、主要仪器与材料

组织捣碎器，显微镜，水浴锅，研钵，烧杯等。

液状石蜡，明胶，阿拉伯胶，10%醋酸溶液，60%硫酸钠溶液，36%甲醛溶液，蒸馏水等。

四、实验内容

验证性实验

（一）液状石蜡复凝聚微囊的制备

【处方】

液状石蜡 5mL　明胶 2g　阿拉伯胶 2g　10%醋酸溶液适量　60%硫酸钠溶液适量　36%甲醛溶液适量　蒸馏水适量

【制备操作】

1. 明胶溶液的制备

称取明胶，用蒸馏水适量浸泡膨胀后，水浴加热使溶解，加蒸馏水至 100mL。

2. 液状石蜡乳的制备

（1）称取阿拉伯胶与液状石蜡于乳钵中混匀，加入蒸馏水 6mL，迅速朝一个方向研磨至初乳形成，再加蒸馏水 54mL，混匀，加上述明胶溶液 60mL，混匀，即得。

（2）亦可称取阿拉伯胶 2g 溶于 60mL 蒸馏水中，加入液状石蜡 5mL，置组织捣碎机中乳化 1~2min，加入上述明胶溶液 100mL 混匀，即得。

3. 凝聚成囊

将液状石蜡乳浊液置于 1000mL 烧杯中，在约 50℃恒温水浴上搅拌，滴加 12%醋酸溶液，调 pH 至 4 左右，于显微镜下观察成囊情况。

4. 稀释成囊

加入约 30℃蒸馏水 240mL 稀释，取出烧杯，投入冰水浴中，不停搅拌至 10℃以下。

5. 固化成囊

加甲醛溶液搅拌 15min，用 20% NaOH 溶液调 pH 至 8~9，搅拌 30min，待静置沉降完全后倾去上清液，滤过，微囊用蒸馏水洗至无甲醛味，pH 呈近中性，抽干，即得。另可加入 3%~6%辅料（如淀粉、糊精、蔗糖等）制成软材，过 16 目筛，于 50℃以下干燥，得微囊颗粒。

（二）液状石蜡单凝聚微囊的制备

【处方】

液状石蜡 2g　明胶 2g　10%醋酸溶液适量　60%硫酸钠溶液适量　36%甲醛溶液

3g　蒸馏水适量

【制备操作】

1. 明胶溶液的制备

称取明胶 2g，加蒸馏水 10mL，浸泡膨胀后微热助其溶解，保温勿使其凝固。

2. 液状石蜡乳的制备

称取液状石蜡，加入明胶溶液，于干研钵中研磨成初乳，加蒸馏水至 60mL，混匀，用 10% 醋酸溶液调节 pH 约为 4。

3. 微囊的制备

将上述乳浊液置烧杯中，于恒温水浴中使乳浊液温度为 50℃～55℃，量取一定体积的 60% 硫酸钠溶液，在搅拌下滴入乳浊液中，至显微镜下观察以成囊为度，由所用硫酸钠体积计算体系中硫酸钠的浓度。另配制成硫酸钠稀释液，浓度为体系中所用浓度加 1.5%，体积为成囊溶液 3 倍以上，液温 15℃，倾入搅拌的体系中，静置待微囊分散、沉淀完全，倾去上清液，用硫酸钠稀释液洗 2～3 次。然后将微囊混悬于硫酸钠稀释液 300mL 中，加入甲醛溶液搅拌 15min，再用 20% 氢氧化钠溶液调节至 pH8～9，继续搅拌，静置待微囊沉降完全。倾去上清液，过滤微囊，用蒸馏水洗至无甲醛气味，抽干，即得。

【质量检查】

1. 微囊大小的测定

本实验所制备的微囊均为圆球形，可用光学显微镜测定微囊体的直径。具体操作为：取少许湿微囊，加蒸馏水分散，盖上盖玻片（注意除尽气泡），用有刻度标尺（刻度已校正其每格的微米数）的接目镜的显微镜测量 600 个微囊，按不同大小数。亦可将视野内的微囊进行显微照相后再测量和计数。

2. 外观检查

所得微囊为白色粉末，流动性较好。

3. 囊径计数

在显微镜下测量微囊的囊径，转换不同的视野，共观测计数 600 个微囊的粒径。

4. 平均体积径计算

按公式 $Dv = (\sum n_i d_{i3} / \sum n_i) 1/3$（式中 n_i 为每体积径段中微囊的数目；d_i 为体积径），取每组段中值，（<4 组段取 $4\mu m$）计算得到所制备的微囊平均体积径。

五、实验结果与讨论

1. 分别绘制复凝聚或单凝聚工艺制成微囊的形态，并讨论制备过程中存在的现象与问题。

2. 将制得的微囊大小记录于表 11－8 中。

微囊的总个数为_____。

表 11 – 8　微囊的大小测定结果

微囊直径（μm）	<10	10 ~ 20	20 ~ 30	30 ~ 40	40 ~ 50	50 ~ 60	60 ~ 70	70 ~ 80	80 ~ 90
数（个）									
频率（%）									

六、思考题

1. 复凝聚法制备微囊的关键是什么？在实验时如何控制其影响因素？

2. 囊心物为吲哚美辛或磺胺嘧啶，囊材是明胶，能否用甲醛为固化剂？为什么？

3. 以明胶为囊材，采用单凝聚工艺时，为什么要用体系浓度的硫酸钠溶液稀释？

参考文献

1. 王艳宏，管庆霞，韩华．药剂学实验教程．哈尔滨：东北林业大学出版社，2007

2. 张兆旺．中药药剂学．北京：中国中医药出版社，2003

3. 崔福德．药剂学实验．北京：人民卫生出版社，2004

（杨　柳）

实验三十五　缓释、控释和迟释制剂的制备

一、实验目的

1. 熟悉缓释、控释制剂的释药机理和设计方法。

2. 掌握溶蚀型和亲水凝胶型骨架片的制备工艺。

3. 掌握缓释、控释制剂释放度的测定方法及要求。

二、实验指导

2015 年版《中国药典》四部（通则 9013）中规定缓释、控释和迟释制剂的含义为：缓释制剂系指在规定的释放介质中，按要求缓慢地非恒速释放药物，与相应的普通制剂比较，其给药频率比普通制剂减少一半或有所减少，且能显著增加患者顺应性的制剂。控释制剂系指在规定的释放介质中，按要求恒速释放药物，与相应的普通制剂比较，其给药频率比普通制剂减少一半或有所减少，血药浓度比缓释制剂更加平稳，且能显著增加患者依从性的制剂。迟释制剂系指在给药后不立即释放药物的制剂，包括肠溶制剂、结肠定位制剂和脉冲制剂等。

与普通制剂比较，缓释、控释制剂中药物治疗作用持久、毒副作用低、用药次数减少。缓释、控释制剂的种类很多，按给药途径有口服、肌肉注射、透皮及腔道用制剂

等。其中以口服缓释制剂研究最多。缓释、控释制剂的结构主要有贮库型和骨架型两大类，其中骨架型缓释片根据使用骨架材料的不同，又分为亲水凝胶骨架片、溶蚀性骨架片和不溶性骨架片。骨架片是药物和一种或多种骨架材料以及其他辅料，通过制片工艺而制成的片状固体制剂。使用不同的骨架材料或采用不同的工艺制成的骨架片，可以不同程度的延长释药时间、减少服用次数、降低刺激性等副作用。骨架可呈多孔型或无孔型。多孔型骨架片是药物通过微孔道扩散而释放，服从 Higuchi 方程，个别也可达零级释放；影响其释放的主要原因是药物的溶解度、骨架孔隙率、孔径以及孔的曲率。无孔型骨架片的释药是外层表面的磨蚀—分散—溶出过程，扩散不是释药的主要途径，这类制剂可通过改变骨架材料用量或采用多种混合骨架材料等方法来调节释药速率；其释药过程服从一级或近一级动力学过程，少数可调节至零级过程。

适于制备骨架片的药物大多数为固体药物，一般而言，水溶性较大的药物比较合适，溶解度小于 $0.01 \text{mg} \cdot \text{mL}^{-1}$ 时问题较多，但可应用固体分散技术将药物纳入水溶性载体后，再与骨架材料混合制成骨架片。常用的骨架材料有：亲水凝胶骨架材料，如天然胶（海藻酸钠、琼脂、西黄蓍胶等）、纤维素衍生物（甲基纤维素、羟乙基纤维素、羟丙甲纤维素等）、非纤维素多糖（壳多糖、半乳糖甘露聚糖等）以及乙烯聚合物和丙烯酸树脂（聚乙烯醇和聚羧乙烯等）；生物溶蚀型骨架材料，如硬脂酸、巴西棕榈蜡、单硬脂酸甘油酯和十八烷醇等；不溶性骨架材料，如乙基纤维素、聚乙烯、聚丙烯、聚硅氧烷、乙烯 – 醋酸乙烯共聚物和聚甲基丙烯酸甲酯等。骨架片可采用直接压片、湿法制粒压片、干法制粒压片等工艺制备。

通常缓释、控释制剂中所含的药物量比相应一次剂量的普通制剂多，工艺也较复杂。为了既能获得可靠的治疗效果又不致引起突然释放所带来的毒副作用，必须在设计、试制、生产等环节避免或减少突释。缓释、控释、迟释制剂体外体内的释放行为应符合临床要求，且不受或少受生理与食物因素的影响。所以应有一个能反映体内基本情况的体外释放度的实验方法，以控制制剂质量，保证制剂的安全性与有效性。释放度系指口服药物从缓释制剂、控释制剂或肠溶制剂在规定溶剂中释放的速度和程度，检查释放度的制剂不再进行溶出度或崩解时限的检查。通过测定释放度，找出药物释放规律，从而可选定所需的骨架材料；同时，亦用于控制片剂的质量，确保片剂以适宜的速度释药，确保疗效。释放度的测定方法，照溶出度测定法进行，释放介质为人工胃液和人工肠液，有时也可用水或其他介质。一般采用三个时间取样，在规定时间、规定取样点，吸取溶液适量，滤过，进行测定并计算释放量。

茶碱在临床上主要用于平喘，因其治疗范围窄（$10 \sim 20 \text{ng} \cdot \text{mL}^{-1}$），故制成缓释制剂可以减少血药浓度的波动，避免毒副作用，并减少服药次数。本实验制备一种茶碱溶蚀性骨架片和水凝胶骨架片，通过延缓药物的溶解和扩散达到缓释的目的。本实验选用市售茶碱片进行溶出度测定，自制缓释制剂进行释放度测定。将两者的结果进行比较，以评价缓释作用。

三、主要仪器与材料

溶出仪，紫外分光光度仪，强力搅拌仪，压片机，微型包衣锅，分析天平，干燥箱，乳钵，托盘天平，搪瓷盘，尼龙筛（14目、40目），量筒，量瓶等。

茶碱，异烟肼，羟丙甲纤维素（HPMC，K10M），醋酸纤维素，PVA，壳多糖，PEG1500，聚磷酸钠，十二烷基硫酸钠，吐温-80，硬脂醇，淀粉，乳糖，滑石粉，乙醇（95%），丙酮，10%淀粉浆，盐酸等。

四、实验内容

验证性实验

（一）溶蚀型茶碱缓释片的制备

【处方】

原辅料名称	30片量（g）
茶碱	3.0
羟丙甲纤维素（k_{10M}）	0.03
硬脂酸	0.3
硬脂酸镁	0.039

【制备操作】

1. 80%乙醇溶液的配制

取95%乙醇溶液加蒸馏水稀释，即得。

2. 黏合剂配制

按处方量称取羟丙甲纤维素，加80%乙醇适量配成胶浆，即得。

3. 取茶碱过100目筛，另将硬脂醇置于蒸发皿中，于80℃水浴上加热熔融，加入茶碱搅匀，冷却，置研钵中研碎。加入适量的黏合剂制成适宜的软材，用18目尼龙筛制湿颗粒。

4. 湿颗粒于40℃左右干燥约1h，用16目筛整粒，加入硬脂酸镁混匀，压片。

5. 每片含主药量为100mg，硬度控制在5~7kg。

（二）亲水凝胶型茶碱缓释片的制备

【处方】

原辅料名称	30片量（g）
茶碱	3.0
羟丙甲纤维素（k_{10M}）	1.2
乳糖	1.5
80%乙醇溶液	适量
硬脂酸镁	0.069

【制备操作】

1. 80%乙醇溶液的配制

取95%乙醇溶液加蒸馏水稀释，即得。

2. 过筛

将茶碱、乳糖粉碎过100目筛，羟丙甲纤维素过80目筛。

3. 制粒

按处方称取上述原辅料，在研钵中混合，过40目筛混合3次，加80%乙醇适量制成适宜软材，过16目尼龙筛制湿颗粒。

4. 干燥、整理、压片

湿颗粒在50℃~60℃干燥约1h，用16目筛整粒，称重加入硬脂酸镁混匀，压片。

5. 质量控制

每片含主药量为100mg，硬度控制在5~7kg。

【质量检查】

1. 标准曲线的制备

精密称取茶碱对照品约20mg置100mL量瓶中，加0.1mol·L^{-1}的盐酸溶液溶解并稀释至刻度。精密吸取10mL，置50mL量瓶中，加0.1mol·L^{-1}的盐酸溶液至刻度。然后取溶液0.5、1.25、2.5、5.0、7.5、10.0mL，分别置25mL量瓶中，加0.1mol·L^{-1}的盐酸溶液至刻度。按照分光光度法，在波长270nm处测定吸收度，以吸收度对浓度进行回归分析，得到标准曲线回归方程。

2. 释放度试验

取缓释片，照释放度测定法（2015年版《中国药典》四部通则0931），采用溶出度测定法（2015年版《中国药典》四部通则0931）第二法（桨法）装置，以水900mL为释放介质，温度37℃±0.5℃；转速为100r·min^{-1}，依法操作，但在1、2、3、4、6、12h时分别取溶液3mL，立即经0.8μm微孔滤膜滤过，并即时在操作容器中补充释放介质3mL。分别精密量取续滤液各1mL，分别置于10mL量瓶中，加水至刻度，摇匀，照分光光度法，在270nm波长处分别测定吸收度。分别计算出每片在上述不同时间的溶出量。

【注意事项与说明】

1. 亲水凝胶骨架片的释药过程是骨架溶蚀和药物扩散综合效应的过程，同时，由于药物水溶性的不同，释放机制也不同，水溶性大的药物主要以药物扩散为主，而水溶性较小的药物则以骨架溶蚀为主。本实验茶碱水溶性较小，缓释片中HPMC用量增加时，可使片剂遇水后形成凝胶层的速率加快、厚度增加，从而导致水分向片芯渗透速率减小，以致片剂骨架溶蚀减缓、茶碱释放速率减慢。因而，茶碱缓释片可通过改变HPMC的用量来调节药物的释放速率，直至达到要求为止。

2. 以80%乙醇为润湿剂制软材时，乙醇用量应适宜，以软材达到"手握成团，轻压即散"为度。制得的颗粒应以无长条、块状和过多细粉为宜。

3. 缓释片硬度对释药速率有直接影响，本实验将硬度控制在 5 ~7kg 为宜。

4. 对所用的溶出度测定仪，应预先检查其是否运转正常，并检查温度、转速的控制等是否精确；桨的位置应按规定高度安装，桨底部距溶出杯底应为 25mm。

5. 样液用微孔滤膜过滤时，应注意滤膜安装是否正确紧密，否则会影响测定数据的正确性。

（三）茶碱控释颗粒的制备

【处方】

茶碱 20g　聚磷酸钠 14g　壳多糖适量

【制备操作】

1. 取茶碱和聚磷酸钠分散于醋酸乙酯 200mL 中，加 20 ~28mL 水，以 500 r · min^{-1} 搅拌。

2. 将壳多糖配成 0.3% ~0.9% （$W · V^{-1}$）的盐酸液投入上述分散液，以 1400r · min^{-1} 搅拌 20 ~90min，分离出包衣颗粒，用水洗涤，干燥，即得凝聚颗粒，分离，过 14 目筛整粒。

【质量检查】

取上述颗粒于 37℃ ±0.5℃ 溶出，在 270nm 的波长处测定药物释放量，绘制释药曲线。

【注意事项与说明】

1. 工艺中的包衣膜是在制备过程中由聚磷酸钠与壳多糖缩合成的聚磷酸钠 – 脱乙酰壳多糖。

2. 最初制备颗粒时搅拌速度不宜过快，以防颗粒过细，同时使聚磷酸钠在颗粒表面均匀聚集，并注意观察颗粒形状特点。

3. 壳多糖盐酸液混合搅拌时，应注意随时检查颗粒外观，并与原颗粒比较判断包衣程度。

4. 本工艺制成的颗粒表面包衣膜为封闭型透性膜，主要适用于颗粒剂。

（四）异烟肼控释片的制备

【处方】

异烟肼 30gPEG1500 1.5g　十二烷基硫酸钠 0.2g　淀粉 0.6g　10% 淀粉浆 7g PVA 10g　醋酸纤维素 8.5g　吐温 –80 0.05g　滑石粉 2g

【制备操作】

1. 片芯的制备

将异烟肼、淀粉、十二烷基硫酸钠混合，用 10% 淀粉浆制粒，过 40 目筛，于 70℃ ~80℃ 干燥后，加入 PVA、滑石粉混合，压制成直径为 10mm 的药片，共 100 片。

2. 包衣液配制

取醋酸纤维素 8.5g、聚乙二醇 1500 1.5g、吐温 – 80 0.05g，加丙酮 200mL 溶解，即得。

3. 包衣

将上述片芯精确称重后放置于微型包衣锅内，用喷雾器将包衣液喷在流动的片床上，吹热风干燥，再喷雾、干燥，如此重复直至包衣层重 15 ~ 30mg，即得。

【质量检查】

取异烟肼控释片与市售一般片分别于 37℃ ±0.5℃ 溶出，在 266nm 波长处测定药物释放量，绘制释药曲线。

【注意事项与说明】

1. 该工艺所制片剂为膜扩散控释剂型，以醋酸纤维素为微孔膜材料，实验中醋酸纤维素的结合酸量为 53%。如结合酸量为 57% 时，异烟肼的释放量将大为降低，因此结合酸的量可用作选择该材料的依据。

2. 如果片芯材料中不加入 PVA，在药物释放的初期会有一段较慢的延滞曲线，然后再以较快的速率按零级动力学释药。加入 PVA 后，则不出现这种释药延滞曲线。这可能是 PVA 吸水膨胀、溶解后，充分与膜的内表面接触而成为药物的载体，加快了药物输送的结果。

3. 膜材料中，聚乙二醇是作为致孔剂加入的，用来调节药物释放速率。加入的量多则形成的孔径就较大较多，反之较小较少。本实验所用的聚乙二醇量较为适宜。

4. 药膜厚度也影响释药速度，调整聚乙二醇的用量，形成一定厚度、一定强度的膜，使其有适当的释药速率。

5. 本研究用的异烟肼控释片，在体内能维持有效血药浓度在 24h 左右，延长了药物作用时间，而药物的血药浓度峰值并不比一般片剂高。

五、实验结果与讨论

1. 标准曲线

将标准溶液的浓度与吸收度填于表 11 – 9 中。

表 11 – 9　标准溶液浓度与相应吸收度

浓度（C，$\mu g \cdot mL^{-1}$）
吸收度（A）

标准曲线：$C =$

相关系数：$r =$

线性范围：　　　 ~ 　　　 $\mu g \cdot mL^{-1}$

2. 释放度及释放曲线

根据标准曲线，计算各取样时间药物的累积释放量（%），并将结果填于表 11 – 10

内。以累积释放百分率对时间作图，得释放曲线。

表 11 – 10　缓释制剂的累积释放量（%）

样品	溶蚀型缓释片						亲水凝胶型缓释片					
取样时间（h）	1	2	3	4	6	12	1	2	3	4	6	12
稀释倍数												
测定值（A）												
累积释放量（%）												

$$释放量 = \frac{C \times D}{标示量} \times 100\%$$

式中：C 为溶出介质中药物的浓度，D 为溶出介质的毫升数。

综合设计性实验

硝苯地平渗透泵片的制备（探究式教学法，Inquiry Teaching）

问题：硝苯地平为短效钙离子通道阻断剂，常用降压药。为使其血药浓度平稳，一般将其制成缓释、控释制剂。请同学们借助所学知识，设计硝苯地平缓释、控释制剂，并与德国拜耳公司开发的硝苯地平控释片体外释药进行对比，根据结果分析存在差异的原因。

1. 硝苯地平的处方前研究进展。

2. 德国拜耳硝苯地平的处方是什么？

提示：不同结构的渗透泵片，药室与渗透室都由什么组成？

3. 缓释或控释制剂的处方各是什么？

4. 缓释、控释制剂片剂的制备工艺有哪些？

查阅资料：

小组讨论：

1. 开发硝苯地平缓释、控释制剂的必要性论证。

2. 根据所学知识设计硝苯地平缓释、控释制剂的处方。

提示：可以采用缓释高分子骨架材料、渗透泵控释制剂高分子材料如羟丙甲纤维素、聚氧乙烯、氯化钠等。

3. 设计具体实施方案：处方及制备工艺。

提示：载体材料的种类和用量？制备方法如何选择？

教师对学生的方案给出意见：

方案实施及反馈：

六、思考题

1. 缓释制剂的种类有哪些？

2. 如何制备缓释制剂？

3. 如何评价缓释制剂的质量？

参考文献

1. 张兆旺．中药药剂学．北京：中国中医药出版社，2003
2. 杨志欣．中药药剂学实验教程．哈尔滨：东北林业大学出版社，2009

（吕邵娃）

实验三十六 脂质体的制备

一、实验目的

熟悉脂质体的基本制备方法。

二、实验指导

在新型给药系统中，脂质体的研究是非常重要的一项内容。脂质体是指药物包封于类脂质双分子层内而形成的微型泡囊（又称类脂小球或液晶微囊）。最早由英国 Bangham 等发现，在 19 世纪 60 年代初，磷脂分散在水中时能形成多层微囊，且每一层均为脂质双分子层，各层之间被水相隔开，如图 11 – 1。

脂质体与由表面活性剂构成的胶团（micelles）不同，后者是由单分子层组成，而脂质体是以类脂质（如磷脂、胆固醇等）构成的双分子层为膜材包合而成。

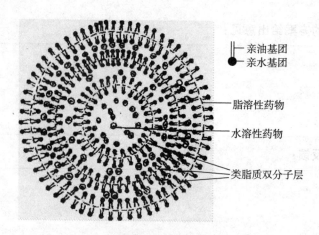

亲油基团
亲水基团
脂溶性药物
水溶性药物
类脂质双分子层

图 11 - 1　磷脂分散在水中时形成多层微囊

具体来说，脂质体膜主要是由磷脂及附加剂组成。磷脂是构成脂质体的主要化学成分，磷脂中最具代表性的是磷脂酰胆碱（phosphatidyl choline，PC），亦称卵磷脂。与其他磷脂相比，它的价格相对较低，化学性质也较稳定。天然卵磷脂属中性磷脂，实际上是一大类磷脂酰胆碱化合物的混合物。

除了磷脂酰胆碱外，脂质双分子膜也可由其他一些中性磷脂（neutral phospholipids）如神经鞘磷脂（sphingomyelin，SM）或烷基醚卵磷脂组成，醚键取代酯键的磷脂更不容易水解，而对膜的物理性质无明显影响。

在脂质体中加入带电荷的磷脂共同形成磷脂双分子层，可通过降低凝集和融合速率而改善脂质体的物理稳定性。完全由中性脂质组成的多层脂质体双层膜之间非常紧密，其中的水性空间很小，药物在双层膜之间的分布常是不均匀的。若加入负电荷脂质可使双层膜之间互相排斥，从而显著增大水性药物的包裹容积。

胆固醇（cholesterol）是许多天然生物膜的重要成分，其本身并不形成双分子层结构，但它可参与到磷脂膜中，对稳定磷脂双分子层膜有重要作用。因为加入胆固醇可改变磷脂膜的相变温度，从而影响膜的通透性和流动性。在高于相变温度时，它能抑制磷脂分子中脂肪酰链的旋转异构化运动，使膜脂处于晶态排列，降低膜的流动性与通透性；在低于相变温度时，可诱发脂肪酰链的歪扭构象的产生，阻止晶态的出现。胆固醇分子中的羟基还可与磷脂分子中的羰基以氢键形成复合物。脂肪酰链自由运动的减少，可引起膜的压缩，使面积减小，结合紧密，流动性降低而使渗透性降低。

胆固醇可使膜固化，自由基的产生减少。双分子层中自由基的产生可加速磷脂的氧化，加入胆固醇可使膜固化，自由基的产生减少，降低氧化水平。

根据结构不同，脂质体可分为以下三类：

1. 单室脂质体球径为 $\leqslant 25\mu m$，水溶性药物的溶液只被一层类脂质双分子层所包封，脂溶性药物则分散于双分子层中。凡经超声波分散的脂质体悬液，绝大部分为单室脂质体。

2. 多室脂质体球径为 $\leqslant 100\mu m$，有几层脂质双分子层将包含的药物（水溶性药物）

以水膜隔开，形成不均匀的聚合体，脂溶性药物则分散于几层分子层中。

3. 大多孔脂质体球径为 $0.13\mu m \pm 0.06\mu m$，单层状，比单室脂质体可多包蔽 10 倍的药物。

脂质体的制法常用的有下列几种方法：

1. 薄膜分散法

将磷脂、胆固醇等类脂质及脂溶性药物溶于氯仿（或其他有机溶剂）中，然后将氯仿溶液在一玻璃瓶中旋转蒸发，在瓶内壁上形成一薄膜；将水溶性药物溶于磷酸盐缓冲液中，加入烧瓶中不断搅拌，即得脂质体。

2. 注入法

将磷脂与胆固醇等类脂质及脂溶性药物共溶于有机溶剂中（一般多采用乙醚），然后将此药液经注射器缓缓注入加热至 50℃（并用磁力搅拌）的磷酸盐缓冲液（或含有水溶性药物）中，加完后仍不断搅拌至乙醚除尽为止，即制得大多孔脂质体，其粒径较大，不适宜静脉注射。再将脂质体混悬液通过高压乳匀机两次，即得成品。所制得的成品大多为单室脂质体，少数为多室体，粒径绝大多数在 $2\mu m$ 以下。

3. 超声波分散法

将水溶性药物溶于磷酸盐缓冲液中，加入磷脂、胆固醇与脂溶性药物，共溶于有机溶剂的溶液中，搅拌蒸发除去有机溶剂，残液以超声波处理，然后分离出脂质体再混悬于磷酸盐缓冲液中，制成脂质体的混悬型注射剂。经超声波处理后大多为单室脂质体，所以多室脂质体只要以超声波进一步处理亦能够得到相当均匀的单室脂质体。

4. 冷冻干燥法

脂质体亦可用冷冻干燥法制备，对遇热不稳定的药物尤为适宜。先按上述方法制成脂质体悬液后分装于小瓶中，冷冻干燥制成冻干制剂。全部操作应在无菌条件下进行。

三、主要实验仪器与材料

磁力搅拌器，超声波清洗仪，普通光学显微镜，透析袋，茄形瓶等。

卵磷脂，胆固醇，氮气，氯仿，磷酸盐缓冲液，鹤草酚，大豆磷脂等。

四、实验内容

验证性实验

（一）用薄膜分散法制备盐酸小檗碱脂质体

【处方】

卵磷脂 150mg　　胆固醇 150mg

【制备操作】

1. 精密称取卵磷脂 150mg，胆固醇 150mg，共置于茄形瓶中，加 5mL 氯仿使溶解，利用真空泵在不断旋转振摇下蒸发除去氯仿（瓶内温度控制在 20℃ ~ 35℃ 为宜），使脂质混合物以薄膜状沉积于瓶的内壁；然后加入含有药物的磷酸盐缓冲液 5mL，充分振摇，再加入 pH 7.0 的磷酸盐缓冲液 25mL，充氮后充分振摇，在通氮下用磁力搅拌器连续搅拌 15min，放置 15min 后用超声波处理 5min 即可。

2. 将超声前、后的样品在普通光学显微镜下观察比较脂质体的形状与大小。

3. 将上述制品放入透析袋中，并浸入磷酸盐缓冲液中，将未被包裹的主药除去，即得含药脂质体。

【质量检查】

镜检观察脂质体形状。

（二）油酸脂质体的制备

【处方】

油酸 0.5g　豆磷脂 1.0g　胆固醇 0.5g　吐温 -80 1.0g　无水乙醚 7mL　m/15 磷酸盐缓冲液加至 50mL。

【制备操作】

1. 乙醚溶液的配制

取处方量的磷脂、胆固醇、油酸溶于乙醚中，即得。

2. 将吐温 -80 加入到 m/15 磷酸盐缓冲液中，过 G3 垂熔玻璃漏斗后，置磁力搅拌器上加热至 60℃。

3. 将乙醚溶液由恒流输液泵缓缓注入上述已加热至 60℃ 的缓冲溶液（水相）中；滴加速度的控制方法是，每滴入一滴，须使产生的泡沫消失后再滴加第二滴，依此类推，整个滴加过程约维持 30min。

4. 乙醚溶液滴加完毕后继续搅拌 10～20min，使乙醚挥散完全，放置至室温。

【质量检查】

1. 形态和粒度的检查

使用光学显微镜的油镜进行形态和粒度大小的检查。①取制得的脂质体溶液 1mL，加 5% 纯净的药用甘油 3mL，于试管中摇匀后以毛细管点样于洁净的载玻片上，盖上盖玻片，仔细镜检每个视野中的粒子（每个视野有 500～1000 粒）和形态及大小，记录并计算平均粒径（同时报告最大粒径）。②另将制得的脂质体溶液通过高压乳匀机两次，过滤，灌封于 10mL 安瓿中，用 100℃ 流通蒸汽灭菌 30min，放冷，剧烈振摇。然后再用显微镜检查灭菌后的脂质体形态与大小，方法同上。

2. 异物检查

在显微镜下观察是否存在毛屑，有色小点等杂质或异物。

3. 含量测定

本实验采用中和法测定总酸量，具体实验步骤如下：

精密称取所制得的脂质体溶液约 10g，置于 250mL 三角烧瓶中，定量加入 0.5mol·

L⁻¹氢氧化钠溶液 15mL，再加中性乙醇 10mL，回流 1h。

用 50mL 新鲜蒸馏水分次洗涤冷凝器，合并洗涤液于三角烧瓶中，冷却后加酚酞指示剂 2 滴，用 0.5mol·L⁻¹盐酸标准溶液滴定至粉红色消失，并用空白试验校正。每 1mL 0.5mol·L⁻¹的氢氧化钠相当于 141.3mg $C_{18}H_{34}O_2$。

4. 包封率的测定

精密称取所制得的脂质体溶液约 10g，加于事先用磷酸缓冲液充分平衡的 Sephadex G-50 柱（2cm×16cm）上方，以 70mL 磷酸缓冲液分次洗脱，收集洗脱液，按照上述的含量测定方法从"定量加入 0.5mol·L⁻¹氢氧化钠溶液 15mL"开始，测定洗脱液即脂质体中包封的总酸量 $C_包$，将此 $C_包$ 与上述含量测定中所求得的 $C_总$ 比较，求算包封率。

【注意事项与说明】

1. 采用薄膜分散法制备脂质体时为了使磷脂质在容器内壁形成很薄的膜以获得尽可能大的表面积，应使用大容积的茄形瓶，即使有机溶液或水性介质的体积很小，甚至只有 1mL，也应使用 50mL 或 100 mL 的容器。

2. 制备脂质体时，组分胆固醇与磷脂的摩尔比一般常用 1:1 甚至 2:1。

3. 胆固醇亦属于两亲物质，其结构上亦有亲油和亲水两种基团，从胆固醇的结构来看，其亲油性较亲水性强。用磷脂与胆固醇作脂质体的膜材时，必须先将类脂质溶于有机溶剂中配成溶液，然后蒸发除去有机溶剂，在器壁上使成均匀的类脂质薄膜，此薄膜是由磷脂与胆固醇混合分子相互间隔定向排列的双分子层所组成（两者的亲水基团结合在一起而组成具有一个亲水基团和两个亲油基团的混合分子，这种结构特征使得有可能形成比较稳定的脂质双分子层）。

4. 用注入法制备含药脂质体时，喷射乙醚的速度要慢，要加到溶液中，不要加在泡沫上。另外，制备脂质体时温度应恒定，若温度过高溶媒将挥发，过低则脂质体过大。若要得到大小均匀的单室脂质体，则应通过超声波或匀乳机处理。

5. 在制备脂质体时，若为非极性药物，则先与磷脂、胆固醇混合，再溶入有机溶媒中，当形成脂质体时，包封在油相隔室中。当包封的药物是极性药物时，应先加到磷酸盐缓冲液中，当形成脂质体时，包封在水相隔室中。极性药物在水中溶解度越大，则在脂质体的水层中浓度越高，而且水层空间越大，能包封的极性药物就越多。所以，多室脂质体的含药量必然比单室脂质体多。与之类似，非极性药物的脂溶性越大，疏水部分的包封就越多。因此，水溶性和脂溶性都小的药物，包封量就小。

6. 市售油酸经色谱-质谱联用分析证明是多不饱和脂肪酸的混合物，这些多不饱和脂肪酸（以下简称总酸）是本制剂中的抗癌活性成分，因此本制剂中主药成分的含量测定采用中和法测定总酸量。

7. 葡聚糖凝胶（Sephadex）是一种能够将不同大小粒子分离开的物质，在 Sephadex 柱中粒径大的粒子首先被分离出柱，而小粒子或游离药物分子则进入到 Sephadex 的孔洞中，因此，可以采用葡聚糖凝胶柱法分离得到脂质体，然后测定其中包封的总酸量 $C_包$，再与未经 Sephadex 分离的脂质体溶液的总酸量 $C_总$ 进行比较，按式 11-1 计算，即可求得脂质体的包封率。

$$包封率（\%） = C_包/C_总 \times 100\% \qquad (11-1)$$

综合设计性实验

紫杉醇新型注射剂的开发研制（PBL 教学法）

问题：紫杉醇（paclitaxel，PTX）是从太平洋红豆杉的树皮中分离而得，主要用于卵巢癌和乳腺癌，对肺癌、大肠癌、黑色素瘤等亦有疗效。PTX 具有高度脂溶性，因此注射剂中采用聚氧乙基代蓖麻油和无水乙醇组成的混合溶媒，然而该溶媒易引发过敏反应、骨髓抑制、神经及心血管毒性等毒、副反应。临床使用时为防止发生严重的过敏反应，常常要求患者事先预防用药，如用本品前 12 及 6h 左右给予地塞米松 20mg 口服，或用本品前 30～60min 静脉滴注地塞米松 20mg 等。现代科技飞速发展，药物制剂新技术不断涌现，请同学们借助这些新技术设计紫杉醇新型注射剂的处方及工艺，运用所学知识解决不良溶剂对人体的毒性及变态反应，以解决药物应用过程中的实际问题。

查阅资料：

> 1. 紫杉醇处方前研究进展。
>
> 包括紫杉醇的溶解性、油水分配系数、pK_a 值、稳定性等理化性质；紫杉醇体内分布、代谢、排泄等生物药剂学、药物动力学性质等；紫杉醇分析方法的研究进展；紫杉醇的应用前景如何？
>
> 2. 哪些新技术可以用来制备紫杉醇新型注射剂？
>
> 例如，脂质体、纳米粒等。

小组讨论：

> 1. 开发紫杉醇新型注射剂的必要性。
>
> 2. 确定紫杉醇新型注射剂具体采用的新技术，并提供可行性论证报告。
>
> 提示：从紫杉醇的性质分析，其适宜采用哪种新技术、载体？
>
> 3. 设计具体实施方案：处方及制备工艺。
>
> 提示：载体材料的种类和用量？其制备方法如何选择？

教师对学生的方案给出意见：

方案实施及反馈：

五、结果与讨论

1. 绘制脂质体的形态图，并说明脂质体的镜下性状与乳滴有何不同。

2. 记录镜下脂质体的最大粒径（μm）及最多粒径于表 11 - 11 内，并比较灭菌前后粒径的变化情况。

表 11 - 11　脂质体粒径情况

粒径（μm）	灭菌前	高压乳匀后	灭菌后
最大粒径			
最多粒径			
平均粒径			

3. 测定脂质体的包封率，将结果列于表 11 - 12、11 - 13 中，并讨论脂质体成型的影响因素。

表 11 - 12　脂质体的含量测定结果

实验序号	W_i（g）	A_i	标示量%	平均值	RSD（%）
1					
2					
3					

表 11 - 13　包封率测定结果

实验序号	总投药量	游离药物量	包封量	包封率（%）
1				
2				
3				

六、思考题

1. 脂质体的设计应考虑哪些问题？

2. 如何评价脂质体的质量？

参考文献

1. 张兆旺．中药药剂学．北京：中国中医药出版社，2003
2. 杨志欣．中药药剂学实验教程．哈尔滨：东北林业大学出版社，2009

（徐 缓）

实验三十七 包合物的制备

一、实验目的

1. 掌握饱和水溶液法和研磨法制备包合物的工艺及其包合物形成的验证方法。
2. 熟悉 β – 环糊精包合物在中药药剂学中的应用。
3. 了解环糊精的种类、性质及特点。

二、实验指导

包合物（inclusion compound）系指一种分子被包嵌于另一种分子的空穴结构内所形成的一类化合物。其术语名称有 occlusion，compounds adducts，clathrates，译名有包藏物、加合物、包含物。处于包合物外层的具有较大空穴的大分子称为"主分子"（host molecule），被包合在主分子之内的小分子称为"客分子"（guest molecule），因此可形象地将包合物称为"分子胶囊"（molecule capsule）。

包合物能否形成及是否稳定，主要取决于主分子和客分子的立体结构和二者的极性：客分子必须和主分子的空穴形状和大小相适应，包合物的稳定性主要取决于两组分间的范德华力。包合过程是物理过程而不是化学反应。包合物中主分子和客分子的比例一般为非化学计量，这是由于客分子的最大填入量虽由客分子的大小和主分子的空穴数决定，但这些空穴并不一定完全被客分子占据，主、客分子数之比可在较大的范围内变动。客分子比例极大时的组成式可用 H_nG_m 表示，其中 H 和 G 分别表示主分子和客分子组分，n 为每一个单位中 H 的分子数，m 为每一个单位空穴所能容纳 G 分子的最大数目。

包合物根据主分子的构成可分为多分子包合物、单分子包合物和大分子包合物；根据主分子形成空穴的几何形状又分为管形包合物、笼形包合物和层状包合物。

溶剂化物与包合物虽有许多相似处，但溶剂化物受化学计量约束，也不存在包合物的空穴结构。包合物中处于包合外层的主分子物质称为包合材料，通常可用环糊精、胆酸、淀粉、纤维素、蛋白质、核酸等作包合材料。制剂中目前常用的是环糊精及其衍生物。

环糊精（cyclodextrin，CD）分子结构由 6 个以上葡萄糖通过 $\alpha-1,4$ 糖苷键连接而成，呈筒状。筒内形成疏水性空腔，能吸收一定大小和形状的疏水性小分子物质或基团，形成稳定的非共价复合物。分别由 6、7、8 个葡萄糖单体通过 $\alpha-1,4$ 糖苷键连接

而成的环糊精为 α – CD、β – CD、γ – CD。β – CD 是已知效果最好的包合材料之一，在 3 种类型中应用最为广泛，而且已得到美国食品药物管理局的认可。环糊精由于其结构具有"外亲水，内疏水"的特殊性及无毒的优良性能，可与多种客体包结，采用适当方法制备的包合物能使客体的某些性质得到改善。近年来，对环糊精的研究已在各个领域取得显著成就。

包合作用的影响因素主要有：

1. 包合时对药物的要求。有机药物应符合下列条件之一：药物分子的原子数大于 5；如具有稠环，稠环数应小于 5；药物的分子量在 100～400；水中溶解度小于 10g · L^{-1}，熔点低于 250℃。无机药物大多不宜用 CD 包合。

2. 药物的极性或缔合作用可影响包合作用。由于 CD 空穴内为疏水区，非极性脂溶性药物易进入而被包合，形成的包合物溶解度较小；极性药物可嵌在空穴口的亲水区形成溶解度大的包合物。疏水性药物易被包合，非解离型的比解离型的药物易被包合。自身可缔合的药物，往往先发生解缔合，然后再嵌入 CD 空穴内。

3. 包合作用具有竞争性。包合物在水溶液中与药物呈平衡状态，如加入其他药物或有机溶剂，可将原包合物中的药物取代出来。

β – 环糊精包合物常用的制备方法有：

1. 饱和水溶液法（重结晶或共沉淀法）。先将 β – CD 与水配成饱和溶液，然后根据客分子的不同性质分别采取以下方法：①可溶性药物与水难溶性液体药物直接加入环糊精饱和溶液中，一般摩尔比为 1:1，搅拌 30min 以上，直到成为包合物为止。②水难溶性药物可先溶于少量有机溶媒中，再注入环糊精饱和水溶液，搅拌，直至成为包合物。所得包合物若为固体，则滤取、水洗，再用少量适当溶媒洗去残留药物，干燥；若包合物为水溶性，则将其浓缩而得到固体，也可加入有机溶媒促进其沉淀析出。

2. 超声法。将客分子物质加入 β – CD 的饱和水溶液中，用超声波破碎仪或超声波清洗机选择合适的超声强度和时间，将析出的沉淀按上述方法处理即得。该法简便快捷。

3. 研磨法。将环糊精与 2～5 倍量的水研匀，加入客分子化合物（水难溶性者先溶于少量有机溶剂中），充分研磨成糊状，低温干燥后再用有机溶剂洗净，干燥即得。

4. 冷冻干燥法。如制得的包合物溶于水或在干燥时易分解或变色，但又要求成品为干燥包合物，则可采用本法，所得成品较疏松，溶解度好。

5. 喷雾干燥法。此法适用于难溶性、疏水性药物，如地西泮与 β – 环糊精用喷雾干燥法制得的包合物。环糊精增加了地西泮的溶解度，也提高了地西泮的生物利用度。

上述几种方法适用的条件不一样，包合率与产率等也不相同。药物与 CD 是否形成包合物，可根据包合物的性质和结构状态，采用下述方法进行验证，必要时可同时使用两种或两种以上方法。环糊精包合物的验证与含量测定技术研究主要有以下方法：显微镜法和电镜扫描法、热分析法、红外光谱法、X – 射线衍射法、相溶解度法、紫外 – 可见分光光度法、核磁共振法、薄层色谱法和荧光光谱法等。

β‐CD 包合物在药剂学上主要应用于：①增强药物稳定性。易氧化、水解的药物由于环糊精的包合而免受光、氧、热以及某些因素的影响而得到保护，使药物效力和保存期延长。②增加药物的溶解度和溶出速率。环糊精包合物相当于分子胶囊，药物分子被分离而分散于低聚糖骨架中。由于药物分子与环糊精上的羟基相互作用以及药物在包合物中的结晶度减少，而使药物的溶解度和溶出速率增加。③掩盖药物的不良臭味和降低刺激性。④提高生物利用度。⑤剂型的改善，提高在制剂过程中或在投药部位的稳定性。⑥液体药物的粉末化或减少挥发性。挥发性药物制成环糊精包合物，除了减少挥发，还有缓释作用。

薄荷（*Mentha haplocalyx* Briq.）是一种广泛用于医药和烹调的草药。薄荷油是一种从新鲜的薄荷茎叶中用水蒸气蒸馏出挥发油后，再经过冷冻和除去部分薄荷脑之后所得到的油。薄荷叶中含有 0.1% ~ 1.0% 的挥发油，其最主要的组分是薄荷脑。《中国药典》规定薄荷油应符合下列标准：含酯量，按醋酸薄荷酯计算，不得少于 2.0%（w/w）和不得大于 6.5%（w/w）；总醇量，按薄荷脑计算，不得少于 50%。薄荷油是一种祛风药、芳香剂和调味料，用于皮肤黏膜能产生清凉的感觉，可以减轻不适和疼痛。薄荷油通常在西方国家用于治疗各种消化不适，可以缓解消化道痉挛。薄荷油可以制成各种剂型，例如肠衣制剂、口含片、芳香水剂、软膏和微囊。薄荷油环糊精包合物可减少受热和长期储存中药物的损失。

三、主要仪器与材料

恒温水浴锅，强力搅拌器，硅胶 G，挥发油提取器，展开槽等。

β‐CD 薄荷油，无水乙醇，1% 香荚兰醛硫酸溶液，醋酸乙酯，蒸馏水等。

四、实验内容

【处方】

β‐CD 6.0g　薄荷油 1.0mL　水适量

【制备操作】

1. 薄荷油乙醇溶液的制备

量取薄荷油 1.0mL，加无水乙醇配成 50%（V/V）无水乙醇溶液，备用。

2. 饱和水溶液法制备薄荷油 β‐CD 包合物

称取 β‐CD 6.0g，置于 500mL 烧杯中，加入蒸馏水 100mL，加热溶解制成饱和溶液（或近饱和溶液）后降温至 50℃，滴加薄荷油乙醇溶液，于 50℃恒温搅拌 2.5h 后置冰箱内冷藏过夜。抽滤，包合物用少量无水乙醇洗涤沉淀 3 次，至沉淀表面近无油迹，40℃真空干燥 4h（或置干燥器中干燥），即得粉末状薄荷油 β‐CD 包合物。称重，计算收率。

3. 研磨法制备薄荷油 β‐CD 包合物

取 β‐CD 6.0g 置乳钵中，加蒸馏水 10mL，研磨均匀，缓慢加入薄荷油乙醇溶液，连续研磨至糊状。冷藏、抽滤、洗涤、干燥，即得粉末状薄荷油 β‐CD 包合物。称重，计算收率。

【质量检查】

1. 薄层色谱分析（TLC）

（1）样品的制备　取薄荷油 β – CD 包合物 0.5g，加入 95% 乙醇 2mL，振摇后过滤，滤液为样品 a。另取薄荷油 2 滴，加入 95% 乙醇 2mL，混合溶解，得样品 b。

（2）制板　取硅胶 G 和 0.3% CMC – Na 水以 1:3 的比例研磨、铺板、自然干燥，置烘箱中 105℃ 活化 1h，备用。

（3）点样　以毛细管吸取样品液 a 和 b 各约 10μL，点样。

（4）展开　展开剂为醋酸乙酯 – 石油醚（15:85）共溶剂系统。将点样后的硅胶板放入展开槽内饱和 5min，再斜形展开。

（5）显色　喷 1% 香荚兰醛硫酸液，烘干，比较样品液 a 和 b 斑点的异同。

2. X 线衍射分析

将 β – CD、β – CD 与薄荷油的物理混合物即薄荷油包合物粉末分别用 X 线衍射仪进行分析。结果分析表明，β – CD 包合物的物相与其他样品明显不同，说明薄荷油与环糊精已构成新的固体相，亦即包合成功。

3. 包合物中薄荷油含油率及油利用率的测定

按药典方法进行。将所制得的干燥包合物精密称重，置装有沸石的圆底烧瓶中，加蒸馏水 200mL，连接挥发油测定器，沸腾 1～2h，至油量不再增加时停止加热。放置 1h 后，至油呈清亮或亮黄色时读数，折算成包合物中实际含油量（该装置油的回收率为 90%）。

【注意事项与说明】

1. 环糊精饱和溶液要保温于 60℃，否则不能得到澄清水溶液。

2. 环糊精与油的比例为 6:1，否则收率很低。

3. 搅拌时间应充分，搅拌强度应适中，否则影响收率。

4. β – CD 包封挥发油常用的饱和水溶液法在包封成品挥发油或油状原料药品时比较方便，并且适合大生产，而研磨法目前只能用手工进行，且油利用率低，费时费力，不适用于大生产。

五、实验结果与讨论

1. 比较两种包合方法结果

将结果填入表 11 – 14 内。

表 11 –14　两种包合方法结果比较

方法	Q_1	Q_2	Q_3
饱和水溶液法			
研磨法			

2. 计算包合物中挥发油含油率及油利用率

包合物收率（Q_1）＝（包合物实际重量/β－CD＋投油量）×100%

包合物中薄荷油利用率（Q_2）＝（包合物中实际含油量/投油量）×100%

包合物中薄荷油含油率（Q_3）＝（包合物中实际含油量/包合物量）×100%

六、思考题

1. 包合物的制备方法有哪些？

2. 本实验为什么选取 β－CD 为主分子，它有什么特点？

3. 包合物的验证方法有哪些？

参考文献

1. 王艳宏，管庆霞，韩华. 药剂学实验教程. 哈尔滨：东北林业大学出版社，2007

2. 张兆旺. 中药药剂学. 北京：中国中医药出版社，2003

3. 杨志欣. 中药药剂学实验教程. 哈尔滨：东北林业大学出版社，2009

（杨　柳）

实验三十八　经皮给药制剂

一、实验目的

1. 掌握贴剂的制备及体外药物经皮渗透实验的方法。

2. 熟悉经皮给药系统的类型及经皮吸收的影响因素。

3. 了解经皮渗透实验中所用皮肤的处理方法。

二、实验指导

经皮给药系统（transdermal drug delivery system，TDDS）又称为经皮治疗系统（transdermal therapeutic system，TTS）是指药物以一定的速率通过皮肤进入体循环产生治疗作用的一种给药系统，是一类新型控释制剂。该制剂经皮肤贴敷方式给药，药物透过皮肤由毛细血管吸收进入全身血液循环达到有效血药浓度，并在各组织或病变部位起治疗或预防疾病的作用。经皮给药制剂既可以起局部治疗作用也可以起全身治疗作用，为一些慢性疾病和需局部镇痛的治疗及预防提供了一种简单、方便和行之有效的给药方式。常用的剂型为贴剂（patch），此外，还包括软膏剂、硬膏剂、涂剂和气雾剂等。

新型经皮给药系统的制剂主要有：

1. 膜控型透皮给药制剂。其结构有 5 层，即背衬层、药物贮库层、控释膜、压敏胶层、保护层。此类给药系统的药物贮库是将药物分散于聚异丁烯压敏胶中涂布而成，或是混悬于黏稠流体如硅油或半固体软膏基质中而成，药物由贮库层向皮肤表面的释药速率由控释膜限速，控释的隔膜可以是微孔性的聚合物，也可以是一种无孔性的聚合物，在控释膜外还有一层能与药物配伍的刺激性、过敏性均很低的压敏胶层。

2. 骨架控释型透皮给药制剂。骨架控释型透皮给药系统是将药物均匀分散或溶解于聚合物骨架中，制成有一定面积和厚度的药物贮库，含药的聚合物骨架起控释作用。

3. 微贮库控释型透皮给药制剂。微贮库型系统兼具膜控制型和骨架型给药系统的特点。药物贮库为药物固体分散在亲水性聚合物中，然后再均匀分散于亲脂性硅酮弹性体中，形成弹性体。含有无数液体微室的药物贮库，其释药模式决定于两种控释因素的相对大小，符合零级动力学方程或 Higuich 方程。

4. 黏胶剂控释型透皮给药制剂。黏胶剂控释型透皮给药制剂与膜控型透皮给药系统不同之处在于其没有控释膜，药物释放的速度由压敏胶层控制，因而制备简单、成本低，同时可以防止膜控型透皮给药系统的控释膜损害所造成的药物"倾卸"。

经皮吸收是一个复杂的过程，一般认为影响药物经皮吸收的因素主要有：皮肤的生理病理条件、药物的理化性质、基质种类、pH 值、药物对基质的亲和力、基质对皮肤的水合作用和附加剂的选择。

透皮给药系统中除了包含主药外，还包括骨架材料、控释膜材料、固定在皮肤上的压敏胶，另外还有褙衬材料和保护膜。骨架材料应稳定，不与药物发生反应，能稳定的吸留药物，骨架材料对药物扩散阻力不能太大，应使药物有适当的释放速率。常用的骨架材料有聚乙烯醇（PVA）、醋酸纤维素、三醋酸纤维素。控释膜材料乙烯－醋酸乙烯共聚物（EVA）是目前广泛应用的多聚物之一，具有生物相容性、稳定性、热塑性及理想的渗透性，已用于多种药物的释放。调节 EVA 中的 VA 含量可以改变其结晶度和玻璃化转变温度（Tg）从而控制药物的释放并有利于加工。压敏胶是透皮给药系统的重要组成材料之一，是指那些在轻微压力下（例如指压）即可实现粘贴同时又容易剥离的一类胶黏材料。常用的有聚异丁烯压敏胶、丙烯酸类压敏胶、硅橡胶压敏胶。一般根据药物在压敏胶基质中的溶解度、分散系数和渗透系数来选择各种压敏胶。丙烯酸类衍生物在丙烯酸聚合物压敏胶中由于其亲脂性本性，因而倾向于保留在丙烯酸聚合物中，因此，它们在丙烯酸聚合物中的释放率较低，药物透皮分散量很少，故选用该类压敏胶基质时应加入渗透促进剂。

经皮吸收制剂的制备，即膜材的加工方法有涂膜法、热熔法；膜材的改性方法有溶蚀法、拉伸法、核辐射法；膜材的复合成型法有涂布法和干燥法、复合法。

经皮吸收制剂的质量控制包括释放速率、黏合性能、含量与生物利用度等方面的考察。2015 年版《中国药典》四部（通则 0121）收载了贴剂的制剂通则，实验在扩散池中进行，常用的扩散池有单室、双室和流通室，Franz、Valia－Chen 扩散池是最常用的。体外透皮实验最好选用人皮，也可选用裸鼠、豚鼠、兔、猪、猫、狗等动物的皮。动物皮与人皮在理化性质、结构组成上都有许多相似之处，其生物相关性好，更为常用。

经皮吸收制剂研究常用仪器：

1. 渗透扩散池

扩散池由供给室（donor cell）和接收室（receptor cell）组成，在两室之间可夹持皮肤样品、TDDS或其他膜材料，在扩散室一般装入药物或其载体，接收室填装接收介质。

2. 扩散液和接收液

（1）扩散液　对于难溶性药物，一般选择其饱和水溶液；对溶解度较大的药物，应保证扩散液浓度大于接收液浓度（至少10倍）。

（2）接收液　最简单的接收液是生理盐水和磷酸盐缓冲液。在接收液中药物的溶解性能小，可选用不同浓度的PEG400、乙醇、甲醇、异丙醇水溶液以及一些表面活性剂溶液等。

3. 皮肤样品

大多数动物皮肤的角质层厚度小于人体皮肤，毛孔密度越高，药物透过人体皮肤越容易。必须注意不损伤角质层。

三、主要仪器与材料

透皮贴片褙衬膜模具，溶出度测定仪，高效液相色谱仪，含醋酸乙烯（VA）9%的乙烯－醋酸乙烯（EVA）薄膜，铝塑膜，丙烯酸酯压敏胶，防粘纸，分光光度计，研钵等。

水杨酸，乙醚，硫酸酰胺显色剂，硝酸甘油，乳糖，甲基硅油，二氧化硅等。

四、实验内容

验证性实验

硝酸甘油透皮贴片的制备

【处方】

硝酸甘油与3倍量的乳糖混合物1.1g　甲基硅油5.9g　二氧化硅1g

【制备操作】

1. 称取适量的硝酸甘油与3倍量的乳糖混合均匀，称取1.1g此混合物与1g二氧化硅置于研钵中研磨均匀，再加入甲基硅油研匀（等量递增法），制成药粉储库材料。

2. 另取铝塑膜剪成直径为3.55cm的圆片，置于模具上，冲成碟形，加入0.4g药物储库材料，在其上覆盖厚度为50mm、直径为3.5cm含VA 9%的EVA薄膜，用电烙铁加热使药物储库周边的铝塑膜与EVA膜热合，在EVA膜上涂一层丙烯酸酯压敏胶，等溶剂蒸发后覆盖上同样大小的防粘纸，即得含硝酸甘油12.5mg、有效释放药面积为5cm²、24h能向人体输送2.5mg硝酸甘油的透皮贴片。

【质量检查】

1. 释放度测定

取硝酸甘油透皮贴片，将其褙衬膜面粘贴于直径为9cm的玻璃片上，揭去保护膜，放入溶出实验仪的溶出杯中，以500r·min^{-1}的速度搅拌，于1、2、4、8、12和24h取出10μL释放介质用高效液相色谱法测定硝酸甘油含量。测定条件为：Micropack CH-10层析柱、柱长为30cm、柱内径4mm，流动相为甲醇-水（60:40 V/V），流速为1.5mL·min^{-1}，检测波长205nm，进样后测定硝酸甘油峰高、用10μg·mL^{-1}的硝酸甘油溶液作外标定量。

2. 水杨酸的透皮渗透

（1）水杨酸的透皮渗透 取体重为150~200g的雄性大鼠，用乙醇麻醉后先用剪刀剪去腹部皮肤毛，继用电须刀去净该部位毛。处死大鼠，剥离去毛部位皮肤，去皮下组织后置于生理盐水中浸洗30min，取出置于扩散池口，角质层面向上，真皮面向下，接受室中加满生理盐水，样品室中加入水杨酸的饱和水溶液或30%乙醇中的饱和溶液，以能淹没皮肤为宜，夹层通37℃的水。在持续搅拌下，于0.5、1.0、2.0、3.0和3.5h取出全部接受介质测定水杨酸浓度，并立即加入新的生理盐水。

（2）水杨酸浓度测定

①标准曲线绘制

精密称取水杨酸约100mg置于50mL容量瓶中，用蒸馏水溶液溶解并定容、摇匀，精密量取该溶液1、2、3、4和5mL于容量瓶中，以蒸馏水定容并摇匀，分别精确量取显色剂1mL，以蒸馏水5mL加硫酸酰胺显色剂1mL为空白，于530nm波长处测定吸收度，将吸收度对水杨酸浓度回归得标准曲线回归方程。

②硫酸酰胺显色剂配制

称取8g硫酸酰胺溶于100mL蒸馏水中，取2mL加1mol·L^{-1}HCl 1mL，加蒸馏水100mL即得（本品需新鲜配制）。

③水杨酸浓度的测定

取稀释后的水杨酸5mL加硫酸酰胺显色剂1mL，于530nm波长处测定吸收度，用标准曲线计算水杨酸浓度，乘以稀释倍数即得水杨酸在32℃的溶解度。

【注意事项与说明】

1. 硝酸甘油为易爆物，与乳糖混合后失去易爆性，但在混合过程中应小心。

2. 将药物储库材料加到碟形褶衬膜上时，不要污染周边，以免影响EVA膜与褶衬膜的热合；EVA膜在使用前应先用95%乙醇洗涤，覆盖于药物储库上应排尽气泡，以免影响有效释药表面积。

3. 硝酸甘油贴片制备后，药物储库中的硝酸甘油会通过控释膜向压敏胶层迁移，所以存放一定时间的硝酸甘油贴片的释放曲线有一个"爆破"现象。

4. 硝酸甘油透皮贴片的剂量由面积调节。市场上的商品有10cm^{2}含药25mg及20cm^{2}含药50mg两种规格的制剂，它们能在24h以内向人体输送5mg和10mg的硝酸甘油。

5. 动物皮肤的去毛在处死以前较易操作，剥离皮肤的皮下组织时应注意不要剪破皮肤。

6. 每次抽取接受介质后应立即加入新的介质，并排尽与皮肤接触界面的气泡；接受室夹层水浴温度为 37℃，近似于正常人体皮肤表面的温度，样本室药物浓度应为 32℃，近似于正常人体皮肤表面的温度，因此样品室药物浓度应为 32℃的溶解度。

7. 应用水杨酸在 30% 乙醇中的饱和溶液作为样品室的药物溶液，能在 4h 的实验时间内得到较好的渗透曲线，而作为对照的水杨酸饱和溶液渗透速度小，如要得到理想的渗透曲线需延长取样时间间隔和实验持续时间，如每隔 1h 取样，持续 6h 以上。

8. 测定接受介质中水杨酸浓度时，如果溶液浑浊需过滤。

9. 以兔皮代替大鼠皮得到的渗透速度较大。

10. 可用简单的装置代替扩散池，将皮肤置于玻璃管口，真皮面向下，玻璃管内盛水杨酸的饱和溶液，其液面与烧杯中接受介质液面相平，接受介质维持在 32℃，它的量依玻璃管大小而定，测定时使接受介质中水杨酸浓度在标准曲线范围内。

综合设计性实验

六神丸剂型改革研究（PBL 教学法）

案例：相传，康熙年间有个叫雷允上的走方郎中，曾在苏州观街摆摊卖草药。正赶上这一带有很多人生疮，雷允上凭多年行医经验用蟾酥、麝香等药制成药丸，并声称是靠神仙指点制成。因天神有六路，故取名"六神丸"，适于治疗咽喉肿痛、溃疡糜烂、口舌生疮等症，有奇效，一般建议含服徐徐咽下。然而，含服时患者有强烈麻舌感，顺应性差。

问题：试根据所学知识对六神丸剂型进行改革，以使这一古老却有奇效的六神丸具有更好的顺应性并使其有更为广泛的应用。

查阅资料：

> 1. 六神丸处方组成、原剂型及其工艺是什么？其主治病症有哪些？
> 2. 六神丸剂型研究进展如何？
> 3. 造成六神丸服用时舌麻的原因是什么？其副作用有哪些？
> 4. 六神丸原剂型药物释放的特点是什么？其有何优缺点？

小组讨论：

> 1. 六神丸是否有剂型改革的必要性？
> 从顺应性、副作用等方面分析。
> 2. 确定六神丸剂型改革的思路并提供可行性论证报告。
> 提示：可采用贴片的形式避免药物的刺激性，通过采用缓释手段控制药物的释放以避免副作用。
> 3. 设计具体实施方案：处方及制备工艺。
> 提示：载体材料的种类和用量有哪些？制备方法应如何选择？

教师对学生的方案给出意见：

方案实施及反馈：

五、实验结果与讨论

1. 写出硝酸甘油透皮贴片的制备工艺流程。

2. 记录各个取样时间释放介质经高效液相色谱法所测得的硝酸甘油峰高及外标的峰高，按下式计算累积释放量。

$$累积释放量 = \frac{样品峰高}{标准品峰高} \times 标准品浓度 \times 释放介质体积$$

3. 以硝酸甘油的累积释放量为纵坐标，时间为横坐标，作硝酸甘油透皮贴片的释放曲线。

4. 由释放曲线的直线部分计算硝酸甘油的释放速度。

5. 累积渗透量的计算

将各个时间接受介质中的水杨酸浓度（C）乘以接受室内介质的体积得每个时间间隔透皮渗透量（Q），计算各个时间的累积渗透量并除以扩散池有效表面积得单位面积累积渗透量（M），将结果记录在表 11 – 15 中。

表 11 – 15 不同时间取样的数据

t (h)	0.5	1.0	1.5	2.0	2.5	3.0	3.5
A							
C							
Q							
M							

6. 透皮渗透曲线的绘制

以单位面积累积渗透量为纵坐标、时间为横坐标，绘制水杨酸透皮渗透曲线。曲线尾部的直线部分外推与横坐标相交，求得时滞值。

7. 渗透速度与渗透系数的计算

将渗透曲线尾部直线部分的 $M - t$ 数据进行线性回归，求得直线斜率即为渗透速度。

将渗透速度除以样品室药物浓度得渗透系数 P（$cm \cdot h^{-1}$）。

8. 讨论水杨酸饱和水溶液和30%乙醇溶液的渗透速度和渗透系数的差异。

六、思考题

1. 影响经皮给药系统药物释放速度的因素有哪些？
2. 常用的透皮吸收促进剂有哪些？

参考文献

1. 王艳宏，管庆霞，韩华. 药剂学实验教程. 哈尔滨：东北林业大学出版社，2007
2. 张兆旺. 中药药剂学. 北京：中国中医药出版社，2003
3. 人教司主编. 药事法规汇编. 北京：中国医药科技出版社，2000

（杨　柳）

思考题答案

实验一　煎膏剂的制备

1. 实例分析参考答案：煎膏剂分装时应待煎膏充分冷却后再装入洁净、干燥的大口容器中，然后加盖。若热时分装加盖，瓶口上方水蒸气将冷凝回流入煎膏中，久贮后易产生霉败现象。

2. 答：略。

实验二　糖浆剂的制备

1. 实例分析参考答案：糖浆剂贮存时，如温度过高或在热环境中贮存过久，便会产生蒸汽凝结，使表面糖的浓度变稀，而适于酵母菌及其他微生物的生长繁殖，在其作用下，亦可发酵变酸、产气，当气体膨胀到一定程度后，就会引起包装（玻璃瓶）爆裂，发出酸臭气味，如消咳喘糖浆、川贝枇杷糖浆、急支糖浆、消食退热糖浆、镇咳宁糖浆等。

2. 答：略。

3. 答：略。

实验三　口服液的制备

1. 实例分析参考答案：中药口服液因成分复杂且现行生产技术水平所限，有部分杂质未能除尽，在放置过程中成品可能会出现沉淀。其沉淀与以下几种可能性有关：①某些成分具有热溶冷析的特点，制备过程中，放冷后一般就会析出一些沉淀，虽然通过离心或过滤除去沉淀，但是澄清液里难免存在一些过饱和成分，在之后贮存期间就会析出。②放置过程中药材成分间相互作用，如形成复合物，产生沉淀。③某些胶态成分或混悬微粒，经凝聚后也能产生较多的沉淀。④有时微生物作用引起了霉败，可析出沉淀。⑤某些成分经水解、氧化、聚合等化学作用，逐步变成不溶物析出等，应视具体情况具体解决，如为大分子未除尽应延长热处理冷藏的时间等。

2. 答：口服液、糖浆剂和合剂都是口服液体制剂，它们之间的区别在于：

（1）口服液是由药物、糖浆或蜂蜜和适量防腐剂配成的水溶液。分装单位较小，每瓶（支）10mL 或 20mL，经灭菌消毒后稳定性较好，易于贮存和使用。目前多用于中成药、滋补保健药品。如生脉饮、蛇胆川贝液、人参蜂王浆等。

（2）糖浆剂则是将主药溶解或混悬在高浓度的糖水中。糖浆剂中的糖和芳香剂（香料）能掩盖某些药物的苦、咸等不适气味。

在糖浆剂中含糖量不够高时，应加适当的防腐剂。糖浆剂一般包装量为 100mL 或 168mL，有些不采用灭菌消毒法，故须注意保存条件，打开后不易久存。

（3）合剂是将两种以上药物用水作溶媒配制成的澄明溶液，如棕色合剂。为了防腐有些合剂中加有适量防腐剂。

实验四　酒剂与酊剂的制备

1. 实例分析参考答案：动物类药材含有大量的高分子物质，如氨基酸等成分，与某类物质相混合后会出现絮状沉淀。

解决办法：采用冷处理办法。具体参考处理方法有，将混合液体置于静置透明塑料桶内，桶周围安装不同高度的龙头，将静置桶置于冷库中 4℃ 下冷藏 24～48h，然后通过龙头流出上清液，即可。

2. 答：略。

3. 答：略。

实验五　流浸膏与浸膏剂的制备

1. 实例分析参考答案：分析：甘草浸膏中含有甘草酸、甘草次酸等多种皂苷以及黄酮类、淀粉、鞣质等成分。主要有效成分是甘草酸、甘草次酸等多种皂苷以及黄酮类。淀粉、鞣质等成分大部分在醇沉中除去，甘草酸、甘草次酸、黄酮类具有高极性，溶于热水、碱水和乙醇中，故仍是甘草流浸膏的主要成分。当甘草流浸膏的 pH 值下降时，甘草流浸膏中的甘草酸、甘草次酸、黄酮类就会部分析出，导致产品质量不太稳定。

解决措施：考虑在甘草流浸膏中加入浓氨水调 pH 值为 8.5，静置 1 周，使氨水在甘草流浸膏中与相关物质充分反应。这样既可以减少淀粉、鞣质等成分的溶解度，使其充分析出，减少成品中的杂质量；同时又可以增加甘草酸、甘草次酸、黄酮类的溶解度，提高产品的收率，使甘草流浸膏的 pH 值更稳定，提高甘草酸的稳定性。

2. 答：除少数品种可直接供临床应用外，大多数作为配制其他制剂的原料。流浸膏剂一般多用于配制酊剂、合剂、糖浆剂等；浸膏剂一般多用于配制片剂、散剂、胶囊剂、颗粒剂、丸剂等。

实验六　混悬型液体药剂的制备

1. 实例分析参考答案：微粒沉降速度应符合斯托克斯定律。

$$V = 2r^2 \left(\rho_1 - \rho_2 \right) g / 9\eta$$

式中：V 为微粒沉降速度，$cm \cdot s^{-1}$；r 为微粒半径，cm；ρ_1 和 ρ_2 分别为分散相和分散媒的密度，$g \cdot cm^{-3}$；g 为重力加速度，$cm \cdot s^{-2}$；η 为分散媒的黏度，$g \cdot cm^{-1} \cdot s^{-1}$。

由上式可以看出，微粒沉降速度与 r^2 和 $(\rho_1 - \rho_2)$ 成正比，与 η 成反比。所以将药物适当粉碎以减小微粒半径以及加入助悬剂增加分散媒的黏度等方法，能显著降低微粒沉降速度。因此，推测上述质量问题很可能是体系黏度较差，颗粒半径相对较大造成的。

2. 答：略。

实验七　乳浊液型液体药剂的制备

1. 实例分析参考答案：最主要的原因可能是乳化剂选择不当，应重新筛选乳化剂。

2. 答：干胶法、湿胶法、新生皂法、两相交替加入法、机械法。小量制备乳浊液时，可采用乳钵等制备；大量生产乳浊液时，采用搅拌机、乳匀机和胶体磨等来制备。

3. 答：包括显微镜测定法、库尔特计数器法、激光散射光谱法、透射电镜法。

实验八　真溶液型液体药剂的制备

1. 实例分析参考答案：氯霉素在水中溶解度很小，若贮放在大瓶内，每次取用时暴露在空气中都可能发生其中的甘油吸水现象，于是表面就可能会析出氯霉素，放置越久，析出越多，故应趁热分装在小瓶中，而且容器需充分干燥。

2. 答：助溶剂。

实验九　胶体溶液型液体药剂的制备

1. 实例分析参考答案：错误操作有2：①应将蛋白酶粉撒在水面上；②蛋白酶粉不应加热。

现象分析：后加水导致蛋白酶粉在水中结块是因为蛋白酶粉本身与水有很好的亲和性，与水接触时立即吸收水分膨胀，从而在外层形成凝胶层，阻碍了水分的进一步透入，使溶胀时间大大延长。对于一般胶体来讲，直接加热会导致凝胶层形成加快，反而不利于胶体的有限溶胀，而对蛋白酶粉等不宜受热的药物来讲，加热更不应该。

解决办法：可尝试采用物理手段，尽量使其在水中分散度加大，以促进溶解。

2. 答：煤酚原称煤馏油酚或称甲酚，与酚的性质相似，但杀菌力较酚强，在水中的溶解度小（1:50）。煤酚皂溶液（来苏儿）的制备原理，系采用钾肥皂增溶作用，使煤酚在水中的溶解度增至50%，故该溶液是钾肥皂的缔合胶体溶液。

实验十　散剂的制备

1. 实例分析参考答案：益元散成品颜色主要来自于朱砂，处方中所含甘草其纤维性强，若先与朱砂混合，朱砂的极细粉会吸附在甘草的组织缝隙间，从而掩盖了朱砂的颜色。这可能是导致其中一组颜色欠佳的主要原因。

2. 答：略。

实验十一　胶囊剂的制备

1. 实例分析参考答案：由于软木塞内部组织疏松，空隙较大，大量的甲醛贮存于其中。尽管在药品生产过程中，软木塞经清洗、烘干、消毒等处理，但仍有部分甲醛残存于其中。软木塞所释放的甲醛可能与胶囊壳的主要成分明胶——一种胶原蛋白质作用，使其变性，导致原来溶解性较好的蛋白质疏水基外露，亲水力降低，变为不溶性且不可逆的蛋白质，故使胶囊壳不能破裂崩解。

2. 答：略。

3. 答：（1）胶囊瘪头或锁口不到位：胶囊填充机的压力太大易引起胶囊瘪头，压力太小则会使锁口不到位。对策为调整胶囊填充机的压力，使其符合生产要求。

（2）错位太多：按贮存条件保管好胶囊壳，以防止其变形；检查胶囊填充机的顶针是否垂直，如不垂直，应予调整；检查胶囊盘（半自动机）或冲模（全自动机）是否磨损；如过于残旧，则应更换胶囊盘或冲模。

（3）装量差异不合格：检查胶囊填充机运作是否正常，如出现故障，应及时排除；检查胶囊填充机的落料位置是否处于最佳位置，否则调整之；检查胶囊填充机的转速是否处于生产该品种的最佳状态；检查胶囊填充机的螺杆或冲杆是否磨损，如磨损更换之；生产中应及时定量加料，以保证装量的稳定性；检查粉末（颗粒）的粒度是否符合工艺要求，如不符合，重新按规定整粒、过筛、混匀；检测粉末（颗粒）是否受潮，如受潮重新按工艺要求烘干；检查配料工序是否严格按处方投料、按工艺要求生产；调整处方或工艺，使其符合生产要求。

实验十二　颗粒剂的制备

1.（1）实例分析参考答案：可能有两方面原因：其一，有色差的原辅料混合不均匀；其二，使用一步制粒技术时，喷雾速度过快，抖袋频率不当，物料沸腾状态控制不当。

相应的解决办法：在制粒前先将原辅料充分混匀，需要加入头尾料时，应先将头尾料粉碎后再加入混匀；调整好喷雾速度、抖袋频率和物料在锅内的沸腾状态，使全部物料细粉能均匀接受喷入的药液。此外，如用摇摆式颗粒机制湿粒，应再用沸腾干燥或振动式远红外干燥，则得到的颗粒外观色泽鲜艳、均匀，而且生产效率高。

（2）实例分析参考答案：①分析原因：在提取精制清膏（将药材加入一定量的溶剂提取后，经纯化、浓缩而成的具有一定相对密度的流体）时，没有按工艺标准要求使用一定品种、浓度和用量的沉淀剂，沉淀时间不足或未进行沉淀，致使生产颗粒的清膏中带有大量的淀粉、蛋白质、树胶、黏液质等不溶性无效成分或药材残渣以及自然泥沙。

解决办法：在按标准要求对提取后的初浓缩液加入沉淀剂（如乙醇）时，应保证浓度和加入量正确，慢慢加入，边加边搅匀，使药液与沉淀剂充分混匀接触；加醇时，药液温度不可过高，加至所需含醇量后，应将容器口盖严，避免乙醇挥发，待含醇药液温度降至室温后再移至冷库中，于 5℃～10℃静置。纯化水和不同浓度乙醇是常用的沉淀剂，料液中乙醇含量达到 50%～60% 时，可去除淀粉等杂质；当含醇量达 75% 以上时，除鞣质、水溶性色素等少数无效成分外，其余大部分杂质均可沉淀、去除。注意静置时间应合理，一般以 12～24h 为宜。若静置时间不足，沉淀不完全，效果差；时间越长，理论上沉淀效果越好，但在实际大生产中会影响设备设施的周转使用效率，而且在自然环境中长时间静置也会使药液滋生微生物，引起发酵变质。

②若精制后分离方法不妥，可使清膏中混有大量杂质微粒。大生产中常用的分离方法有沉降法、滤过法和离心法，这些方法可交替使用，以滤过法用得最多。滤过时应控制好药液的浓度和黏度，滤网孔径一般不宜大于125μm（七号筛，120目），并保持滤网完好无损。

③不溶性辅料（如糊精等）在处方中的配比量过大。这是因工艺研究过程中的处方设计缺陷造成的，需要按照严格的标准规定和审批程序对工艺处方标准进行修订完善。

2. 答：混悬性颗粒剂是将处方中部分药材提取制成稠膏，另一部分药材粉碎成极细粉加入稠膏中制成的颗粒剂，用水冲后不能全部溶解而成混悬性液体。

适用于处方中含有挥发性、热敏性或淀粉量较多的药材，既可避免挥发性成分挥发损失，使之更好地发挥治疗作用，又可节省其他辅料，降低成本。

一般将含挥发性、热敏性或淀粉量较多的药材粉碎成细粉，过六号筛（100目）。一般性药材以水为溶剂，煎煮提取，煎液蒸发浓缩至稠膏，将稠膏与药材细粉及适量糖粉混匀，制成软材，再通过一号筛（12~14目），制成湿颗粒，60℃以下干燥，整粒。

3. 答：略。

4. 答：处方中若含有芳香挥发性成分或香精时，整粒后一般将芳香挥发性成分或香精溶于适量95%乙醇中，用雾化器喷洒在干颗粒上密封放置适宜时间，再行分装。

实验十三　片剂的制备

1. 答：略。

2. 实例分析参考答案：黏冲是指表面被冲头黏去薄薄一层或一小部分，造成片面粗糙不光洁或片剂边缘粗糙或有缺痕的黏模现象。

原因及解决办法：颗粒干燥程度不够或物料易于吸潮，湿颗粒应重新干燥，易吸潮的物料应干燥后尽快压片或进行密封防潮保存；润滑剂选用不当或用量不足时，应选用合适的润滑剂并确定其用量；冲头、冲模表面锈蚀或刻字粗糙不光洁，应使用光洁冲头、冲模。

实验十四　片剂的质量检查

1. 实例分析参考答案：（1）黏合剂用量过多、颗粒过于坚硬、含糖类品种中糖粉熔化或有色片剂的颗粒因着色不匀、干湿不匀、松紧不匀或润滑剂未充分混匀这些因素均可造成印斑。可改进制粒工艺使颗粒较松，有色片剂可采用适当方法，使着色均匀后制粒，制得的颗粒粗细均匀、松紧适宜，润滑剂应按要求先过细筛，然后与颗粒充分混匀。

（2）复方片剂中原辅料深浅不一，若原辅料未经磨细或充分混匀易产生花斑，制粒前应先将原料磨细，颗粒应混匀才能压片，若压片时发现花斑应返工处理。

（3）压片时油污由上冲落入颗粒中产生油斑，需清除油污，并在上冲套上橡皮圈防止油污落入。

（4）压过有色品种清理不彻底。

以上是片剂生产中常见的部分问题和解决办法，为提高片剂生产技术水平，保证药品质量，维护人们用药安全，应不断探索更新、更合理的和更科学的生产方法。

2. 答：用于制片的药粉与辅料应混合均匀。含药量小的或含有毒性药的片剂，可根据药物的性质用适宜的方法使药物分散均匀；凡属挥发性或遇热易分解的药物，在制片过程中应避免受热损失；制片的颗粒应控制水分，以适应制片工艺的需要，并防止成品在贮藏期间发霉、变质；片剂根据需要，可加入矫味剂、芳香剂和着色剂等附加剂；为增加稳定性、掩盖药物不良臭味或改善片剂外观等，可对制成的药片包糖衣或薄膜衣。对一些遇胃液易破坏、刺激胃黏膜或需要在肠道内释放的口服药片，可包肠溶衣。必要时，薄膜包衣片剂应检查残留溶剂；片剂外观应完整光洁，色泽均匀；应有适宜的硬度，以免在包装、贮运过程中发生磨损或破碎；除另有规定外，片剂应密封贮存。

3. 答：略。

4. 答：略。

实验十五　蜜丸与水蜜丸的制备

1. 实例分析答案：首先，制备出的蜜丸表面粗糙，可能有以下原因：①药料中含纤维多；②药料中含矿物或贝壳类药过多；③药粉过粗；④加蜜量少而且混合不均；⑤润滑剂用量不足。解决办法是：将药料粉碎的更细些，加大用蜜量，用较老的炼蜜，给足润滑剂等；亦可将含纤维多的、矿物药等药味加以提取，浓缩成稠膏兑入炼蜜中。

其次，蜜丸在存放过程中变得坚硬，可能原因如下：①用蜜量不足；②蜜温较低；③蜜炼制的过老；④个别含胶类药比例量较多，合坨时蜜温过高而使其烊化又冷固。针对以上原因，将蜜量用足并使蜜温适宜，炼蜜程度掌握适当即可解决之。

再次，蜜丸在贮存一定时间后，在其表面呈现皱褶，常被称为皱皮或脱皮。常见原因有：①炼蜜较嫩而含水分过多，当水分蒸发后蜜丸萎缩；②包装不严，蜜丸在湿热季节吸潮，而在干燥季节水分蒸发，使蜜反复产生胀缩现象而造成；③润滑剂使用不当。其解决办法是将蜜炼制一定程度，控制含水量适当；加强包装使之严密，最好用蜡壳包装；所用润滑剂适宜并均匀。

最后，蜜丸在贮藏一定时间后，在蜜丸中有糖等结晶析出，此现象称为返砂。其原因有：①蜜质量欠佳，油性小，含果糖少；②合坨不均匀；③蜂蜜炼制不到程度。针对此现象其解决办法一是改善蜂蜜质量，选用油性较大的好蜜；二是对蜂蜜加强炼制，控制炼蜜程度。当将蜜丸掰开时，在其中心有一个小空隙，常见饴糖状物析出，其原因主要是制丸时揉搓不够。对此克服的办法是加强合坨和搓丸。

此外，蜜丸在存放过程中还可能发生发霉、生虫、生螨等问题。这往往是因为：①药料加工炮制不净，残留微生物或虫卵等；②药料在粉碎、过筛、合坨、制丸及包装等操作中污染；③包装不严密，在贮存中污染。其解决办法是应严格遵照卫生标准要求，防止微生物和虫卵等带入或再污染。

以上生产和应用时发生的问题，多数是几种质量问题同时发生，其解决办法应是做综合分析后，再有针对性的采取措施。

2. 答：略。

3. 答：蜜丸、水蜜丸、浓缩丸、滴丸、水丸、微丸、片剂等。但是将六味地黄丸从蜜丸改成滴丸或微丸难度很高，因为滴丸要加 4～5 倍的辅料，微丸要加 3～4 倍的辅料，会加大服用量。但是六味地黄丸等传统药物，现在市场份额超亿元，是深受广大患者欢迎的剂型。

实验十六　水丸的制备

1. 实例分析参考答案：泛制丸的设备和干燥效率与设备类型及操作方法密切相关。由于设备缺陷加上操作不当经常会出现如下质量问题：①色泽不均，俗称色花。有的一半深一半浅，也称"阴阳面"。"阴阳面"的产生主要是干燥问题。解决方法主要是干燥时须及时翻动，而且比一般丸药翻动次数要多。在条件许可的情况下，最好先晾至半干（特别是颜色丸）后再进干燥箱低温干燥。②小范围色花，色泽深浅不一。一是因盖面时赋形剂和药粉末加匀造成，二是由于在干燥时烘箱本身温差太大，加上干燥时翻动不及时所造成。解决方法是用水或其他赋形剂重新盖面、低温干燥。有的品种重新盖面后，应先晾 4h 左右，再低温干燥。但干燥时仍需勤翻。③含水量不合格。操作时勤检测即可控制。④溶散、崩解时限不合格。虽影响丸剂溶散、崩解时限的因素有多方面，包括处方组成、粉末细度、赋形剂选择、操作方法、盖面方法和干燥方法等。但是，干燥是重要一环。由于干燥设备温差太大、温度的选择和操作不当都会造成溶散时限不合格，但只要勤翻，一般都能解决。如果是全部产品不合格则应观察其超过多少时间，若超过规定时限 5min 左右，通常降低干燥温度即能合格；如已经采用低温干燥，则可改为先晾后烘。超限时间较长时应考虑真空干燥或从全过程中去考虑修改工艺。

2. 答：略。

实验十七　滴丸的制备

1. 实例分析参考答案：滴丸表面有白色覆盖物可能是药物与基质发生某种氧化反应，使部分药物或基质从制剂中析出；还和在去油时所选用的除去方法有关。滴丸变软可能与滴丸的含水量有关，可把水分降低；干膏粉一般情况下硬度要比清膏好些，但药液的流动性会差一些；贮存过程中的温度及湿度也会导致这种现象，一般建议控制湿度在 40%～60%、温度在 20℃ 左右；还可能与主药的成分有关。另外，所用的基质最好选择高分子的基质，尤其是中药清膏，用 PEG 6000 会比 PEG 4000 要好，一般情况下 PEG 4000 遇水会使滴丸变软，建议 PEG 4000 与 PEG 6000 混合使用。滴丸的老化是个很常见的问题，也是至今尚未有效解决的问题。现在只能采用一般的手段来延长其老化时间，而不能彻底解决。老化的原因一般是因为 PEG 长时间放置后被氧化而造成分子链的断裂以及结构的变化。还可能是由于仅使用单一 PEG 作为主要基质，而单一 PEG 长时间放置后，由于其分子间排列逐渐由当时的无序排列转向有序排列，排斥药物，使当时无定形的药物逐渐形成有序排列，而造成了药物晶型的转变，而上述两个原因最终都会导致溶出度降低。

2. 答：滴丸中固体药物在基质中可形成固体溶液或固体分散体和微细晶粒状态，同时可能由稳定型转向亚稳定型而增加溶解度，从而获得较高的生物利用度。

实验十八　微丸的制备

1. 实例分析参考答案：因为挤出滚圆法有一个挤出加热过程，当药物黏度过大时，药料会堵塞筛孔，使温度升得更高，甚至可以烧焦，正因为如此，经过挤出法制备的微丸，冷却后硬度都比较大，甚至粉碎都困难，但是这和溶出或崩解并没有必然联系，崩解出了问题可能与药物和基质的性质有关，如 MCC 有抑制崩解的作用，可以考虑减少 MCC 用量，加点乳糖或甘露醇、表面活性剂、超级崩解剂（如低取代羟丙纤维素、交联羧甲基纤维素钠、羧甲基淀粉钠等）。微晶纤维素的片剂崩解效果很好，但是挤出滚圆制备微丸的过程与压片工艺明显不同：压片过程制备软材的状态是"握之成团，轻压即散"，加入崩解剂时润湿的程度很小，也就是说尚未发挥崩解效应；但是挤出时制备的软材过湿的，崩解剂则可趁机膨胀，待微丸干燥后，崩解剂的作用就大大减弱了。

实验十九　膜剂的制备

实例分析参考答案：同一种辅料的型号不同黏性也可能不一样，可以考虑不同型号的 PVA 的黏性，如 PVA17－88。此外，要注意工艺的细节，如水浴加热的效果。还有就是搅拌的程度，比如出现网格状纹理，很大可能是没有搅匀或者研磨时间短。干燥时间和温度都会制剂有影响，可考虑降低温度，一般可以采用低温干燥（50℃以下），或者自然放置干燥。此外，还可以采取加入表面活性剂，如吐温－80。

实验二十　软膏剂的制备

1. 实例分析参考答案：因为问题出现不止一批，与生产相关的环节也做过验证证明可以适应生产要求，那么就可能是细节出了问题。在生产结束后会长菌，一段时间后菌数增加，说明处方中防腐剂的作用并没有发挥出来，可找一找防腐剂方面的问题，是防腐剂用量不足还是选择错误。如果是连续几批产品菌检不合格，最可能的原因是生产环境的洁净度不够、生产设备可能染菌或生产所用的原辅料有问题。设备方面的原因可能性最大，如是灌注系统及输送系统未清洗消毒到位，应彻底拆卸，全面清洗干净，分别用75%乙醇和新洁尔灭浸泡，条件允许可用沸水消毒30min，再用纯化水冲洗干净；如是乳化罐可能未清洗消毒到位，应彻底拆卸，全面清洗干净，可用沸水消毒30min，再用纯化水冲洗干净。

2. 答：（1）混悬型软膏：以细粉100～120目加入，如贵细药及挥发性药物。

（2）溶液型软膏：油溶性成分可溶于油脂性基质中，水溶性成分制成水溶液与水溶性基质混合，少量的水溶性药物可用羊毛脂吸收后与油脂性基质混匀。

（3）乳浊液型软膏：用油相溶解油溶性成分，用水相溶解水溶性成分，贵细药与挥发性药物以细粉加入混悬于乳膏中，挥发油可将制好的乳浊液放冷至40℃以下时加入混匀。

3. 答：略。

4. 答：略。

实验二十一　外用硬膏剂的制备

1. （1）实例分析参考答案：问题出现在干燥程度的控制上，基质是一个整体，更主要的是它是水溶性材料，水分极容易迁移，干燥过渡就会导致整个巴布剂都变得干燥，而干燥不够，则会出现水珠，所以要控制水分而不是消除水分。

（2）实例分析参考答案：碳化的颗粒可能来源于两方面，一方面是搅拌用的桑木棒，它容易在熬炼的高温中碳化熔于膏药中，降温后含有碳状颗粒，影响膏药的黏度，更会使滴水成珠不可靠。另一方面，加药粉的时机掌握不好也会造成影响，如加入的乳香、没药没有完全与基质融合，或者加入时机过早，也容易碳化，这是一个探索的过程。至于桑木棍碳化的问题可采用粗的槐木或柳木代替。此外，膏药"其明在多搅，其黑在久熬"，勤加搅拌十分重要。

（3）实例分析参考答案：有小疙瘩可能是温度太低使橡胶固化，也可能辅料没有经过过筛，搅拌不均匀，使部分辅料没有完全分散而形成小颗粒。建议用80目筛过滤，注意不要用涤棉布，因为布上会有小毛球。

2. 答：略。

3. 答：略。

实验二十二　栓剂的制备

1. 实例分析参考答案：不溶的药物极易导致分层，一般可以用均质机先均质或用微乳剪切机进行剪切后再灌装，这样做出来的栓剂非常均匀，含量均匀度也不会有什么问题。主药溶于水就加吐温，不溶于水加吐温反而不好。栓剂可以只有主药和基质。用混合脂肪酸甘油酯时，药液温度最好不要超过40℃，一般加主药时以36℃为宜，灌封的时候以32℃为宜。药物是不溶于水的，加入吐温会加剧分层，所以可试试司盘类，或加助悬剂如微粉化的MCC105型，亦可加入增稠剂如氢化蓖麻油、单硬脂酸甘油酯、硬脂酸铝。

2. 答：①注意用水浴加热熔化基质，熔化三分之二时停止加热，用余热熔化其余的三分之一。②注意浇模应一次性浇注，冷后切平模表面多余部分。③根据药物的理化性质采用相应的基质，用恰当的方法加入药物。④剂量应为口服剂量的1.5～2倍，但毒剧药不得超过口服剂量。

实验二十三　胶剂的制备

1. 实例分析参考答案：由于直接粉碎颗粒的大小相差悬殊，可以加水2mL，加热溶解后置水浴上蒸干，使厚度不超过2～3mm，再粉碎后就会成为直径不超过2～3mm的相似颗粒。加水时不用太精确，其目的只是使其烊化，使样品成为相近状态，使用5mL量筒就可以了。

2. 答：略。

实验二十四　　中药注射剂的制备

1. 实例分析参考答案：为了判断原因，应首先做个细菌培养，看看浑浊前后菌数量有无变化，基本就能判断是不是染菌浑浊了，如果不是染菌，那原因十分复杂。一般解决方法是用 0.22μm 的微孔滤膜滤过，或者试试调节 pH 值。总之，原因可能有多种，应做具体分析。

2. 答：略。

3. 答：略。

4. 答：略。

5. 答：略。

6. 答：活性炭的作用是吸附热原、脱色、助滤。活性炭在注射剂中用量为 0.1% ~ 1%，用前需要致活。可以采用热吸附法，即加活性炭后加热煮沸 10 ~ 15min，趁热过滤；亦可采用冷吸附法，加入活性炭后混悬搅拌 30min，过滤。

实验二十五　　文献检索练习

答案略。

实验二十六　　药物溶解度与分配系数的测定

答案略。

实验二十七　　粉体性质的考察

答案略。

实验二十八　　物料吸湿性及吸湿速度的测定

答案略。

实验二十九　　药物制剂处方的优化设计——制剂提取工艺优化

答案略。

实验三十　　维生素 C 注射液稳定性加速试验

答案略。

实验三十一　　复乳的制备

答案略。

实验三十二　　微球的制备

答案略。

实验三十三　固体分散体的制备

1. 答：略。

2. 答：略。

3. 答：水飞蓟素系菊科植物水飞蓟 ［*Silybum marianim* （L.） Gaertn.］ 种子中的总黄酮提取物，其主要有效成分是水飞蓟宾 （Silychristin）、水飞蓟宁 （Silydianin）、水飞蓟醇 （Silybonol）、水飞蓟亭 （Silychristin） 等。药理实验结果表明，其具有改善肝脏功能、稳定肝细胞膜、抑制磷脂化及促进蛋白质合成等作用，在临床上用于急慢性肝炎、迁移性肝炎和中毒性肝损伤的治疗；同时，也有文献报道水飞蓟素可用于降血脂、预防动脉硬化、抗辐射及抗结核。目前，临床应用的水飞蓟素制剂主要有益肝灵片 （国产）、利肝隆片 （进口）。因水飞蓟素体内吸收差，严重影响了其临床治疗作用的发挥，采用固体分散技术制备有利于改善水飞蓟素的体外性质，增加难溶性药物的溶解度与溶出速率，提高生物利用度，促进其体内吸收。

实验三十四　微囊的制备

答案略。

实验三十五　缓释、控释和迟释制剂的制备

答案略。

实验三十六　脂质体的制备

答案略。

实验三十七　包合物的制备

答案略。

实验三十八　经皮给药制剂

1. 答：（略）

2. 答：（1）有机溶剂类：①醇类。乙醇、丙二醇、卡必醇等。②酯类。醋酸乙酯、肉豆蔻酸异丙酯等。③二甲基亚砜及其同系物。

（2）脂肪酸和脂肪醇：包括油酸、氯仿及油类等。

（3）氮酮。

（4）表面活性剂。

（5）角质保湿剂。

（6）中药挥发油类等。

（李振宇）

附　录

附录一　常用正交表

一、二水平正交表

$L_4(2^3)$ 表

试验号	列号		
	1	2	3
1	1	1	1
2	1	2	2
3	2	1	2
4	2	2	1

注：任意两列间的交互作用出现于另一列。

$L_8(2^7)$ 表

试验号	列号						
	1	2	3	4	5	6	7
1	1	1	1	1	1	1	1
2	1	1	1	2	2	2	2
3	1	2	2	1	1	2	2
4	1	2	2	2	2	1	1
5	2	1	2	1	2	1	2
6	2	1	2	2	1	2	1
7	2	2	1	1	2	2	1
8	2	2	1	2	1	1	2

$L_8(2^7)$ 表（二列间的交互作用表）

列号	列号					
	1	2	3	4	5	6	7
(1)	3	2	5	4	7	6
	(2)	1	6	7	4	5
		(3)	7	6	5	4
			(4)	1	2	3
				(5)	3	2
					(6)	1

$L_{12}(2^{11})$ 表

试验号	列号										
	1	2	3	4	5	6	7	8	9	10	11
1	1	1	1	1	1	1	1	1	1	1	1
2	1	1	1	1	1	2	2	2	2	2	2
3	1	1	2	2	2	1	1	1	2	2	2
4	1	2	1	2	2	1	2	2	1	1	2
5	1	2	2	1	2	2	1	2	1	2	1
6	1	2	2	2	1	2	2	1	2	1	1
7	2	1	2	2	1	1	2	2	1	2	1
8	2	1	2	1	2	2	2	1	1	1	2
9	2	1	1	2	2	2	1	2	2	1	1
10	2	2	2	1	1	1	1	2	2	1	2
11	2	2	1	2	1	2	1	1	1	2	2
12	2	2	1	1	2	1	2	1	2	2	1

$L_{16}(2^{15})$ 表

试验号	列号														
	1	2	3	4	5	6	7	8	9	10	11	12	13	14	15
1	1	1	1	1	1	1	1	1	1	1	1	1	1	1	1
2	1	1	1	1	1	1	1	2	2	2	2	2	2	2	2
3	1	1	1	2	2	2	2	1	1	1	1	2	2	2	2
4	1	1	1	2	2	2	2	2	2	2	2	1	1	1	1
5	1	2	2	1	1	2	2	1	1	2	2	1	1	2	2
6	1	2	2	1	1	2	2	2	2	1	1	2	2	1	1
7	1	2	2	2	2	1	1	1	1	2	2	2	2	1	1
8	1	2	2	2	2	1	1	2	2	1	1	1	1	2	2
9	2	1	2	1	2	1	2	1	2	1	2	1	2	1	2
10	2	1	2	1	2	1	2	2	1	2	1	2	1	2	1
11	2	1	2	2	1	2	1	1	2	1	2	2	1	2	1
12	2	1	2	2	1	2	1	2	1	2	1	1	2	1	2
13	2	2	1	1	2	2	1	1	2	2	1	1	2	2	1
14	2	2	1	1	2	2	1	2	1	1	2	2	1	1	2
15	2	2	1	2	1	1	2	1	2	2	1	2	1	1	2
16	2	2	1	2	1	1	2	2	1	1	2	1	2	2	1

二、三水平表正交表

$L_9(3^4)$ 表

试验号	列号			
	1	2	3	4
1	1	1	1	1
2	1	2	2	2
3	1	3	3	3
4	2	1	2	3
5	2	2	3	1
6	2	3	1	2
7	3	1	3	2
8	3	2	1	3
9	3	3	2	1

注：任意两列间的交互作用出现于另外二列。

$L_{18}(3^7)$ 表

试验号	列号						
	1	2	3	4	5	6	7
1	1	1	1	1	1	1	1
2	1	2	2	2	2	2	2
3	1	3	3	3	3	3	2
4	2	1	1	2	2	3	3
5	2	2	2	3	3	1	1
6	2	3	3	1	1	2	2
7	3	1	2	1	3	2	3
8	3	2	3	2	1	3	1
9	3	3	1	3	2	1	2
10	1	1	3	3	2	2	1
11	1	2	1	1	3	3	2
12	1	3	2	2	1	1	3
13	2	1	2	3	3	3	2
14	2	2	3	1	1	1	3
15	2	3	1	2	2	2	1
16	3	1	3	2	1	1	2
17	3	2	1	3	2	2	3
18	3	3	2	1	3	3	1

三、四水平正交表

$L_{16}(4^5)$ 表

试验号	列号				
	1	2	3	4	5
1	1	1	1	1	1
2	1	2	2	2	2
3	1	3	3	3	3
4	1	4	4	4	4
5	2	1	2	3	4
6	2	2	1	4	3
7	2	3	4	1	2
8	2	4	3	2	1
9	3	1	3	4	2
10	3	2	4	3	1
11	3	3	1	2	4
12	3	4	2	1	3
13	4	1	4	2	3
14	4	2	3	1	4
15	4	3	2	4	1
16	4	4	1	3	2

注：任意两列间的交互作用出现于其他三列。

四、五水平正交表

$L_{25}(5^6)$ 表

试验号	列号					
	1	2	3	4	5	6
1	1	1	1	1	1	1
2	1	2	2	2	2	2
3	1	3	3	3	3	3
4	1	4	4	4	4	4
5	1	5	5	5	5	5
6	2	1	2	3	4	5
7	2	2	3	4	5	1
8	2	3	4	5	1	2
9	2	4	5	1	2	3

续表

试验号	列号					
	1	2	3	4	5	6
10	2	5	1	2	3	4
11	3	1	3	5	2	4
12	3	2	4	1	3	5
13	3	3	5	2	4	1
14	3	4	1	3	5	2
15	3	5	2	4	1	3
16	4	1	4	2	5	3
17	4	2	5	3	1	4
18	4	3	1	4	2	5
19	4	4	2	5	3	1
20	4	5	3	1	4	2
21	5	1	5	4	3	2
22	5	2	1	5	4	3
23	5	3	2	1	5	4
24	5	4	3	2	1	5
25	5	5	4	3	2	1

注：任意两列间的交互作用出现于其他四列。

五、混合用表

$L_8(4 \times 2^4)$ 表

试验号	列号				
	1	2	3	4	5
1	1	1	1	1	1
2	1	2	2	2	2
3	2	1	1	2	2
4	2	2	2	1	1
5	3	1	2	1	2
6	3	2	1	2	1
7	4	1	2	2	1
8	4	2	1	1	2

$L_{12}(3 \times 2^4)$ 表

试验号	列号				
	1	2	3	4	5
1	1	1	1	1	1
2	1	1	1	2	2
3	1	2	2	1	2
4	1	2	2	2	1
5	2	1	2	1	1
6	2	1	2	2	2
7	2	2	1	2	2
8	2	2	1	2	2
9	3	1	2	1	2
10	3	1	1	2	1
11	3	2	1	1	2
12	3	2	2	2	1

$L_{16}(4^4 \times 2^3)$ 表

试验号	列号						
	1	2	3	4	5	6	7
1	1	1	1	1	1	1	1
2	1	2	2	2	1	2	2
3	1	3	3	3	2	1	2
4	1	4	4	4	2	2	1
5	2	1	2	3	2	2	1
6	2	2	1	4	2	1	2
7	2	3	4	1	1	2	2
8	2	4	3	2	1	1	1
9	3	1	3	4	1	2	2
10	3	2	4	3	1	1	1
11	3	3	1	2	2	2	1
12	3	4	2	1	2	1	2
13	4	1	4	2	2	1	2
14	4	2	3	1	2	2	1
15	4	3	2	4	1	1	1
16	4	4	1	3	1	2	2

（王　锐）

附录二 2015 年版《中国药典》规定的
常规实验方法与检测标准

一、粒度和粒度分布测定法（通则0982）

本法用于测定原料药和药物制剂的粒子大小或粒度分布。其中第一法、第二法用于测定药物制剂的粒子大小或限度，第三法用于测定原料药或药物制剂的粒度分布。

第一法（显微镜法）

本法中的粒度，系以显微镜下观察到的长度表示。

目镜测微尺的标定　照显微鉴别法（通则2001）标定目镜测微尺。

测定法　取供试品，用力摇匀，黏度较大者可按该药品项下的规定加适量甘油溶液（1→2）稀释，照该剂型或各品种项下的规定，量取供试品，置载玻片上，覆以盖玻片，轻压使颗粒分布均匀，注意防止气泡混入，半固体可直接涂在载玻片上，立即在50～100 倍显微镜下检视盖玻片全部视野，应无凝聚现象，并不得检出该剂型或各品种项下规定的 50μm 及以上的粒子。再在 200～500 倍的显微镜下检视该剂型或各品种项下规定的视野内的总粒数及规定大小的粒数，并计算其所占比例（%）。

第二法（筛分法）

筛分法一般分为手动筛分法、机械筛分法与空气喷射筛分法，手动筛分法和机械筛分法适用于测定大部分粒径大于75μm 的样品。对于粒径小于75μm 的样品，则应采用空气喷射筛分法或其他适宜的方法。

机械筛分法系采用机械方法或电磁方法，产生垂直振动、水平圆周运动、拍打、拍打与水平圆周运动相结合等振动方式。空气喷射筛分法则采用流动的空气流带动颗粒运动。

筛分试验时需注意环境湿度，防止样品吸水或失水。对易产生静电的样品，可加入0.5% 胶质二氧化硅和（或）氧化铝等抗静电剂，以减小静电作用产生的影响。

1. 单筛分法　称取各药品项下规定的供试品，置规定号的药筛中（筛下配有密合的接收容器），筛上加盖。按水平方向旋转振摇至少3 分钟，并不时在垂直方向轻叩筛。取筛下的颗粒及粉末，称定重量，计算其所占比例（%）。

2. 双筛分法　取单剂量包装的 5 包（瓶）或多剂量包装的 1 袋（瓶），称定重量，置该剂型或该药品规定的上层（孔径大的）药筛中（下层的筛下配有密合的接收容器），保持水平状态过筛，左右往返，边筛动边拍打 3 分钟。取不能通过大孔径筛和能通过小孔径筛的颗粒及粉末，称定重量，计算其所占比例（%）。

3. 空气喷射筛分法　每次筛分时仅使用一个药筛。如需测定颗粒大小分布，应从孔径最小的药筛开始顺序进行。除另有规定外，取直径为 200mm 规定号的药筛，称定重量，根据供试品的容积密度，称取供试品 25 ~ 100g，置药筛中，筛上加盖。设定压力，喷射 5 分钟。取药筛，称定重量，根据筛分前后的重量差异计算药筛上颗粒及粉末所占比例（%）。重复上述操作直至连续两次筛分后，药筛上遗留颗粒及粉末重量的差异不超过前次遗留颗粒及粉末重量的 5% 或两次重量的差值不大于 0.1g；若药筛上遗留的颗粒及粉末重量小于供试品取样量的 5%，则连续两次的重量差异应不超过 20%。

第三法（光散射法）

单色光束照射到颗粒供试品后即发生散射现象。由于散射光的能量分布与颗粒的大小有关，通过测量散射光的能量分布（散射角），依据米氏散射理论和弗朗霍夫近似理论，即可计算出颗粒的粒度分布。本法的测量范围可达 0.02 ~ 3500μm。所用仪器为激光散射粒度分布仪。

1. 对仪器的一般要求

散射仪　光源发出的激光强度应稳定，并且能够自动扣除电子背景和光学背景等的干扰。

采用粒径分布特征值 [d（0.1）、d（0.5）、d（0.9）] 已知的"标准粒子"对仪器进行评价。通常用相对标准偏差（RSD）表征"标准粒子"的粒径分布范围，当 RSD 小于 50%（最大粒径与最小粒径的比率约为 10:1）时，平行测定 5 次，"标准粒子"的 d（0.5）均值与其特征值的偏差应小于 3%，平行测定的 RSD 不得过 3%；"标准粒子"的 d（0.1）与 d（0.9）均值与其特征值的偏差均应小于 5%，平行测定的 RSD 均不得过 5%；对粒径小于 10μm 的"标准粒子"，测定 d（0.5）均值与其特征值的偏差应小于 6%，平行测定的 RSD 不得过 6%；d（0.1）与 d（0.9）的均值与其特征值的偏差均应小于 10%，平行测定的 RSD 均不得过 10%。

2. 测定法

根据供试品的性状和溶解性能，选择湿法测定或干法测定；湿法测定用于测定混悬供试品或不溶于分散介质的供试品，干法测定用于测定水溶性或无合适分散介质的固态供试品。

湿法测定　湿法测定的检测下限通常为 20nm。

根据供试品的特征，选择适宜的分散方法使供试品分散成稳定的混悬液；通常可采用物理分散的方法如超声、搅拌等，通过调节超声功率和搅拌速度，必要时可加入适量的化学分散剂或表面活性剂，使分散体系成稳定状态，以保证供试品能够均匀稳定地通过检测窗口，得到准确的测定结果。

只有当分散体系的双电层电位（ζ 电位）处于一定范围内，体系才处于稳定状态，因此，在制备供试品的分散体系时，应注意测量体系 ζ 电位，以保证分散体系的重现性。

湿法测量所需要的供试品量通常应达到检测器遮光度范围的 8% ~ 20%；最先进的激光粒度仪对遮光度的下限要求可低于 0.2%。

干法测定　干法测定的检测下限通常为 200nm。

通常采用密闭测量法，以减少供试品吸潮。选用的干法进样器及样品池需要克服偏流效应，根据供试品分散的难易，调节分散器的气流压力，使不同大小的粒子以同样的速度均匀稳定地通过检测窗口，以得到准确的测定结果。

对于化学原料药，应采用喷射式分散器，在样品盘中先加入适量的金属小球，再加入供试品，调节振动进样速度，分散气压（通常为 0 ~ 0.4MPa）和样品出口的狭缝宽度，以控制供试品的分散程度和通过检测器的供试品的量。

干法测量所需要的供试品量通常应达到检测器遮光度范围的 0.5% ~ 5%。

【附注】

（1）仪器光学参数的设置与供试品的粒度分布有关。粒径大于 $10\mu m$ 的微粒，对系统折光率和吸收度的影响较小；粒径小于 $10\mu m$ 的微粒，对系统折光率和吸收度的影响较大。在对不同原料和制剂的粒度进行分析时，目前还没有成熟的理论用于指导对仪器光学参数的设置，应由实验比较决定，并采用标准粒子对仪器进行校准。

（2）对有色物质、乳化液和粒径小于 $10\mu m$ 的物质进行粒度分布测定，为了减少测量误差，应使用米氏理论计算结果，避免使用以弗朗霍夫近似理论为基础的计算公式。

（3）对粒径分布范围较宽的供试品进行测定时，不宜采用分段测量的方法，而应使用涵盖整个测量范围的单一量程检测器，以减少测量误差。

二、崩解时限检查法（通则0921）

本法系用于检查口服固体制剂在规定条件下的崩解情况。

崩解系指口服固体制剂在规定条件下全部崩解溶散或成碎粒，除不溶性包衣材料或破碎的胶囊壳外，应全部通过筛网。如有少量不能通过筛网，但已软化或轻质上漂且无硬心者，可作符合规定论。

除另有规定外，凡规定检查溶出度、释放度或融变时限的制剂，不再进行崩解时限检查。

（一）片剂

仪器装置　采用升降式崩解仪，主要结构为一能升降的金属支架与下端镶有筛网的吊篮，并附有挡板。

升降的金属支架上下移动距离为 $55mm \pm 2mm$，往返频率为每分钟 $30 \sim 32$ 次。

（1）吊篮　玻璃管 6 根，管长 $77.5mm \pm 2.5mm$；内径 $21.5mm$，壁厚 $2mm$；透明塑料板 2 块，直径 $90mm$，厚 $6mm$，板面有 6 个孔，孔径 $26mm$；不锈钢板 1 块（放在上面一块塑料板上），直径 $90mm$，厚 $1mm$，板面有 6 个孔，孔径 $22mm$；不锈钢丝筛网 1 张（放在下面一块塑料板下），直径 $90mm$，筛孔内径 $2.0mm$；以及不锈钢轴 1 根（固定在上面一块塑料板与不锈钢板上），长 $80mm$。将上述玻璃管 6 根垂直于 2 块塑料板的孔中，并用 3 只螺丝将不锈钢板、塑料板和不锈钢丝筛网固定，即得（如附图1）。

（2）挡板 为一平整光滑的透明塑料块，相对密度 1.18～1.20，直径 20.7mm±0.15mm，厚 9.5mm±0.15mm；挡板共有 5 个孔，孔径 2mm，中央 1 个孔，其余 4 个孔距中心 6mm，各孔间距相等；挡板侧边有 4 个等距离的 V 形槽，V 形槽上端宽 9.5mm，深 2.55mm，底部开口处的宽与深度均为 1.6mm（如附图 2）。

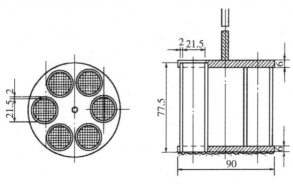

附图 1　吊篮结构（单位：mm）

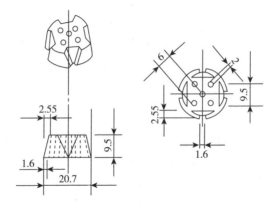

附图 2　挡板结构（单位：mm）

检查法 将吊篮通过上端的不锈钢轴悬挂于金属支架上，浸入 1000mL 烧杯中，并调节吊篮位置使其下降时筛网距烧杯底部 25mm，烧杯内盛有温度为 37℃±1℃ 的水，调节水位高度使吊篮上升时筛网在水面下 15mm 处，吊篮顶部不可浸没于溶液中。

除另有规定外，取供试品 6 片，分别置上述吊篮的玻璃管中，启动崩解仪进行检查，各片均应在 15 分钟内全部崩解。如有 1 片崩解不完全，应另取 6 片复试，均应符合规定。

中药浸膏片、半浸膏片和全粉片，按上述装置，每管加挡板 1 块，启动崩解仪进行检查，全粉片各片均应在 30 分钟内全部崩解；浸膏（半浸膏）片各片均应在 1 小时内全部崩解。如果供试品黏附挡板，应另取 6 片，不加挡板按上述方法检查，应符合规定。如有 1 片不能完全崩解，应另取 6 片复试，均应符合规定。

薄膜衣片，按上述装置与方法检查，并可改在盐酸溶液（9→1000）中进行检查，化药薄膜衣片应在 30 分钟内全部崩解。中药薄膜衣片，则每管加挡板 1 块，各片均应在 1 小时内全部崩解，如果供试品黏附挡板，应另取 6 片，不加挡板按上述方法检查，应符合规定。如有 1 片不能完全崩解，应另取 6 片复试，均应符合规定。

糖衣片，按上述装置与方法检查，化药糖衣片应在 1 小时内全部崩解。中药糖衣片则每管加挡板 1 块，各片均应在 1 小时内全部崩解，如果供试品黏附挡板，应另取 6 片，不加挡板按上述方法检查，应符合规定。如有 1 片不能完全崩解，应另取 6 片复试，均应符合规定。

肠溶片，按上述装置与方法，先在盐酸溶液（9→1000）中检查 2 小时，每片均不得有裂缝、崩解或软化现象；然后将吊篮取出，用少量水洗涤后，每管各加入挡板 1 块，再按上述方法在磷酸盐缓冲液（pH 6.8）中进行检查，1 小时内应全部崩解。如有 1 片不能完全崩解，应另取 6 片复试，均应符合规定。

结肠定位肠溶片，除另有规定外，按上述装置照各品种项下规定检查，各片在盐酸溶液（9→1000）及 pH 6.8 以下的磷酸盐缓冲液中均应不得有裂缝、崩解或软化现象，在 pH 7.5～8.0 的磷酸盐缓冲液中 1 小时内应完全崩解。如有 1 片不能完全崩解，应另取 6 片复试，均应符合规定。

含片，除另有规定外，按上述装置与方法检查，各片均不应在 10 分钟内全部崩解或溶化。如有 1 片不符合规定，应另取 6 片复试，均应符合规定。

舌下片，除另有规定外，按上述装置与方法检查，各片均应在 5 分钟内全部崩解并溶化。如有 1 片不能完全崩解或溶化，应另取 6 片复试，均应符合规定。

可溶片，除另有规定外，水温为 20℃±5℃，按上述装置和方法检查，各片均应在 3 分钟内全部崩解并溶化。如有 1 片不能完全崩解或溶化，应另取 6 片复试，均应符合规定。

泡腾片，取 1 片，置 250mL 烧杯（内有 200mL 温度为 20℃±5℃的水）中，即有许多气泡放出，当片剂或碎片周围的气体停止逸出时，片剂应溶解或分散在水中，无聚集的颗粒剩留。除另有规定外，同法检查 6 片，各片均应在 5 分钟内崩解。如有 1 片不能完全崩解，应另取 6 片复试，均应符合规定。

口崩片，除另有规定外，照下述方法检查。

仪器装置　主要结构为一能升降的支架与下端镶有筛网的不锈钢管。升降的支架上下移动距离为 10mm±1mm，往返频率为每分钟 30 次。

崩解篮　不锈钢管，管长 30mm，内径 13.0mm，不锈钢筛网（镶在不锈钢管底部）筛孔内径 710μm（如附图 3）。

检查法　将不锈钢管固定于支架上，浸入 1000mL 杯中，杯内盛有温度为 37℃±1℃的水约 900mL，调节水位高度使不锈钢管最低位时筛网在水面下 15mm±1mm。启动仪器。取本品 1 片，置上述不锈钢管中进行检查，应在 60 秒钟内全部崩解并通过筛网，如有少量轻质上漂或黏附于不锈钢管内壁或筛网，但无硬心者，可作符合规定论。重

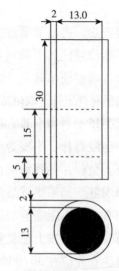

附图 3　崩解篮结构（单位：mm）

复测定 6 片，均应符合规定。如有 1 片不符合规定，应另取 6 片复试，均应符合规定。

（二）胶囊剂

硬胶囊或软胶囊，除另有规定外，取供试品 6 粒，按片剂的装置与方法（如胶囊漂浮于液面，可加挡板一块）进行检查。硬胶囊剂应在 30 分钟内全部崩解，软胶囊剂应在 1 小时内全部崩解。如有 1 粒不能完全崩解，应另取 6 粒复试，均应符合规定。以明胶为基质的软胶囊剂可改在人工胃液中进行检查。

肠溶胶囊，除另有规定外，取供试品 6 粒，按上述装置与方法，先在盐酸溶液（9→1000）中不加挡板检查 2 小时，每粒的囊壳均不得有裂缝或崩解现象；继将吊篮取出，用少量水洗涤后，每管加入挡板，再按上述方法，改在人工肠液中进行检查，1 小时内应全部崩解。如有 1 粒不能完全崩解，应另取 6 粒复试，均应符合规定。

结肠肠溶胶囊，除另有规定外，取供试品 6 粒，按上述装置与方法，先在盐酸溶液（9→1000）中不加挡板检查 2 小时，每粒的囊壳均不得有裂缝或崩解现象；将吊篮取出，用少量水洗涤后，再按上述方法，在磷酸盐缓冲液（pH 6.8）中不加挡板检查 3 小时，每粒的囊壳均不得有裂缝或崩解现象；续将吊篮取出，用少量水洗涤后，每管加入挡板，再按上述方法，改在磷酸盐缓冲液（pH 7.8）中检查，1 小时内应全部崩解。如有 1 粒不能完全崩解，应另取 6 粒复试，均应符合规定。

（三）滴丸剂

按片剂的装置，但不锈钢丝网的筛孔内径应为 0.42mm；除另有规定外，取供试品 6 粒，按上述方法检查，应在 30 分钟内全部溶散，包衣滴丸应在 1 小时内全部溶散。如有 1 粒不能全部溶散，应另取 6 粒复试，均应符合规定。

以明胶为基质的滴丸，可改在人工胃液中进行检查。

【附注】

人工胃液　取稀盐酸 16.4mL，加水约 800mL 与胃蛋白酶 10g，摇匀后，加水稀释成 1000mL，即得。

人工肠液　即磷酸盐缓冲液（含胰酶）（pH 6.8）（通则 8004）。

三、融变时限检查法（通则 0922）

本法系用于检查栓剂、阴道片等固体制剂在规定条件下的融化、软化或溶散情况。

（一）栓剂

仪器装置　由透明的套筒与金属架组成（如附图 4）。

（1）透明套筒　为玻璃或适宜的塑料材料制成，高为 60mm，内径为 52mm，及适当的壁厚。

（2）金属架　由两片不锈钢的金属圆板及 3 个金属挂钩焊接而成。每个圆板直径为 50mm，具 39 个孔径为 4mm 的圆孔（如附图 5）；两板相距 30mm，通过 3 个等距的挂钩焊接在一起。

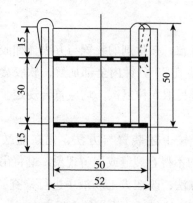

附图4　透明套筒与金属架（单位：mm）

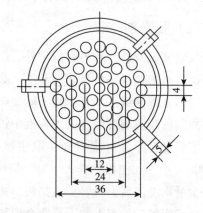

附图5　金属架结构（单位：mm）

检查法　取供试品3粒，在室温放置1小时后，分别放在3个金属架的下层圆板上，装入各自的套筒内，并用挂钩固定。除另有规定外，将上述装置分别垂直浸入盛有不少于4L的37.0℃±0.5℃水的容器中，其上端位置应在水面下90mm处。容器中装一转动器，每隔10分钟在溶液中翻转该装置一次。

结果判断　除另有规定外，脂肪性基质的栓剂3粒均应在30分钟内全部融化、软化或触压时无硬心；水溶性基质的栓剂3粒均应在60分钟内全部溶解。如有1粒不符合规定，应另取3粒复试，均应符合规定。

（二）阴道片

仪器装置　同上述栓剂的检查装置，但应将金属架挂钩的钩端向下，倒置于容器内（如附图6）。

检查法　调节水液面至上层金属圆盘的孔恰为均匀的一层水覆盖。取供试品3片，分别置于上面的金属圆盘上，装置上盖一玻璃板，以保证空气潮湿。

结果判断　除另有规定外，阴道片3片，均应在30分钟内全部溶化或崩解成碎粒并通过开孔金属圆盘，或仅残留少量无固体硬心的软性团块。如有1片不符合规定，应另取3片复试，均应符合规定。

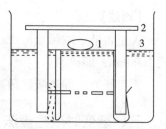

附图6　阴道片检查仪器装置

（1. 阴道片；2. 玻璃板；3. 水面）

四、溶出度与释放度测定法（通则0931）

溶出度系指活性药物从片剂、胶囊剂或颗粒剂等普通制剂在规定条件下溶出的速率和程度。在缓释制剂、控释制剂、肠溶制剂及透皮贴剂等制剂中也称释放度。

仪器装置

第一法（篮法）

（1）转篮　分篮体与篮轴两部分，均为不锈钢金属材料或其他惰性材料制成，其形状尺寸如附图 7 所示。篮体 A 由方孔筛网（丝径为 0.28mm ± 0.03mm，网孔为 0.40mm ± 0.04mm）制成，呈圆柱形，转篮内径为 20.2mm ± 1.0mm，上下两端都有金属边缘。篮轴 B 的直径为 9.75 ~ 0.35mm，轴的末端连一金属片，作为转篮的盖；盖上有通气孔（孔径 2.0mm ± 0.5mm）；盖边系两层，上层直径与转篮外径相同，下层直径与转篮内径相同；盖上的 3 个弹簧片与中心呈 120° 角。

（2）溶出杯　一般由硬质玻璃或其他惰性材料制成的透明或棕色的、底部为半球形的 1000mL 杯状容器，内径为 102mm ± 4mm（圆柱部分内径最大值和内径最小值之差不得大于 0.5mm），高为 185mm ± 25mm；溶出杯配有适宜的盖子，盖上有适当的孔，中心孔为篮轴的位置，其他孔供取样或测温度用。溶出杯置恒温水浴或其他适当的加热装置中。

（3）篮轴与电动机相连，由速度调节装置控制电动机的转速，使篮轴的转速在各品种项下规定转速的 ±4% 范围之内。运转时整套装置应保持平稳，均不能产生明显的晃动或振动（包括装置所处的环境）。转篮旋转时，篮轴与溶出杯的垂直轴在任一点的偏离均不得大于 2mm，且转篮下缘的摆动幅度不得偏离轴心 1.0mm。

（4）仪器一般配有 6 套以上测定装置。

第二法（桨法）

除将转篮换成搅拌桨外，其他装置和要求与第一法相同。搅拌桨的下端及桨叶部分可涂适当的惰性材料（如聚四氟乙烯），其形状尺寸如附图 8 所示。桨杆对称度（即桨轴左侧距桨叶左边缘距离与桨轴右侧距桨叶右边缘距离之差）不得超过 0.5mm，桨轴和桨叶垂直度 90° ± 0.2°；桨杆旋转时，桨轴与溶出杯的垂直轴在任一点的偏差均不得大于 2mm；搅拌桨旋转时 A、B 两点的摆动幅度不得超过 0.5mm。

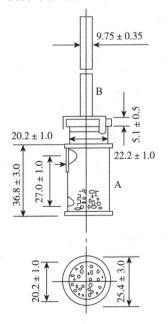

附图 7　转篮装置（单位：mm）

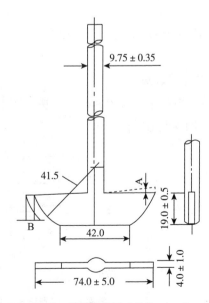

附图 8　搅拌桨装置（单位：mm）

第三法（小杯法）

（1）搅拌桨　其形状尺寸如附图9所示。桨杆上部直径为9.75mm±0.35mm，桨杆下部直径为6.0mm±0.2mm；桨杆对称度（即桨轴左侧距桨叶左边缘距离与桨轴右侧距桨叶右边缘距离之差）不得超过0.5mm，桨轴和桨叶垂直度90°±0.2°；桨杆旋转时，桨轴与溶出杯的垂直轴在任一点的偏差均不得大于2mm；搅拌桨旋转时A、B两点的摆动幅度不得超过0.5mm。

（2）溶出杯　一般由硬质玻璃或其他惰性材料制成的底部为半球形的250mL杯状容器，其形状尺寸如附图10所示。内径为62mm±3mm（圆柱部分内径最大值和内径最小值之差不得大于0.5mm，高为126mm±6mm，其他要求同第一法（2）。

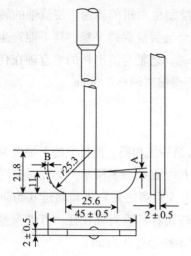

附图9　小杯法搅拌桨装置（单位：mm）

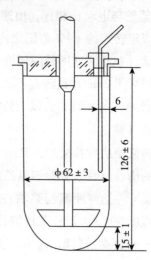

附图10　小杯法溶出杯装置（单位：mm）

（3）桨杆与电动机相连，转速应在各品种项下规定转速的±4%范围内。其他要求同第二法。

第四法（桨碟法）

方法1　搅拌桨、溶出杯按第二法，溶出杯中放入用于放置贴片的不锈钢网碟（如附图11）。网碟装置见附图12。

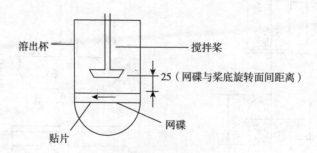

附图11　桨碟法方法1装置（单位：mm）

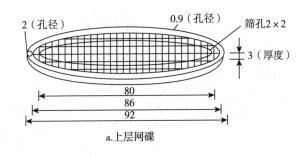

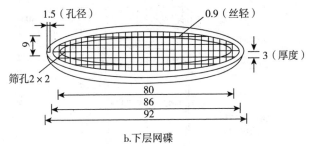

附图 12　桨碟法方法 1 网碟装置（单位：mm）

方法 2　除将方法 1 的网碟换成附图 13 所示的网碟外，其他装置和要求与方法 1 相同。

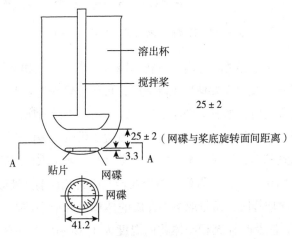

附图 13　桨碟法方法 2 装置（单位：mm）

第五法（转筒法）

溶出杯按第二法，但搅拌桨另用不锈钢转筒装置替代。组成搅拌装置的杆和转筒均由不锈钢制成，其规格尺寸见附图 14。

测定法

第一法和第二法

普通制剂　测定前，应对仪器装置进行必要的调试，使转蓝或桨叶底部距溶出杯内底部 25mm ±2mm。分别量取溶出介质置各溶出杯内，实际量取的体积与规定体积的偏差应在 ±1% 范围之内，待溶出介质温度恒定在 37℃ ±0.5℃ 后，取供试品 6 片（粒、袋），如

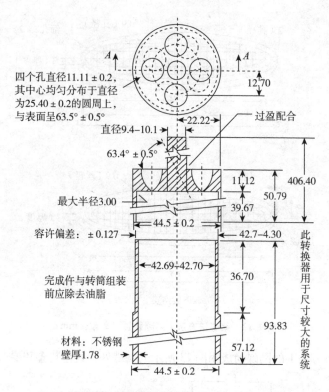

四个孔直径11.11±0.2，
其中心均匀分布于直径
为25.40±0.2的圆周上，
与表面呈63.5°±0.5°

过盈配合

12.70

22.22

直径9.4—10.1

63.4°±0.5°

11.12

406.40

最大半径3.00

50.79

39.67

44.5±0.2

42.7—4.30

容许偏差：±0.127

42.69—42.70

36.70

完成件与转筒组装
前应除去油脂

93.83

材料：不锈钢
壁厚1.78

57.12

44.5±0.2

此转换器用于尺寸较大的系统

附图14　转筒法搅拌装置（单位：mm）

为第一法，分别投入6个干燥的转篮内，将转篮降入溶出杯中；如为第二法，分别投入6个溶出杯内（当品种项下规定需要使用沉降篮时，可将胶囊剂先装入规定的沉降篮内；品种项下未规定使用沉降篮时，如胶囊剂浮于液面，可用一小段耐腐蚀的细金属丝轻绕于胶囊外壳。沉降篮的形状尺寸如附图15所示）。注意避免供试品表面产生气泡，立即按各品种项下规定的转速启动仪器，计时；至规定的取样时间（实际取样时间与规定时间的差异不得过±2%），吸取溶出液适量（取样位置应在转篮或桨叶顶端至液面的中点，距溶出杯内壁10mm处；需多次取样时，所量取溶出介质的体积之和应在溶出介质的1%之内，如超过总体积的1%时，应及时补充相同体积的温度为37℃±0.5℃的溶出介质，或在计算时加以校正），立即用适当的微孔滤膜滤过，自取样至滤过应在30秒内完成。取澄清滤液，照该品种项下规定的方法测定，计算每片（粒、袋）的溶出量。

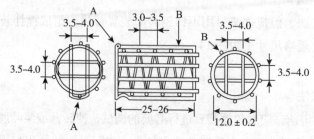

A

3.5—4.0

3.0—3.5

B

3.5—4.0

3.5—4.0

B

3.5—4.0

25—26

12.0±0.2

A

附图15　沉降篮装置（单位：mm）

缓释制剂或控释制剂 照普通制剂方法操作，但至少采用3个取样时间点，在规定取样时间点，吸取溶液适量，及时补充相同体积的温度为37℃±0.5℃的溶出介质，滤过，自取样至滤过应在30秒内完成。照各品种项下规定的方法测定，计算每片（粒）的溶出量。

肠溶制剂 按方法1或方法2操作。

方法1 酸中溶出量除另有规定外，分别量取0.1mol/L盐酸溶液750mL置各溶出杯内，实际量取的体积与规定体积的偏差应在±1%范围之内，待溶出介质温度恒定在37℃±0.5℃，取供试品6片（粒）分别投入转篮或溶出杯中（当品种项下规定需要使用沉降篮时，可将胶囊剂先装入规定的沉降篮内；品种项下未规定使用沉降篮时，如胶囊剂浮于液面，可用一小段耐腐蚀的细金属丝轻绕于胶囊外壳），注意避免供试品表面产生气泡，立即按各品种项下规定的转速启动仪器，2小时后在规定取样点吸取溶出液适量，滤过，自取样至滤过应在30秒钟内完成。按各品种项下规定的方法测定，计算每片（粒）的酸中溶出量。

其他操作同第一法和第二法项下普通制剂。

缓冲液中溶出量 上述酸液中加入温度为37℃±0.5℃的0.2mol/L磷酸钠溶液250mL（必要时用2mol/L盐酸溶液或2mol/L氢氧化钠溶液调节pH值至6.8），继续运转45分钟，或按各品种项下规定的时间，在规定取样点吸取溶出液适量，滤过，自取样至滤过应在30秒钟内完成。按各品种项下规定的方法测定，计算每片（粒）的缓冲液中溶出量。

方法2 酸中溶出量除另有规定外，量取0.1mol/L盐酸溶液900mL，注入每个溶出杯中，照方法1酸中溶出量项下进行测定。

缓冲液中溶出量 弃去上述各溶出杯中酸液，立即加入温度为37℃±0.5℃的磷酸盐缓冲液（pH6.8）（取0.1mol/L盐酸溶液和0.2mol/L磷酸钠溶液，按3:1混合均匀，必要时用2mol/L盐酸溶液或2mol/L氢氧化钠溶液调节pH值至6.8）900mL，或将每片（粒）转移入另一盛有温度为37℃±0.5℃的磷酸盐缓冲液（pH6.8）900mL的溶出杯中，照方法1缓冲液中溶出量项下进行测定。

第三法

普通制剂 测定前，应对仪器装置进行必要的调试，使桨叶底部距溶出杯的内底部15mm±2mm。分别量取溶出介质置各溶出杯内，介质的体积150～250mL，实际量取的体积与规定体积的偏差应在±1%范围之内（当品种项下规定需要使用沉降装置时，可将胶囊剂先装入规定的沉降装置内；品种项下未规定使用沉降装置时，如胶囊剂浮于液面，可用一小段耐腐蚀的细金属丝轻绕于胶囊外壳）。以下操作同第二法。取样位置应在桨叶顶端至液面的中点，距溶出杯内壁6mm处。

缓释制剂或控释制剂 照第三法普通制剂方法操作，其余要求同第一法和第二法项下缓释制剂或控释制剂。

第四法

透皮贴剂　分别量取溶出介质置各溶出杯内，实际量取的体积与规定体积的偏差应在±1%范围之内，待溶出介质预温至32℃±0.5℃；将透皮贴剂固定于两层碟片之间（方法1）或网碟上（方法2），溶出面朝上，尽可能使其保持平整。再将网碟水平放置于溶出杯下部，并使网碟与桨底旋转面平行，两者相距25mm±2mm，按品种正文规定的转速启动装置。在规定取样时间点，吸取溶出液适量，及时补充相同体积的温度为32℃±0.5℃的溶出介质。

其他操作同第一法和第二法项下缓释制剂或控释制剂。

第五法

透皮贴剂　分别量取溶出介质置各溶出杯内，实际量取的体积与规定体积的偏差应在±1%范围之内，待溶出介质预温至32℃±0.5℃；除另有规定外，按下述进行准备，除去贴剂的保护套，将有黏性的一面置于一片铜纺上，铜纺的边比贴剂的边至少大1cm，将贴剂的铜纺覆盖面朝下放置于干净的表面，涂布适宜的胶黏剂于多余的铜纺边。如需要，可将胶黏剂涂布于贴剂背面。干燥1分钟，仔细将贴剂涂胶黏剂的面安装于转筒外部，使贴剂的长轴通过转筒的圆心。挤压铜纺面除去引入的气泡。将转筒安装在仪器中，试验过程中保持转筒底部距溶出杯内底部25mm±2mm，立即按品种正文规定的转速启动仪器。在规定取样时间点，吸取溶出液适量，及时补充相同体积的温度为32℃±0.5℃的溶出介质。同法测定其他透皮贴剂。

其他操作同第一法和第二法项下缓释制剂或控释制剂。

以上五种测定法中，当采用原位光纤实时测定时，辅料的干扰应可以忽略，或可以通过设定参比波长等方法消除；原位光纤实时测定主要适用于溶出曲线和缓释制剂溶出度的测定。

结果判定

普通制剂　符合下述条件之一者，可判为符合规定：

（1）6片（粒、袋）中，每片（粒、袋）的溶出量按标示量计算，均不低于规定限度（Q）；

（2）6片（粒、袋）中，如有1~2片（粒、袋）低于但不低于$Q-10\%$，且其平均溶出量不低于Q；

（3）6片（粒、袋）中，有1~2片（粒、袋）低于Q，其中仅有1片（粒、袋）低于$Q-10\%$，但不低于$Q-20\%$，且其平均溶出量不低于Q时，应另取6片（粒、袋）复试；初、复试的12片（粒、袋）中有1~3片（粒、袋）低于Q，其中仅有1片（粒、袋）低于$Q-10\%$，但不低于$Q-20\%$，且其平均溶出量不低于Q。

以上结果判断中所示的10%、20%是指相对于标示量的百分率（%）。

缓释制剂或控释制剂　除另有规定外，符合下述条件之一者，可判为符合规定：

（1）6片（粒）中，每片（粒）在每个时间点测得的溶出量按标示量计算，均未超出规定范围；

（2）6片（粒）中，在每个时间点测得的溶出量，如有1~2片（粒）超出规定范围，但未超出规定范围的10%，且在每个时间点测得的平均溶出量未超出规定范围；

（3）6片（粒）中，在每个时间点测得的溶出量，如有1~2片（粒）超出规定范围，其中仅有1片（粒）超出规定范围的10%，但未超出规定范围的20%，且其平均溶出量未超出规定范围，应另取6片（粒）复试；初、复试的12片（粒）中，在每个时间点测得的溶出量，如有1~3片（粒）超出规定范围，其中仅有1片（粒）超出规定范围的10%，但未超出规定范围的20%，且其平均溶出量未超出规定范围。

以上结果判断中所示超出规定范围的10%、20%是指相对于标示量的百分率（%），其中超出规定范围10%是指：每个时间点测得的溶出量不低于低限的-10%，或不超过高限的+10%；每个时间点测得的溶出量应包括最终时间测得的溶出量。

肠溶制剂　除另有规定外，符合下述条件之一者，可判为符合规定：

酸中溶出量：① 6片（粒）中，每片（粒）的溶出量均不大于标示量的10%。② 6片（粒）中，有1~2片（粒）大于10%，但其平均溶出量不大于10%。

缓冲液中溶出量：① 6片（粒）中，每片（粒）的溶出量按标示量计算均不低于规定限度（Q）；除另有规定外，Q应为标示量的70%。② 6片（粒）中仅有1~2片（粒）低于Q，但不低于$Q-10\%$，且其平均溶出量不低于Q。③ 6片（粒）中如有1~2片（粒）低于Q，其中仅有1片（粒）低于$Q-10\%$，但不低于$Q-20\%$，且其平均溶出量不低于Q时，应另取6片（粒）复试；初、复试的12片（粒）中有1~3片（粒）低于Q，其中仅有1片（粒）低于$Q-10\%$，但不低于$Q-20\%$，且其平均溶出量不低于Q。

以上结果判断中所示的10%、20%是指相对于标示量的百分率（%）。

透皮贴剂　除另有规定外，同缓释制剂或控释制剂。

【溶出条件和注意事项】

（1）溶出度仪的适用性及性能确认试验　除仪器的各项机械性能应符合上述规定外，还应用溶出度标准片对仪器进行性能确认试验，按照标准片的说明书操作，试验结果应符合标准片的规定。

（2）溶出介质　应使用各品种项下规定的溶出介质，除另有规定外，室温下体积为900mL，并应新鲜配制和经脱气处理；如果溶出介质为缓冲液，当需要调节pH值时，一般调节pH值至规定pH值±0.05之内。

（3）取样时间　应按照品种各论中规定的取样时间取样，自6杯中完成取样的时间应在1分钟内。

（4）除另有规定外，颗粒剂或干混悬剂的投样应在溶出介质表面分散投样，避免集中投样。

（5）如胶囊壳对分析有干扰，应取不少于6粒胶囊，尽可能完全地除尽内容物，置同一溶出杯内，用该品种项下的分析方法测定每个空胶囊的空白值，作必要的校正。如校正值大于标示量的25%，试验无效。如校正值不大于标示量的2%，可忽略不计。

五、最低装量检查法（通则0942）

本法适用于固体、半固体和液体制剂。除制剂通则中规定检查重（装）量差异的制剂及放射性药品外，按下述方法检查，应符合规定。

检查法

重量法（适用于标示装量以重量计的制剂）除另有规定外，取供试品5个（50g以上者3个），除去外盖和标签，容器外壁用适宜的方法清洁并干燥，分别精密称定重量，除去内容物，容器用适宜的溶剂洗净并干燥，再分别精密称定空容器的重量，求出每个容器内容物的装量与平均装量，均应符合附表1的有关规定。如有1个容器装量不符合规定，则另取5个（50g以上者3个）复试，应全部符合规定。

容量法（适用于标示装量以容量计的制剂）除另有规定外，取供试品5个（50mL以上者3个），开启时注意避免损失，将内容物转移至预经标化的干燥量入式量筒中（量具的大小应使待测体积至少占其额定体积的40%），黏稠液体倾出后，除另有规定外，将容器倒置15分钟，尽量倾净。2mL及以下者用预经标化的干燥量入式注射器抽尽，读出每个容器内容物的装量，并求其平均装量，均应符合附表1规定。如有1个容器装量不符合规定，则另取5个（50mL以上者3个）复试，应全部符合规定。

附表1 不同制剂装量要求

标示装量	注射液及注射用浓溶液		口服及外用固体、半固体、液体；黏稠液体	
	平均装量	每个容器装量	平均装量	每个容器装量
20g（mL）以下	/	/	不少于标示量	不少于标示量的93%
20g（mL）至50g（mL）	/	/	不少于标示量	不少于标示量的95%
50g（mL）以上	不少于标示量	不少于标示量的97%	不少于标示量	不少于标示量的97%

【附注】对于以容量计的小规格标示装量制剂，可改用重量法或按品种项下的规定方法检查。平均装量与每个容器装量（按标示装量计算百分率），取三位有效数字进行结果判断。

六、澄清度检查法（通则0902）

澄清度检查法系将药品溶液与规定的浊度标准液相比较，用以检查溶液的澄清程度。除另有规定外，应采用第一法进行检测。

品种项下规定的"澄清"，系指供试品溶液的澄清度与所用溶剂相同，或不超过0.5号浊度标准液的浊度。"几乎澄清"，系指供试品溶液的浊度介于0.5号至1号浊度标准液的浊度之间。

第一法（目视法）

除另有规定外，按各品种项下规定的浓度要求，在室温条件下将用水稀释至一定浓度的供试品溶液与等量的浊度标准液分别置于配对的比浊用玻璃管（内径 15～16mm，平底，具塞，以无色、透明、中性硬质玻璃制成）中，在浊度标准液制备 5 分钟后，在暗室内垂直同置于伞棚灯下，照度为 1000lx，从水平方向观察、比较。除另有规定外，供试品溶解后应立即检视。

第一法无法准确判定两者的澄清度差异时，改用第二法进行测定并以其测定结果进行判定。

浊度标准贮备液的制备　称取于 105℃干燥至恒重的硫酸肼 1.00g，置 100ml 量瓶中，加水适量使溶解，必要时可在 40℃的水浴中温热溶解，并用水稀释至刻度，摇匀，放置 4～6 小时；取此溶液与等容量的 10% 乌洛托品溶液混合，摇匀，于 25℃避光静置 24 小时，即得。该溶液置冷处避光保存，可在 2 个月内使用，用前摇匀。

浊度标准原液的制备　取浊度标准贮备液 15.0mL，置 1000mL 量瓶中，加水稀释至刻度，摇匀，取适量，置 1cm 吸收池中，照紫外 - 可见分光光度法（通则 0401），在 550nm 的波长处测定，其吸光度应在 0.12～0.15 范围内。该溶液应在 48 小时内使用，用前摇匀。

浊度标准液的制备　取浊度标准原液与水，按附表 2 配制，即得。浊度标准液应临用时制备，使用前充分摇匀。

附表 2　浊度标准液的制备

级号	0.5	1	2	3	4
浊度标准原液/mL	2.50	5.0	10.0	30.0	50.0
水/mL	97.50	95.0	90.0	70.0	50.0

第二法（浊度仪法）

供试品溶液的浊度可采用浊度仪测定。溶液中不同大小、不同特性的微粒物质包括有色物质均可使入射光产生散射，通过测定透射光或散射光的强度，可以检查供试品溶液的浊度。仪器测定模式通常有三种类型，透射光式、散射光式和透射光 - 散射光比较测量模式（比率浊度模式）。

1. 仪器的一般要求

采用散射光式浊度仪时，光源峰值波长约为 860nm；测量范围应包含 0.01～100NTU。在 0～10NTU 范围内分辨率应为 0.01NTU；在 10～100NTU 范围内分辨率应为 0.1NTU。

2. 适用范围及检测原理

本法采用散射光式浊度仪，适用于低、中浊度无色供试品溶液的浊度测定（浊度值为 100NTU 以下的供试品）。因为高浊度的供试品会造成多次散射现象，使散射光强度迅速下降，导致散射光强度不能正确反映供试品的浊度值。0.5 号至 4 号浊度标准液的浊度值范围为 0~40NTU。

采用散射光式浊度仪测定时，入射光和测定的散射光呈 90°夹角，入射光强度和散射光强度关系式为：

$$I = K'TI_0$$

式中 I 为散射光强度，单位为 cd；

I_0 为入射光强度，单位为 cd；

K' 为散射系数；

T 为供试品溶液的浊度值，单位为 NTU（NTU 是基于福尔马肼浊度标准液测定的散射浊度单位，福尔马肼浊度标准液即为第一法中的浊度标准贮备液）。

在入射光强度 I_0 不变的情况下，散射光强度 I 与浊度值成正比，因此，可以将浊度测量转 化为散射光强度的测量。

3. 系统的适用性试验

仪器应定期（一般每月一次）对浊度标准液的线性和重复性进行考察，采用 0.5 号至 4 号浊度标准液进行浊度值测定，浊度标准液的测定结果（单位 NTU）与浓度间应呈线性关系，线性方程的相关系数应不低于 0.999；取 0.5 号至 4 号浊度标准液，重复测定 5 次，0.5 号和 1 号浊度标准液测量浊度值的相对标准偏差应不大于 5%，2~4 号浊度标准液测量浊度值的相对标准偏差不大于 2%。

4. 测定法

按照仪器说明书要求并采用规定的浊度液进行仪器校正。溶液剂直接取样测定；原料药或其他剂型按照各论项下的标准规定制备供试品溶液，临用时制备。分别取供试品溶液和相应浊度标准液进行测定，测定前应摇匀，并避免产生气泡，读取浊度值。供试品溶液浊度值不得大于相应浊度标准液的浊度值。

七、不溶性微粒检查法（通则 0903）

本法系用以检查静脉用注射剂（溶液型注射液、注射用无菌粉末、注射用浓溶液）及供静脉注射用无菌原料药中不溶性微粒的大小及数量。

本法包括光阻法和显微计数法。当光阻法测定结果不符合规定或供试品不适于用光阻法测定时，应采用显微计数法进行测定，并以显微计数法的测定结果作为判定依据。

光阻法不适用于黏度过高和易析出结晶的制剂，也不适用于进入传感器时容易产生气泡的注射剂。对于黏度过高，采用两种方法都无法直接测定的注射液，可用适宜的溶剂稀释后测定。

试验环境及检测　试验操作环境应不得引入外来微粒，测定前的操作应在洁净工作台进行。玻璃仪器和其他所需的用品均应洁净、无微粒。本法所用微粒检查用水（或其他适宜溶剂），使用前须经不大于 1.0μm 的微孔滤膜滤过。

取微粒检查用水（或其他适宜溶剂）符合下列要求：光阻法取 50mL 测定，要求每

10mL 含 10μm 及 10μm 以上的不溶性微粒数应在 10 粒以下，含 25μm 及 25μm 以上的不溶性微粒数应在 2 粒以下。显微计数法取 50mL 测定，要求含 10μm 及 10μm 以上的不溶性微粒数应在 20 粒以下，含 25μm 及 25μm 以上的不溶性微粒数应在 5 粒以下。

第一法（光阻法）

测定原理　当液体中的微粒通过一窄细检测通道时，与液体流向垂直的入射光，由于被微粒阻挡而减弱，因此由传感器输出的信号降低，这种信号变化与微粒的截面积大小相关。

对仪器的一般要求　仪器通常包括取样器、传感器和数据处理器三部分。

测量粒径范围为 2～100μm，检测微粒浓度为 0～10000 个/mL。

仪器的校准　所用仪器应至少每 6 个月校准一次。

（1）取样体积　待仪器稳定后，取多于取样体积的微粒检查用水置于取样杯中，称定重量，通过取样器由取样杯中量取一定体积的微粒检查用水后，再次称定重量。以两次称定的重量之差计算取样体积。连续测定 3 次，每次测得体积与量取体积的示值之差应在 ±5% 以内。测定体积的平均值与量取体积的示值之差应在 ±3% 以内。也可采用其他适宜的方法校准，结果应符合上述规定。

（2）微粒计数　取相对标准偏差不大于 5%，平均粒径为 10μm 的标准粒子，制成每 1mL 中含 1000μ1500 微粒数的悬浮液，静置 2 分钟脱气泡，开启搅拌器，缓慢搅拌使其均匀（避免气泡产生），依法测定 3 次，记录 5μm 通道的累计计数，弃第一次测定数据，后两次测定数据的平均值与已知粒子数之差应在 ±20% 以内。

（3）传感器分辨率　取相对标准偏差不大于 5%，平均粒径为 10μm 的标准粒子（均值粒径的标准差应不大于 1μm），制成每 1mL 中含 1000～1500 微粒数的悬浮液，静置 2 分钟脱气泡，开启搅拌器，缓慢搅拌使其均匀（避免气泡产生），依法测定 8μm、10μm 和 12μm 三个通道的粒子数，计算 8μm 与 10μm 两个通道的差值计数和 10μm 与 12μm 两个通道的差值计数，上述两个差值计数与 10μm 通道的累计计数之比都不得小于 68%。若测定结果不符合规定，应重新调试仪器后再次进行校准，符合规定后方可使用。

如所使用仪器附有自检功能，可进行自检。

检查法

（1）标示装量为 25mL 或 25mL 以上的静脉用注射液或注射用浓溶液　除另有规定外，取供试品至少 4 个，分别按下法测定：用水将容器外壁洗净，小心翻转 20 次，使溶液混合均匀，立即小心开启容器，先倒出部分供试品溶液冲洗开启口及取样杯，再将供试品溶液倒入取样杯中，静置 2 分钟或适当时间脱气泡，置于取样器上（或将供试品容器直接置于取样器上）。开启搅拌，使溶液混匀（避免气泡产生），每个供试品依法测定至少 3 次，每次取样应不少于 5mL，记录数据，弃第一次测定数据，取后续测定数据的平均值作为测定结果。

（2）标示装量为 25mL 以下的静脉用注射液或注射用浓溶液　除另有规定外，取供试品至少 4 个，分别按下法测定：用水将容器外壁洗净，小心翻转 20 次，使溶液混合均匀，静置 2 分钟或适当时间脱气泡，小心开启容器，直接将供试品容器置于取样器上，开启搅拌或以手缓缓转动，使溶液混匀（避免产生气泡），由仪器直接抽取适量溶液（以不吸入气泡为限），测定并记录数据，弃第一次测定数据，取后续测定数据的平均值作为测定结果。

（1）、（2）项下的注射用浓溶液如黏度太大，不便直接测定时，可经适当稀释，依法测定。

也可采用适宜的方法，在洁净工作台小心合并至少 4 个供试品的内容物（使总体积不少于 25mL），置于取样杯中，静置 2 分钟或适当时间脱气泡，置于取样器上。开启搅拌，使溶液混匀（避免气泡产生），依法测定至少 4 次，每次取样应不少于 5mL。弃第一次测定数据，取后续 3 次测定数据的平均值作为测定结果，根据取样体积与每个容器的标示装置体积，计算每个容器所含的微粒数。

（3）静脉注射用无菌粉末　除另有规定外，取供试品至少 4 个，分别按下法测定：用水将容器外壁洗净，小心开启瓶盖，精密加入适量微粒检查用水（或适宜的溶剂），小心盖上瓶盖，缓缓振摇使内容物溶解，静置 2 分钟或适当时间脱气泡，小心开启容器，直接将供试品容器置于取样器上，开启搅拌或以手缓缓转动，使溶液混匀（避免气泡产生），由仪器直接抽取适量溶液（以不吸入气泡为限），测定并记录数据；弃第一次测定数据，取后续测定数据的平均值作为测定结果。

也可采用适宜的方法，取至少 4 个供试品，在洁净工作台上用水将容器外壁洗净，小心开启瓶盖，分别精密加入适量微粒检查用水（或适宜的溶剂），缓缓振摇使内容物溶解，小心合并容器中的溶液（使总体积不少于 25mL），置于取样杯中，静置 2 分钟或适当时间脱气泡，置于取样器上。开启搅拌，使溶液混匀（避免气泡产生），依法测定至少 4 次，每次取样应不少于 5mL，弃第一次测定数据，取后续测定数据的平均值作为测定结果。

（4）供注射用无菌原料药　按各品种项下规定，取供试品适量（相当于单个制剂的最大规格量）4 份，分别置取样杯或适宜的容器中，照上述（3）法，自"精密加入适量微粒检查用水（或适宜的溶剂），缓缓振摇使内容物溶解"起，依法操作，测定并记录数据，弃第一次测定数据，取后续测定数据的平均值作为测定结果。

结果判定

（1）标示装量为 100mL 或 100mL 以上的静脉用注射液除另有规定外，每 1mL 中含 $10\mu m$ 及 $10\mu m$ 以上的微粒数不得过 25 粒，含 $25\mu m$ 及 $25\mu m$ 以上的微粒数不得过 3 粒。

（2）标示装量为 100mL 以下的静脉用注射液、静脉注射用无菌粉末、注射用浓溶液及供注射用无菌原料药　除另有规定外，每个供试品容器（份）中含 $10\mu m$ 及 $10\mu m$ 以上的微粒数不得过 6000 粒，含 $25\mu m$ 及 $25\mu m$ 以上的微粒数不得过 600 粒。

第二法（显微计数法）

对仪器的一般要求　仪器通常包括洁净工作台、显微镜、微孔滤膜及其滤器、平皿等。

洁净工作台 高效空气过滤器孔径为 0.45μm，气流方向由里向外。

显微镜 双筒大视野显微镜，目镜内附标定的测微尺（每格 5~10μm）。坐标轴前后、左右移动范围均应大于 30mm，显微镜装置内附有光线投射角度、光强度均可调节的照明装置。检测时放大 100 倍。

微孔滤膜 孔径 0.45μm、直径 25mm 或 13mm，一面印有间隔 3mm 的格栅；膜上如有 10μm 及 10μm 以上的不溶性微粒，应在 5 粒以下，并不得有 25μm 及 25μm 以上的微粒，必要时，可用微粒检查用水冲洗使符合要求。

检查前的准备 在洁净工作台上将滤器用微粒检查用水（或其他适宜溶剂）冲洗至洁净，用平头无齿镊子夹取测定用滤膜，用微粒检查用水（或其他适宜溶剂）冲洗后，置滤器托架上；固定滤器，倒置，反复用微粒检查用水（或其他适宜溶剂）冲洗滤器内壁，控干后安装在抽滤瓶上，备用。

检查法

（1）标示装量为 25mL 或 25mL 以上的静脉用注射液或注射用浓溶液 除另有规定外，取供试品至少 4 个，分别按下法测定：用水将容器外壁洗净，在洁净工作台上小心翻转 20 次，使溶液混合均匀，立即小心开启容器，用适宜的方法抽取或量取供试品溶液 25mL，沿滤器内壁缓缓注入经预处理的滤器（滤膜直径 25mm）中。静置 1 分钟，缓缓抽滤至滤膜近干，再用微粒检查用水 25mL，沿滤器内壁缓缓注入，洗涤并抽滤至滤膜近干，然后用平头镊子将滤膜移置平皿上（必要时，可涂抹极薄层的甘油使滤膜平整），微启盖子使滤膜适当干燥后，将平皿闭合，置显微镜载物台上。调好入射光，放大 100 倍进行显微测量，调节显微镜至滤膜格栅清晰，移动坐标轴，分别测定有效滤过面积上最长粒径大于 10μm 和 25μm 的微粒数。计算三个供试品测定结果的平均值。

（2）标示装量为 25mL 以下的静脉用注射液或注射用浓溶液 除另有规定外，取供试品 4 个，用水将容器外壁洗净，在洁净工作台上小心转 20 次，使混合均匀，立即小心开启容器，用适宜的方法直接抽取每个容器中的全部溶液，沿滤器内壁缓缓注入经预处理的滤器（滤膜直径 13mm）中，照上述（1）同法测定。

（3）静脉注射用无菌粉末及供注射用无菌原料药 除另有规定外，照光阻法中检查法的（3）或（4）制备供试品溶液，同上述（1）操作测定。

结果判定

（1）标示装量为 100mL 或 100mL 以上的静脉用注射液 除另有规定外，每 1mL 中含 10μm 及 10μm 以上的微粒数不得过 12 粒，含 25μm 及 25μm 以上的微粒数不得过 2 粒。

（2）标示装量为 100mL 以下的静脉用注射液、静脉注射用无菌粉末、注射用浓溶液及供注射用无菌原料药 除另有规定外，每个供试品容器（份）中含 10μm 及 10μm 以上的微粒数不得过 3000 粒，含 25μm 及 25μm 以上的微粒数不得过 300 粒。

八、结晶性检查法（通则0981）

固态物质分为结晶质和非晶质两大类。可用下列方法检查物质的结晶性。

第一法（偏光显微镜法）

许多晶体具有光学各向异性，当光线通过这些透明晶体时会发生双折射现象。

取供试品颗粒少许，置载玻片上，加液状石蜡适量使晶粒浸没其中，在偏光显微镜下检视，当转动载物台时，应呈现双折射和消光位等各品种项下规定的晶体光学性质。

第二法（X射线粉末衍射法）

结晶质呈现特征的衍射图（尖锐的衍射峰），而非晶质的衍射图则呈弥散状。测定方法见X射线衍射法（通则0451）。

（杨志欣）

附录三　2015年版《中国药典》一部收载各中药剂型及制剂品种

		Ⅰ固体制剂
丸剂	蜜丸	二十七味定坤丸431、二母宁嗽丸（或水蜜丸）435、二母安嗽丸436、十六味冬青丸444、十全大补丸（或水蜜丸）445、十香止痛丸447、十香返生丸448、七味广枣丸452、八宝坤顺丸461、八珍丸（或水蜜丸）462、八珍益母丸（或水蜜丸、小蜜丸）464、人参再造丸465、人参养荣丸（或水蜜丸）466、人参健脾丸（或水蜜丸）468、儿童清肺丸471、儿童清热导滞丸472、大山楂丸496、大补阴丸（或水蜜丸）498、大黄清胃丸498、大黄䗪虫丸（或水蜜丸、小蜜丸）499、万氏牛黄清心丸500、山楂化滞丸508、千金止带丸（或水丸）509、女金丸521、小儿化食丸529、小儿百寿丸530、小儿至宝丸532、小儿香橘丸543、小儿解热丸563、小活络丸573、开胃山楂丸579、开光复明丸580、天王补心丸（或水蜜丸、小蜜丸）584、天麻丸591、五子衍宗丸（或水蜜丸、小蜜丸）611、五福化毒丸（或水蜜丸）619、止红肠辟丸623、止咳橘红丸（或水蜜丸）626、止痛紫金丸631、少腹逐瘀丸634、中华跌打丸637（或水蜜丸）、牛黄上清丸（或水丸）641、牛黄至宝丸648、牛黄抱龙丸649、牛黄降压丸（或水蜜丸）652、牛黄清心丸（或水丸）657、牛黄清宫丸658、牛黄解毒丸660、牛黄镇惊丸（或水蜜丸、小蜜丸）664、乌鸡白凤丸（或水蜜丸、小蜜丸）694、乌梅丸（或水丸）698、六味地黄丸（或水蜜丸、小蜜丸）704、艾附暖宫丸（或小蜜丸）758、石斛夜光丸（或水蜜丸、小蜜丸）764、右归丸767、龙胆泻肝丸770、平肝舒络丸771、归芍地黄丸（或水蜜丸、小蜜丸）775、归脾丸（或水蜜丸、小蜜丸）776、四正丸781、地榆槐角丸（或水蜜丸）821、耳聋丸822、耳聋左慈丸（或水蜜丸、小蜜丸）823、芎菊上清丸825、朴沉化郁丸827、再造丸827、百合固金丸（或水蜜丸）834、血府逐瘀丸850、血脂宁丸856、全鹿丸（或水蜜丸）862、安宫牛黄丸879、安宫降压丸881、安脑丸886、导赤丸887、妇科养坤丸905、麦味地黄丸（或水蜜丸、小蜜丸）910、苏合香丸（或水蜜丸）931、杞菊地黄丸（或水蜜丸、小蜜丸）935、抗骨增生丸（或水蜜丸）949、利膈丸973、肝炎康复丸977、龟鹿补肾丸（或水蜜丸）983、启脾丸992、补中益气丸（或小蜜丸）993、补肾养血丸997、补益地黄丸1001、补益蒺藜丸1002、附子理中丸（或水蜜丸）1013、妙灵丸1020、妙济丸1021、青果丸（或水蜜丸）1023、青娥丸（或水蜜丸）1024、抱龙丸1040、拨云退翳丸1041、明目地黄丸（或水蜜丸、小蜜丸）1058、知柏地黄丸（或水蜜丸、小蜜丸）1067、和中理脾丸1069、金嗓利咽丸（或水蜜丸）1086、金嗓开音丸（或水蜜丸）1088、金嗓散结丸（或水蜜丸）1090、乳康丸1096、肥儿丸1103、泻青丸（或水蜜丸）1112、参附强心丸（或水蜜丸）1132、骨刺丸（或水蜜丸）1189、复方牛黄清胃丸1212、定坤丹1120、参茸白凤丸1136、柏子养心丸（或水蜜丸、小蜜丸）1163、香苏正胃丸1194、香连化滞丸（或水蜜丸）1198、香附丸（或水蜜丸）1199、复方皂矾丸（小蜜丸）1228、保和丸（或小蜜丸）1255、保胎丸（或小蜜丸）1258、独活寄生丸（或水蜜丸）1271、养血荣筋丸1279、养阴清肺丸（或水蜜丸）1284、前列舒丸1288、济生肾气丸（或水蜜丸、小蜜丸）1298、洋参保肺丸1299、冠心苏合丸1312、祛风止痛丸1315、祛风舒筋丸（或小蜜丸）1318、都梁丸1325、荷叶丸1327、桂附地黄丸（或水蜜丸、小蜜丸）1330、桂附理中丸（或水蜜丸、小蜜丸）1332、桂枝茯苓丸1334、速效牛黄丸1339、柴胡舒肝丸

Ⅰ固体制剂		
丸 剂	蜜 丸	（或小蜜丸）1350、逍遥丸（或小蜜丸、水丸、浓缩丸）1354、铁笛丸1361、健脾丸（或小蜜丸）1372、脏连丸（或水蜜丸、小蜜丸）1378、脑得生丸1387、狼疮丸（或包衣水蜜丸、小蜜丸）1391、益母丸（或小蜜丸）1403、消瘰丸1435、润肺止咳丸1437、调经丸1439、通幽润燥丸1450、通宣理肺丸（或水蜜丸）1452、理中丸1467、培坤丸（或小蜜丸）1469、黄连上清丸（或水蜜丸、水丸、小蜜丸）1472、黄连羊肝丸（或小蜜丸）1478、黄疸肝炎丸1480、得生丸1508、麻仁丸（或水蜜丸、小蜜丸）1509、麻仁润肠丸1510、麻仁滋脾丸（或小蜜丸）1511、羚羊清肺丸（或小蜜丸）1519、清宁丸（或水蜜丸）1537、清肺化痰丸（或水蜜丸）1539、清肺抑火丸（或水丸）1540、清肺消炎丸（或水蜜丸）1542、清胃保安（或小蜜丸）1543、清胃黄连丸1544、清咽润喉丸（或水蜜丸）1549、清咽丸（或小蜜丸）1574、清音丸（或水蜜丸）1550、清眩丸（或小蜜丸）1555、清眩治瘫丸1556、消暑益气丸1561、清膈丸1563、清瘟解毒（或水蜜丸、小蜜丸）1564、琥珀还睛丸（或小蜜丸）1573、琥珀抱龙丸1574、斑秃丸（或水蜜丸）1575、跌打丸（或小蜜丸）1590、蛤蚧定喘丸（或水蜜丸、小蜜丸）1592、锁阳固精丸（或水蜜丸、小蜜丸）1596、舒肝丸（或水蜜丸、水丸、小蜜丸）1600、舒肝和胃丸（或水蜜丸、水丸、小蜜丸）1603、舒筋丸1608、脾胃舒丸1612、疏风定痛丸（或水蜜丸、小蜜丸）1638、疏风活络丸1639、槐角丸（或水蜜丸、小蜜丸）1642、槟榔四消丸1674、豨莶丸1676、豨莶通栓丸1677、橘红丸（或水蜜丸、小蜜丸）1712、橘红化痰丸1713、鹭鸶咯丸1725
	水 丸	二十五味松石丸433、二十五味珍珠丸433、二十五味珊瑚丸434、二陈丸438、二妙丸438、十一味能消丸442、十五味沉香丸444、七十味珍珠丸450、七味铁屑丸453、七味榼藤子丸454、七制香附丸455、七珍丸457、九气拈痛丸474、九味羌活丸478、九制大黄丸480、九香止痛丸（七香止痛丸）481、三妙丸490、口咽清丸（阮氏上清丸）504、川芎茶调丸（或浓缩丸）515、开胸顺气丸582、木瓜丸608、木香分气丸609、木香顺气丸610、木香槟榔丸611、五味麝香丸617、牙痛一粒丸621、止咳化痰丸632、中风回春丸（或浓缩水丸）635、气痛丸664、仁青芒觉668、仁青常觉669、分清五淋丸675、风寒咳嗽丸689、乌蛇止痒丸699、六合定中丸700、六应丸701、六君子丸703、心脑欣丸722、正天丸747、甘露消毒丸758、左金丸763、龙胆泻肝丸770、戊己丸771、四君子丸782、四妙丸783、四神丸789、白带丸（或浓缩水丸）796、白蚀丸797、乐脉丸801、半夏天麻丸811、加味左金丸813、加味香连丸814、加味逍遥丸816、芎菊上清丸824、当归龙荟丸840、当归拈痛丸841、竹沥达痰丸（或浓缩水丸）843、仲景胃灵丸844、壮骨关节丸863、羊胆丸868、安神补心丸（浓缩水丸）882、防风通圣丸889、妇科分清丸905、苏子降气丸930、更年安丸939、医痫丸942、抗栓再造丸956、护肝丸960、伸筋活络丸975、辛夷鼻炎丸985、沉香化气丸990、良附丸990、补中益气丸994、补肾益脑丸998、灵宝护心丹1004、纯阳正气丸1021、固经丸1064、帕朱丸1065、金花明目丸1075、金佛止痛丸1077、乳康丸（或水蜜丸）1096、泻肝安神丸1113、参苏丸1131、参苓白术丸1133、参精止渴丸1139、驻车丸1140、珍珠胃安丸1141、茴香橘核丸1158、枳术丸1162、枳实导滞丸1163、栀子金花丸1165、胃肠安丸1163、香连丸（或浓缩）1196、香附丸1200、香砂六君丸1201、香砂平胃丸1201、香砂和中丸1202、香砂枳术丸1203、香砂胃苓丸1204、香砂养胃丸（或浓缩水丸）1205、复方丹参丸（浓缩水丸）1213、复方青黛丸1230、保和丸1261、保济丸1261、神香苏合丸1321、除湿白带丸1322、健脑丸1368、健脑补肾丸1370、脑立清丸1383、益心舒丸（浓缩水丸）1397、消渴丸（浓缩水丸）1430、调胃消滞丸1445、通脉养心丸（浓缩水丸）1451、桑菊感冒丸（浓缩水丸）1463、桑葛降脂丸（浓缩水丸）1466、黄氏响声丸1469、萆薢分清丸1481、梅花点舌丸1482、清气化痰丸1534、清火栀麦丸（浓缩水丸）1534、清泻丸1542、清肺黄连丸1545、清咽利膈丸1548、清热凉血丸1551、越鞠二

Ⅰ固体制剂		

丸剂	水丸	陈丸1576、越鞠丸1577、越橘保和丸1577、葛根芩连丸1581、舒肝平胃丸1602、痧药1619、痛经丸（浓缩水丸）1622、强阳保肾丸1636、催汤丸（浓缩水丸）1651、痰饮丸（浓缩水丸）1664、槟榔四消丸1675、豨桐丸（浓缩水丸）1679、熊胆救心丸1702、缩泉丸1705、礞石滚痰丸1764、藿胆丸1732、藿香保心丸1738
	水蜜丸	二至丸437、七味都气丸452、开胃健脾丸581、四制香附丸786、四物益母丸787、当归养血丸842、华佗再造丸848、补脾益肠丸1003、坤宝丸1028、固肾定喘丸1063、金嗓清音丸1089、参茸保胎丸1138、咳喘顺丸（浓缩水蜜丸）1185、复方益肝丸（浓缩水蜜丸）1240、追风透骨丸1262、首乌丸（浓缩水蜜丸）1289、洁白丸1290、活血壮筋丸1295、调经促孕丸1441、调经养血丸1442、银翘解毒丸（浓缩蜜丸）1501、清肺消炎丸1542、腰痛丸1654、鼻渊丸（浓缩蜜丸）1691
	蜡丸	妇科通经丸907
	滴丸	元胡止痛滴丸605、复方丹参滴丸1219、宫炎平滴丸1305、穿心莲内酯滴丸1308、都梁滴丸1326、速效救心丸1341、银杏滴丸1493、藿香正气滴丸1731、藿香通心滴丸1743
	浓缩丸	养血清脑丸（浓缩丸）1280、祛风止痛丸（浓缩丸）1315、益心丸（浓缩丸）1395、消痤丸（浓缩丸）1429
片剂		十一味参芪片439、七叶神安片451、三七片481、三七伤药片482、三拗片491、三金片492、三黄片494、万通炎康片503、山香圆片506、山菊降压片507、山绿茶降压片508、千柏鼻炎片510、千喜片512、川芎茶调片517、小儿金丹片535、小儿泻痢片539、小儿消食片551、小儿清肺止咳片555、小儿清热片557、小儿解感片564、小金片569、小建中片571、小柴胡片574、小柴胡泡腾片574、天丹通络片586、天麻头痛片592、天麻首乌片594、天麻祛风补片595、天舒片599、元胡止痛片602、五子衍宗片612、止血定痛片622、止咳宝片624、止咳化痰片628、中风回春片636、内消瘰疬片638、牛黄上清片642、牛黄化毒片647、牛黄净脑片650、牛黄降压片653、牛黄消炎片655、牛黄解毒片661、气滞胃痛片665、化癥回生片673、丹七片676、丹参片678、丹益片680、丹蒌片681、风湿马钱片686、风湿定片686、风寒双离拐片688、乌军治胆片692、乌鸡白凤片695、心可舒片713、心宁片714、心血宁片715、心安宁片717、心脑健片723、心脑康片727、心脑静片729、心舒宁片731、双黄连片736、正心降脂片750、正心泰片751、正清风痛宁片755、功劳去火片756、甘桔冰梅片757、古汉养生精片761、石淋通片766、平消片772、北芪五加片774、北豆根片774、四方胃片780、四神片790、白蒲黄片797、乐脉片802、冬凌草片806、宁神补心片807、玄麦甘桔含片809、汉桃叶片812、芎菊上清片826、再造生血片829、西瓜霜润喉片830、百合固金片835、伤科接骨片845、伤痛宁片846、华山参片848、血栓心脉宁片853、血脂灵片857、血脂康片858、灯盏花素片872、安中片875、安胃片877、如意定喘片893、妇必舒阴道泡腾片894、妇宁康片897、妇良片898、妇炎康片899、妇科十味片901、妇科千金片902、妇科止带片904、妇科调经片906、妇康宁片908、花红片912、芩连片916、芩暴红止咳片918、克咳片926、杞菊地黄片937、更年安片940、尪痹片942、连花清瘟片944、连蒲双清片948、抗炎退热片949、抗骨髓炎片951、抗宫炎片952、护肝片961、护肝宁片964、男康片965、利胆片969、利胆排石片970、利鼻片973、快胃片976、肠炎宁片979、肠胃宁片980、肠康片982、辛芩片987、补肾益脑片1000、灵泽片1005、尿塞通片1009、附子理中片1014、附桂骨痛片1015、青叶胆片1023、苦参片1027、板蓝大青片1032、刺五加片1034、郁金银屑片1039、肾炎四味片1044、肾炎消肿片1045、肾炎舒片1046、肾炎解热片1047、肾炎康复片1047、肾康宁片1053、昆明山海棠片1056、明目上清片1057、固本咳喘片1060、固本益肠片1062、季德胜蛇药片1070、金水宝片1072、金芪降糖片1076、金果含片1077、金果饮咽喉片1079、金莲花片1080、

Ⅰ 固体制剂	
片剂	金莲花润喉片 1082、金钱草片 1084、乳块消片 1092、乳核散结片 1094、乳癖消片 1099、肿节风片 1102、降脂灵片 1121、降糖甲片 1124、参芍片 1126、参芪五味子片 1130、参茸固本片 1137、茵栀黄泡腾片 1149、栀子养心片 1164、胃立康片 1169、胃复春片 1174、胃康灵片 1177、咳特灵片 1182、骨仙片 1187、骨刺消痛片 1190、香苏调胃片 1195、香连片 1197、复方川贝精片 1209、复方川芎片 1210、复方丹参片 1214、复方石韦片 1220、复方羊角片 1224、复方陈香胃片 1229、复方苦参肠炎康片 1231、复方鱼腥草片 1234、复方珍珠暗疮片 1237、复方草珊瑚含片 1237、复方夏天无片 1239、复方黄连素片 1243、复方羚角降压片 1245、复方蛤青片 1245、复明片 1249、通便片 1251、保心片 1253、保和片 1257、胆宁片 1265、脉管复康片 1267、独一味片 1268、独圣活血片 1270、养心氏片 1275、养阴降糖片 1283、前列通片 1287、活血通络片 1296、宫炎平片 1304、宫瘤清片 1306、穿心莲片 1308、穿龙骨刺片 1309、冠心丹参片 1310、祛风止痛片 1316、祖师麻片 1321、蚕蛾公补片 1324、荷丹片 1326、桂芍镇痫片 1329、桂枝茯苓片 1335、桔梗冬花片 1337、夏天无片 1341、热炎宁片 1346、柴黄片 1351、逍遥片 1357、蚝贝钙咀嚼片 1359、健民咽喉片 1363、健胃片 1365、健胃消食片 1366、健胃愈伤片 1366、健脑安神片 1369、健脾生血片 1373、脑心清片 1380、脑得生片 1388、益心安神片 1396、益心舒片 1398、益心酮片 1402、益母草片 1404、益脑宁片 1409、消炎止咳片 1414、消炎利胆片 1416、消络痛片 1419、消栓通络片 1420、消眩止晕片 1424、消银片 1425、消渴平片 1431、消渴灵片 1432、消瘀康片 1433、调经止痛片 1440、调经活血片 1442、通宣理肺片 1453、通窍鼻炎片 1457、通痹片 1461、桑姜感冒片 1463、桑菊感冒片 1464、黄杨宁片 1472、牛黄上清片 1474、黄藤素片 1481、蛇胆陈皮片 1488、银杏叶片 1491、银黄片 1496、银翘解毒片 1502、银蒲解毒片 1506、痔宁片 1512、痔疮片 1514、痔康片 1515、羚羊感冒片 1521、断血流片 1522、清开灵片 1525、清开灵泡腾片 1528、清火栀麦片 1535、清胃黄连片 1546、清热解毒片 1553、清眩片 1556、清脑降压片 1557、维 C 银翘片 1570、葛根汤片 1579、葛根芩连片 1582、紫龙金片 1584、暑症片 1588、舒胸片 1605、猴头健胃灵片 1612、猴耳环消炎片 1617、痢必灵片 1618、普乐安片 1623、湿热痹片 1625、滑膜炎片 1629、滋补生发片 1634、强肾片 1637、愈风宁心片 1653、感冒清热咀嚼片 1646、清宁片 1667、新癀片 1667、裸花紫珠片 1669、障眼明片 1670、稳心片 1680、鼻炎片 1685、鼻炎宁片 1686、鼻炎康片 1688、鼻炎灵片 1689、鼻渊片 1692、精制冠心片 1698、颠茄片 1710、橘红片 1713、癃清片 1718、糖脉康 1720、藿胆片 1733、癫痫平片 1735、腰痛片 1654、蠲哮片 1748
软胶囊	十滴水软胶囊 449、元胡止痛软胶囊 603、牛黄上清软胶囊 644、牛黄解毒软胶囊 662、六味地黄软胶囊 706、加味藿香正气软胶囊 817、枇杷止咳软胶囊 1030、降脂通络软胶囊 1123、茵栀黄软胶囊 1147、都梁软胶囊 1325、蛇胆川贝软胶囊 1486、银丹心脑通软胶囊 1490、银翘解毒软胶囊 1503、康莱特软胶囊 1518、清开灵软胶囊 1526、满山红油胶丸 1668、精制冠心软胶囊 1699、藿香正气软胶囊 1729
胶囊 硬胶囊	一捻金胶囊 425、一清胶囊 426、十一味参芪胶囊 440、十味消渴胶囊（参芪消渴胶囊）446、七厘胶囊 457、八珍益母胶囊 464、人参首乌胶囊 468、九味肝泰胶囊 476、三七伤药胶囊 483、三七血伤宁胶囊 485、三七通舒胶囊 486、三九胃泰胶囊 487、三宝胶囊 493、万应胶囊 501、山玫胶囊 506、千柏鼻炎胶囊 511、千喜胶囊 512、女金胶囊 522、小儿抗痫胶囊 533、小儿肺热平胶囊 537、小金胶囊 570、小柴胡胶囊 575、开胸顺气胶囊 583、天丹通络胶囊 588、天菊脑安胶囊 591、天麻钩藤颗粒 593、天麻醒脑胶囊 596、天紫红女金胶囊 597、天舒胶囊 600、元胡止痛胶囊 603、云南白药胶囊 607、五苓胶囊 613、比拜克胶囊 620、止痛化癥胶囊 630、贝羚胶囊 637、午时茶胶囊 639、牛黄上清胶囊 645、牛黄降压胶囊 654、牛黄清感胶囊 659、牛黄解毒胶囊 663、片仔癀胶囊 670、化瘀祛斑胶囊 673、风痛安胶囊 685、风湿骨痛胶囊 687、乌灵胶囊 693、六味地黄胶囊 707、六味安消胶囊 709、六味香连胶囊 711、心元胶囊 712、心血宁胶囊 716、心速宁胶囊 718、心悦胶

续表

Ⅰ 固体制剂		

| 胶囊 | 硬胶囊 | 囊720、心脑宁胶囊720、心脑欣胶囊723、心脑健胶囊726、心脑康胶囊728、心舒胶囊732、双黄连胶囊738、玉泉胶囊741、玉屏风胶囊744、正天胶囊749、正心泰胶囊752、尢龙胶囊759、左金胶囊764、龙泽熊胆胶囊768、平消胶囊773、北豆根胶囊775、生脉胶囊794、白癜风胶囊798、瓜霜退热灵胶囊799、乐脉胶囊803、玄麦甘桔胶囊810、地奥心血康胶囊820、百令胶囊832、当飞利肝宁胶囊839、血府逐瘀胶囊851、血美安胶囊852、血栓心脉宁胶囊855、血脂康胶囊859、全天麻胶囊861、全杜仲胶囊862、壮骨伸筋胶囊864、羊藿三七胶囊869、灯盏生脉胶囊871、安神胶囊886、妇炎净胶囊899、妇科千金胶囊903、花红胶囊913、芪苈强心胶囊922、芪参胶囊923、芪蛭降糖胶囊925、克痢痧胶囊928、杞菊地黄胶囊938、更年安胶囊941、连花清瘟胶囊945、抗骨增生胶囊950、抗宫炎胶囊954、护肝胶囊962、护肝宁胶囊965、牡荆油胶丸967、利脑心胶囊972、伸筋丹胶囊975、肠胃适胶囊981、龟龄集985、沈阳红药胶囊989、补肺活血胶囊1000、附桂骨痛胶囊1016、枇杷止咳胶囊1029、松龄血脉康胶囊1033、刺五加胶囊1034、枣仁安神胶囊1036、肾复康胶囊1051、肾衰宁胶囊1052、肾康宁胶囊1054、金水宝胶囊1074、金莲花胶囊1081、金黄利胆胶囊1085、金蒲胶囊1086、乳块消胶囊1093、乳康胶囊1097、乳增宁胶囊1098、乳癖消胶囊1100、乳癖散结胶囊1100、泌石通胶囊1111、泻痢消胶囊1114、治伤胶囊1114、参乌健脑胶囊1124、参芍胶囊1127、参芪五味子胶囊1130、参松养心胶囊1134、参桂胶囊1138、珍黄胶囊1142、草香胃康胶囊1143、茵栀黄胶囊1151、茵胆平肝胶囊1157、荡石胶囊1160、胃乃安胶囊1168、胃安胶囊1170、胃药胶囊1174、胃康灵胶囊1178、胃康胶囊1180、咳特灵胶囊1183、骨折挫伤胶囊1188、骨刺宁胶囊1189、骨舒康胶囊1192、复方川芎胶囊1210、复方牛黄消炎胶囊1211、复方丹参胶囊1216、复方龙血竭胶囊1221、复方仙鹤草肠炎胶囊1222、复方血栓通胶囊1223、复方益肝灵胶囊1241、复脉定胶囊1250、通便胶囊1252、胆石通胶囊1263、胆乐胶囊1264、胆康胶囊1266、独一味胶囊1269、养正消积胶囊1277、前列欣胶囊1287、活血止痛胶囊1292、宫血宁胶囊1303、宫瘤清胶囊1307、穿心莲胶囊1309、冠心丹参胶囊1310、冠心苏合胶囊1313、冠心疏通胶囊1314、祛风止痛胶囊1317、桂龙咳喘宁胶囊1328、桂附地黄胶囊1331、桂枝茯苓胶囊1336、致康胶囊1353、逍遥胶囊1358、健脑胶囊1371、脂脉康胶囊1376、脑心通胶囊1379、脑立清胶囊1383、脑安胶囊1384、脑脉泰胶囊1385、脑栓通胶囊1386、脑得生胶囊1389、益心舒胶囊1389、益母草胶囊1405、益血生胶囊1406、消络痛胶囊1419、消栓通络胶囊1421、消银胶囊1427、消瘀康胶囊1434、诺迪康胶囊1438、调经活血胶囊1443、通心络胶囊1447、通宣理肺胶囊1454、通窍鼻炎胶囊1458、通痹胶囊1462、培元通脑胶囊1467、黄连上清胶囊1475、黄连胶囊1479、蛇胆川贝胶囊1487、蛇胆陈皮胶囊1488、银杏胶囊1492、银翘伤风胶囊1499、银翘解毒胶囊1504、甜梦胶囊1507、康尔心胶囊1516、羚羊角胶囊1519、断血流胶囊1523、清开灵胶囊1531、清火栀麦胶囊1536、清肝利胆胶囊1539、清脑降压胶囊1558、散结镇痛胶囊1578、葶贝胶囊1583、蛤蚧补肾胶囊1592、蛤蚧定喘胶囊1594、喉疾灵胶囊1595、舒胆胶囊1603、舒胸胶囊1606、猴头健胃灵胶囊1615、猴耳环消炎胶囊1618、痛风定胶囊1620、普乐安胶囊1624、湿毒清胶囊1625、温胃舒胶囊1626、渴乐宁胶囊1627、溃疡散胶囊1628、滑膜炎胶囊1630、滋心阴胶囊1633、愈风宁心胶囊1653、腰痛宁胶囊1655、腰痹通胶囊1658、瘴祺胶囊1661、感冒清热胶囊1647、瘀血痹胶囊1662、心血宝胶囊1665、裸花紫珠胶囊1670、稀莶通栓胶囊1678、稀桐胶囊1680、稳心胶囊1681、慢肝解郁胶囊1684、鼻渊舒胶囊1695、鲜益母草胶囊1697、熊胆胶囊1701、缩泉胶囊1705、镇脑宁胶囊1708、橘红胶囊1714、醒脑再造胶囊1716、癃闭舒胶囊1717、糖尿乐胶囊1719、糖脉康胶囊1721、癫痫康胶囊1736、麝香风湿胶囊1737、麝香抗栓胶囊1738、麝香脑脉康胶囊1742 |

I 固体制剂	
颗 粒 剂	一清颗粒 427、乙肝宁颗粒 428、乙肝养阴活血颗粒 429、乙肝益气解郁颗粒 430、二丁颗粒 435、七宝美髯颗粒 456、八珍颗粒 463、儿宝颗粒 469、九味羌活颗粒 479、三七伤药颗粒 484、三九胃泰颗粒 488、口炎清颗粒 503、川芎茶调袋泡茶（川芎茶调袋泡剂）518、川芎茶调颗粒 519、女珍颗粒 524、小儿七星茶颗粒 526、小儿肝炎颗粒 534、小儿肺咳颗粒 535、小儿泻速停颗粒 539、小儿宝泰康颗粒 540、小儿咽扁颗粒 541、小儿退热颗粒 545、小儿柴桂退热颗粒 547、小儿热速清颗粒 549、小儿豉翘清热颗粒 553、小儿感冒颗粒 560、小儿解表颗粒 562、小青龙颗粒 567、小建中颗粒 572、小柴胡颗粒 576、天智颗粒 598、元胡止痛颗粒 604、五味子颗粒 615、五黄养阴颗粒 618、止咳喘颗粒 625、少阳感冒颗粒 633、午时茶颗粒 640、气滞胃痛颗粒 666、升血颗粒 667、丹香清脂颗粒 678、丹桂香颗粒 679、丹膝颗粒 683、风寒咳嗽颗粒 690、乌贝颗粒 691、乌鸡白凤颗粒 697、六味地黄颗粒 707、双虎清肝颗粒 734、双黄连颗粒 739、玉泉颗粒 742、玉屏风颗粒 746、正柴胡饮颗粒 754、古汉养生精颗粒 762、龙牡壮骨颗粒 767、归脾颗粒 779、四君子颗粒 782、四物颗粒 788、生血宝颗粒 793、乐脉颗粒 804、外感风寒颗粒 805、玄麦甘桔颗粒 811、加味生化颗粒 813、孕康颗粒 818、西青果颗粒 831、百合固金颗粒 836、达立通颗粒 838、当归调经颗粒 842、产复康颗粒 868、灯台叶颗粒 870、灯盏细辛颗粒（灯盏花颗粒）874、安儿宁颗粒 874、安宫止血颗粒 878、安神补心颗粒 883、安神宝颗粒 885、阴虚胃痛颗粒 889、防风通圣颗粒 890、妇乐颗粒 896、妇宝颗粒 900、花红颗粒 914、苁蓉益肾颗粒 915、芩暴红止咳颗粒 919、芪冬颐心颗粒 921、杏苏止咳颗粒 934、尪痹颗粒 943、连花清瘟颗粒 946、抗宫炎颗粒 955、抗感颗粒 959、护肝颗粒 963、利肝隆颗粒 967、利咽解毒颗粒 971、辛芩颗粒 988、补中益气颗粒 995、补白颗粒 997、灵丹草颗粒 1004、灵莲花颗粒 1006、尿感宁颗粒 1009、附桂骨痛颗粒 1018、驴胶补血颗粒 1022、表实感冒颗粒 1025、表虚感冒颗粒 1026、枇杷止咳颗粒 1029、板蓝根颗粒 1033、刺五加颗粒 1036、枣仁安神颗粒 1037、齿痛消炎灵颗粒 1043、肾康宁颗粒 1055、固本统血颗粒 1061、垂盆草颗粒 1067、金贝痰咳清颗粒 1071、金莲花颗粒 1081、金莲清热颗粒 1083、乳宁颗粒 1091、乳疾灵颗粒 1095、乳癖消颗粒 1100、降脂灵颗粒 1122、参芪十一味颗粒 1127、茵山莲颗粒 1144、茵芪肝复颗粒 1145、茵栀黄颗粒 1154、荜铃胃痛颗粒 1159、枳术颗粒 1162、胃苏颗粒 1171、胃疡灵颗粒 1175、胃祥宁颗粒 1176、胃脘舒颗粒 1176、胃康灵颗粒 1178、胃舒宁颗粒 1181、骨康颗粒 1193、香砂养胃颗粒 1207、复方丹参颗粒 1217、复方瓜子金颗粒 1223、复方杏草兔耳风颗粒 1226、复方金钱草颗粒 1232、复方金黄连颗粒 1233、复方珍珠口疮颗粒 1235、复芪止汗颗粒 1249、保和颗粒 1258、养血清脑颗粒 1281、养胃颗粒 1286、津力达颗粒 1300、宫宁颗粒 1302、桂龙咳喘宁颗粒 1329、根痛平颗粒 1339、夏桑菊颗粒 1345、热炎宁颗粒 1347、热淋清颗粒 1348、逍遥颗粒 1359、健儿乐颗粒 1362、健胃愈疡颗粒 1367、健脾生血颗粒 1374、脂康颗粒 1377、脑得生颗粒 1389、益气养血颗粒 1393、益心通脉颗粒 1396、益心舒颗粒 1401、益母草颗粒 1405、益肾灵颗粒 1407、消炎退热颗粒 1417、消栓通络颗粒 1422、消栓颗粒 1423、通乐颗粒 1448、通乳颗粒 1449、通宣理肺颗粒 1455、通窍鼻炎颗粒 1459、黄芪颗粒 1471、黄连上清颗粒 1477、排石颗粒 1483、虚寒胃痛颗粒 1484、银黄颗粒 1498、银翘解毒颗粒 1505、痔炎消颗粒 1513、羚羊清肺颗粒 1520、断血流颗粒 1523、清开灵颗粒 1532、清热灵颗粒 1550、清脑降压颗粒 1559、清淋颗粒 1560、清喉利咽颗粒 1562、颈复康颗粒 1567、颈舒颗粒 1568、颈康颗粒 1569、暑湿感冒颗粒 1589、维血宁颗粒 1573、葛根汤颗粒 1580、舒尔经颗粒 1600、舒胸颗粒 1607、舒筋通络颗粒 1610、痛泻宁颗粒 1621、痛经宝颗粒 1623、滑膜炎颗粒 1631、滋心阴颗粒 1634、感冒止咳颗粒 1643、感冒退热颗粒 1644、感冒清热颗粒 1649、感冒舒颗粒 1650、解郁安神颗粒 1660、瘀血痹胶囊 1663、新雪颗粒 1666、稳心颗粒 1682、慢支固本颗粒 1683、鼻咽清毒颗粒（鼻咽清毒剂）1690、鼻渊通窍颗粒 1693、精制冠心颗粒 1700、澳泰乐颗粒 1709、橘红颗粒 1716、糖脉康颗粒 1723
散 剂	一捻金 425、十二味翼首散 442、十三味榜嘎散 443、七味葡萄散 453、七厘散 458、八味沉香散 460、八味清心沉香散 460、八味檀香散 461、九一散 474、九分散 475、九圣散 476、九味石灰华散 476、三子散 489、

续表

Ⅰ 固体制剂	
散剂	三味蒺藜散492、大七厘散495、口腔溃疡散505、川芎茶调散519、小儿化毒散528、小儿惊风散554、小儿敷脐止泻散565、马钱子散579、云南白药606、五苓散614、五虎散614、五味沙棘散616、五味清浊散617、牛黄千金散646、乌贝散691、六一散700、六味木香散703、六味安消散710、玉真散746、石榴健胃散766、四味土木香散784、冰硼散866、安宫牛黄散880、如意金黄散892、红灵散909、局方至宝散1008、败毒散1066、参苓白术散1134、复方珍珠散1236、保赤散1255、疳积散1392、益元散1392、通窍镇痛散1460、活血止痛散1293、珠黄吹喉散1323、珠黄散1323、桂林西瓜霜1333、蛇胆川贝散1487、通关散1488、蛇胆陈皮散1489、银翘散1500、雅叫哈顿散1584、紫地宁血散1585、紫雪散1587、跌打活血散1590、舒筋活血定痛散1609、障翳散1672、避瘟散1724、黛蛤散1724

Ⅱ 半固体制剂	
软膏	山东阿胶膏505、马应龙八宝眼膏577、马应龙麝香痔疮膏578、正金油软膏753、外伤如意膏804、老鹳草软膏819、冰黄肤乐软膏865、红色正金软膏909、肛泰软膏978、京万红软膏1106、按摩软膏1167、消痔软膏1428、康妇软膏1517、紫花烧伤软膏1586、紫草软膏1587、熊胆痔灵膏1705
橡胶膏	天和追风膏589、少林风湿跌打膏634、代温灸膏795、伤疖膏845、伤湿止痛膏847、关节止痛膏869、安阳精制膏876、红药贴膏910、复方牵正膏1238、活血止痛膏1294、消痛贴膏1429、通脉祛痛膏1456、跌打镇痛膏1591、舒康贴膏1607、麝香跌打风湿膏1745、麝香镇痛膏1747
黑膏药	阳和解凝膏888、阿魏化痞膏1013、拔毒膏1040、狗皮膏1105、定喘膏1121、暖脐膏1651

Ⅲ 液体制剂		
浸出制剂	口服液	儿感退热宁口服液473、九味羌活口服液477、大川芎口服液497、小儿七星茶口服液524、小儿化食口服液529、小儿肺热咳喘口服液538、小儿柴桂退热口服液546、小儿热速清口服液548、小儿消积止咳口服液552、小儿清肺化痰口服液556、小儿感冒口服液558、元胡止痛口服液601、止咳橘红口服液626、止嗽定喘口服液633、化积口服液671、丹红化瘀口服液677、风热清口服液684、心荣口服液718、心通口服液730、双丹口服液733、双黄连口服液735、玉屏风口服液743、古汉养生精口服液760、孕康合剂（孕康口服液）817、百合固金口服液833、当归补血口服液841、血府逐瘀口服液849、安神补脑液884、芩暴红止咳口服液917、芪冬颐心口服液920、克感利咽口服液928、抗病毒口服液957、抗感口服液959、启脾口服液991、补心气口服液996、阿胶补血口服液1011、软脉灵口服液1042、金果饮1078、金莲花口服液1080、金振口服液1083、参芪口服液1129、茵栀黄口服液1146、咳喘宁口服液1184、复方芩兰口服液1225、保济口服液1259、养心定悸口服液1276、养阴清肺口服液1284、活力苏口服液1291、冠心生脉口服液1311、祛痰灵口服液1320、夏枯草口服液1343、柴连口服液1349、柴胡口服液1349、柴黄口服液1351、柴银口服液1352、铁笛口服液1361、健儿消食口服液1362、益气养血口服液1392、益母草口服液1403、消栓口服液1420、通天口服液1446、通脉养心口服液1450、银黄口服液1495、甜梦口服液1506、清开灵口服液1524、清肝利胆口服液1538、清热解毒口服液1552、咽喉清口服液1595、舒心口服液1598、滋心阴口服液1632、蒲地蓝消炎口服液1641、感冒清热口服液1645、微达康口服液1652、豨红通络口服液1676、鼻渊舒口服液1694、鼻窦炎口服液1696、精制冠心口服液1697、镇心痛口服液1706、藿香正气口服液1726
	合剂	八正合剂459、小儿退热合剂（小儿退热口服液）544、小儿清热止咳合剂（小儿清热止咳口服液）557、小青龙合剂565、小建中合剂571、止血复脉合剂622、牛黄蛇胆川贝液656、归脾合剂778、四物合剂786、四逆汤789、生血宝合剂792、生脉饮794、加味逍遥口服液（合剂）815、杏仁止咳合剂932、补中益气合剂994、刺五加脑灵合剂（刺五加脑灵液）1035、肾宝合剂1048、复

续表

Ⅲ 液体制剂		
浸出制剂	合剂	方大青叶合剂 1208、复方扶芳藤合剂 1227、复方鲜竹沥液 1247、恒古骨伤愈合剂 1261、独活寄生合剂 1272、养阴生血合剂 1282、热炎宁合剂 1346、桑菊感冒合剂 1465、清喉咽合剂 1562、维血宁合剂 1572、橘红痰咳液 1715
	煎膏剂	二冬膏 435、川贝雪梨膏 515、龟鹿二仙膏 983、阿胶三宝膏 1010、阿胶补血膏 1012、夏枯草膏 1344、益母草膏 1406、益肺清化膏 1408、消炎止疼膏 1415、黄芪健胃膏 1470、养心定悸膏 1277、复方滇鸡血藤膏 1247、胃肠复原膏 1173、养阴清肺膏 1285、银屑灵膏 1494、添精补肾膏 1565
	酊剂	十滴水 449、云香祛风止痛酊 607、正骨水 753、远志酊 911、骨痛灵酊 1191、姜酊 1274、祛伤消肿酊 1319、烧伤灵酊 1410、消肿止痛酊 1413、筋痛消酊 1597、颠茄酊 1710、藿香正气水 1728
	酒剂	三两半药酒 490、冯了性风湿跌打药酒 808、国公酒 1056、胡蜂酒 1161、寄生追风酒 1566
	糖浆剂	儿康宁糖浆 470、川贝止咳露（川贝枇杷露）513、川贝枇杷糖浆 514、小儿止咳糖浆 526、小儿止嗽糖浆 527、小儿百部止咳糖浆 531、小儿热速清糖浆 550、小儿感冒宁糖浆 560、小儿腹泻宁糖浆 561、五味子糖浆 616、升气养元糖浆 667、乐儿康糖浆 800、百咳静糖浆 837、芩芷鼻炎糖浆 915、杏仁止咳糖浆 934、肠炎宁糖浆 980、肾宝糖浆 1050、夜宁糖浆 1107、炎宁糖浆 1107、治咳川贝枇杷露 1117、急支糖浆 1273、钻山风糖浆 1360、健脾糖浆 1375、消咳喘糖浆 1417、消食退热糖浆 1418、复方阿胶浆 1228、复方满山红糖浆 1246、脑乐静 1382、清热银花糖浆 1552、清热镇咳糖浆 1554、舒心糖浆 1599、强力枇杷膏 1635、感冒止咳糖浆 1644、镇咳宁糖浆 1707
注射液		止喘灵注射液 627、灯盏细辛注射液 873、清开灵注射液 1529（注射冻干粉：注射用双黄连 1108、注射用灯盏花素 1110）
Ⅳ 气体制剂		
气雾剂		麝香祛痛气雾剂 665、复方丹参喷雾剂 1217、宽胸气雾剂 1411、鼻炎通喷雾剂 1687、麝香祛痛气雾剂 1740
Ⅴ 其他		
栓剂		化痔栓 672、双黄连栓 737、治糜康栓 1118、保妇康栓 1254、消糜栓 1436、野菊花栓 1485、银翘双解栓 1499、康妇消炎栓 1517、熊胆痔灵栓 1703、麝香痔疮栓 1744
搽剂		生发搽剂 791、克伤痛搽剂 926、骨友灵搽剂 1186、骨质宁搽剂 1191、姜黄消痤搽剂 1274、獾油搽剂 1735、麝香祛痛搽剂 1741、麝香舒活搽剂 1747、癣宁搽剂 1733
锭剂		万应锭 502、片仔癀 670、紫金锭 1587
茶剂		小儿感冒茶 559、玉屏风袋泡茶 745、西青果茶 830、板蓝根茶 1032、罗布麻茶 1064、复方消食茶（复方消食冲剂）1242
糊丸		小金丸 568、西黄丸 831、庆余辟瘟丹 866、周氏回生丸 1104、健步丸 1364、控涎丸 1484
涂剂		复方黄柏液涂剂 1244
滴眼液		双黄连滴眼剂 740、鱼腥草滴眼液 1104、复方熊胆滴眼液 1248、夏天无滴眼液 1342
其他		无烟灸条 606、坎离砂 911、金银花露 1086、药艾条 1161、烫伤油 1437、疏痛安涂膜剂 1640、癣湿药水 1734

注：表中数字为相应制剂在药典中的页码。

（杨志欣）